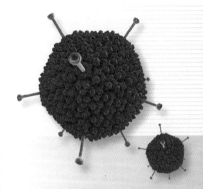

U0199468

人腺病毒感染

主 编 连建奇 白雪帆

副主编 王临旭 张 颖 庄 严

人民卫生出版社
·北 京·

图书在版编目（CIP）数据

人腺病毒感染 /连建奇，白雪帆主编 . —北京：人民卫生
出版社，2021. 3

　ISBN 978-7-117-31376-6

　Ⅰ. ①人… 　Ⅱ. ①连… ②白… 　Ⅲ. ①腺病毒 - 感染 - 研究
Ⅳ. ①R511. 8

　中国版本图书馆 CIP 数据核字（2021）第 046131 号

人卫智网	**www.ipmph.com**	医学教育、学术、考试、健康，购书智慧智能综合服务平台
人卫官网	**www.pmph.com**	人卫官方资讯发布平台

人腺病毒感染

Renxianbingdu Ganran

主　　编：连建奇　白雪帆
出版发行：人民卫生出版社（中继线 010-59780011）
地　　址：北京市朝阳区潘家园南里 19 号
邮　　编：100021
E - mail：pmph @ pmph.com
购书热线：010-59787592　010-59787584　010-65264830
印　　刷：三河市潮河印业有限公司
经　　销：新华书店
开　　本：889×1194　1/32　印张：9.5　插页：2
字　　数：230 千字
版　　次：2021 年 3 月第 1 版
印　　次：2021 年 7 月第 1 次印刷
标准书号：ISBN 978-7-117-31376-6
定　　价：69.00 元

编 者 （以姓氏笔画为序）

王　勇　中国人民解放军疾病预防控制中心
王　涛　中国人民解放军空军军医大学第二附属医院
王九萍　中国人民解放军空军军医大学第一附属医院
王临旭　中国人民解放军空军军医大学第二附属医院
王素娜　中国人民解放军空军军医大学第二附属医院
韦三华　中国人民解放军空军军医大学第二附属医院
白雪帆　中国人民解放军空军军医大学第二附属医院
庄　严　中国人民解放军空军军医大学第二附属医院
刘　军　中国人民解放军联勤保障部队大连康复疗养中心
江　逊　中国人民解放军空军军医大学第二附属医院
杜　虹　中国人民解放军空军军医大学第二附属医院
李　沛　中国人民解放军空军军医大学第二附属医院
李刚锋　中国人民解放军空军军医大学第二附属医院
杨春梅　中国人民解放军西部战区疾病预防控制中心
连建奇　中国人民解放军空军军医大学第二附属医院
肖伟宏　中国人民解放军西宁联勤保障中心
汪春付　中国人民解放军空军军医大学第二附属医院
张　伟　中国人民解放军空军军医大学第一附属医院
张　野　中国人民解放军空军军医大学第二附属医院
张　颖　中国人民解放军空军军医大学第二附属医院
陈　勇　中国人民解放军疾病预防控制中心

范珊红　中国人民解放军空军军医大学第二附属医院
郑煦旸　中国人民解放军空军军医大学第二附属医院
袁　建　中国人民解放军西部战区疾病预防控制中心
党　肖　中国人民解放军空军军医大学第二附属医院
徐元勇　中国人民解放军疾病预防控制中心
黄清臻　中国人民解放军疾病预防控制中心
戚　菲　中国人民解放军联勤保障部队大连康复疗养中心
崔光彬　中国人民解放军空军军医大学第二附属医院
彭梅娟　中国人民解放军空军军医大学第二附属医院
温　亮　中国人民解放军疾病预防控制中心
雷迎峰　中国人民解放军空军军医大学
魏　欣　中国人民解放军空军军医大学第二附属医院

学术秘书　郑煦旸　刘　娜

序

　　人腺病毒属于腺病毒科哺乳动物腺病毒属,为无包膜的线状双链 DNA 病毒。1953 年,罗(Rowe)及其同事首先从健康人扁桃体组织块中分离出一种新的病毒。次年,希勒曼(Hilleman)和沃纳(Werner)从一例来自军营的急性呼吸道疾病患者咽喉洗液标本中分离到类似的病毒。为了标明这一新病毒的起源,1956 年将其统一命名为 adenoviruses。随后从呼吸道疾病患者血清中均检出抗腺病毒的抗体,进一步确认了这一病毒与临床疾病的关联。

　　到目前为止,腺病毒被证实有 7 组 90 多个基因型,全球很多国家或地区曾暴发腺病毒感染。我国近年来在人员密集的学校、幼托机构和新兵训练营不断有腺病毒暴发流行。腺病毒感染人后疾病谱较广,目前尚无有效的治疗措施,尤为重要的是,目前缺乏有效的疫苗进行疾病预防,因此值得进行深入研究。

　　本书包含人腺病毒感染的概述、病原学、流行病学、发病机制和病理解剖、临床表现和诊断治疗以及防控策略等内容,包括了人腺病毒感染的最新知识。内容丰富,文字流畅,重点突出,具有系统性和先进性,以及较强的实用价值和指导性。

　　参加本书的编者是从事腺病毒基础研究、临床诊治、实验室检测以及传染病防控的一线专家,主编和部分参编人员先后多次处置腺病毒突发疫情,积累了丰富的腺病毒诊治和防控经验。他们阅读了大量有关腺病毒的书籍和最新的文献,结合自己深厚的理论基础和丰富的实践经验,去伪存真,编写成此专著。因此本书具有较高的学术价值,不仅对临床和科研人员,而且对从事疾病预防控制的人员,以及广大医学生,都具有较大的参考价值。

我衷心地祝贺该书面世,相信本书的出版将有力地推动人腺病毒感染的诊治和防控工作,以及研究工作的持续深入。

李兰娟

2020 年 12 月

前　言

　　近年来，新发和再发传染病不断出现，严重威胁人民群众的生命健康。新发与再发传染病中主要是呼吸道传染病，如甲型流感、中东呼吸综合征、禽流感、手足口病、腺病毒感染等。住校的学生、军训的大学生、部队受训新兵常因聚集、训练等因素的影响，容易暴发呼吸道传染病。无论是国外，还是国内新兵训练营均有腺病毒暴发流行的报道，同时免疫缺陷人群以及器官移植患者也常并发腺病毒感染，因此，广大医护及防疫人员需要不断地学习和更新这一领域的知识。

　　人腺病毒感染可导致多脏器感染，表现出不同的临床症状，包括急性上呼吸道感染、肺炎、流行性角结膜炎、胃肠炎、出血性膀胱炎，甚至肝炎、心肌炎和脑炎，免疫缺陷人群可有重症肺炎和全身播散性感染。

　　为了给广大医护人员和防疫人员提供系统学习人腺病毒感染的书籍，我们编写了《人腺病毒感染》一书。本书共十七章，包含人腺病毒感染概述、病原学、流行病学、发病机制和病理解剖、临床表现和诊断治疗以及防控策略等人腺病毒感染的最新知识。本书的编写人员以来自传染病学领域的中青年学者为主，参考腺病毒有关的最新文献，融入了作者在腺病毒防控方面的经验。由于目前对腺病毒的研究仍欠深入,加之编者水平有限,书中难免有不足之处,敬请广大读者给予批评指正,促使我们在今后的修订中予以完善。

连建奇

2020 年 11 月

目　录

第一章

概　述

第一节　人腺病毒的发现

人腺病毒（human adenovirus, HAdV）属于腺病毒科（adenoviridae）、哺乳动物腺病毒属（*Mastadenovirus*），为无包膜的线状双链 DNA 病毒。1953 年，罗（Rowe）及其同事从一个经外科切除的健康人扁桃体组织块中分离出一种新的病毒，该组织块在体外培养的过程中已出现明显的自发性退行性改变。次年，希勒曼（Hilleman）和沃纳（Werner）从一例来自军营的急性呼吸性疾病患者的咽喉洗液标本中分离到类似的病毒。为了标明这一新病毒的起源，最初腺病毒曾被命名为 adenoid degeneration（AD）agent 等多种名称，1956 年方统一命名为 adenoviruses。由于从第二次世界大战期间保存的急性呼吸系统疾病、渗出性扁桃体炎及非典型肺炎的患者血清中均可以检出抗腺病毒抗体，进一步确认了这一新病毒与临床疾病的关联。

1955 年，8 型腺病毒被确认是某些流行性角膜结膜炎的病原。随后的 20 余年，30 多个血清型别的腺病毒被发现，这些病毒可以引起多种临床疾病，包括上呼吸道感染、下呼吸道感染、角膜结膜炎、婴幼儿胃肠炎等。流行病学调查证明，5%~10%

的婴幼儿和儿童发热性疾病是由腺病毒感染所致。虽然在健康人,大多数腺病毒感染均为轻症和自限性经过,但是仍不乏重症呼吸性疾病在新生儿和新兵甚至平民中暴发流行,偶有死亡病例报告。在免疫缺陷的人群,如造血干细胞和器官移植的患者,腺病毒常常可以引起严重播散性感染。

第二节　人腺病毒的特性与致病性

人腺病毒的外观为对称分布的二十面体,直径为70~100nm,主要壳蛋白有六邻体(hexon)、五邻体(penton)和纤突(fiber)。六邻体表面有许多抗原表位,主要位于其顶尖的LoopI 和 LoopZ 区。其中,LoopI 由 6 个高变区构成(HVR 1~6),LoopZ 由高变区 HVR7 构成。这两个区域包含六邻体上超过99% 的血清型特异表位,可以刺激机体产生中和抗体,也是常规血清型别鉴定点。目前随着分子生物学的发展,检测基因结构的差别已成为人腺病毒分型的主要依据。

根据美国国家生物技术信息中心(NCBI)人腺病毒工作组的最新资料,截至 2019 年 7 月,已发现和确认了 103 个基因型别。人腺病毒的传统分型主要依赖血清中和反应和血凝抑制试验。依据病毒的血凝特点、基因同源性、致瘤潜力及临床致病性等特性,人腺病毒又分成 7 组(A~G)。A 组有 4 个型别,B 组有 16 个型别,C 组有 6 个型别,D 组最多,共有 73 个型别,E 组和 G 组各有 1 个型别,F 组有 2 个型别。上述 7 组腺病毒中,B、C、E 组病毒主要与呼吸道疾病有关,A、D、F、G 组病毒主要与胃肠道疾病相关,D 和 E 组病毒还与眼部疾病有关,此外 A 组病毒感染可引起啮齿类动物的肿瘤。因为用于型别鉴定的全套抗体不易获得,基于全基因组测序(whole genome sequencing)及种系基因组学(phylogenomics)基础上的基因型别的分析和鉴定,已经完全替代了血清学方法,成为当前和今后人腺病毒感染鉴定和分型的主要方法。

高分辨率 HAdV 基因组资料的获得,使我们可以洞察这种人类病毒病原体的分子进化特点,并发现最初认为比较稳定的 HAdV 双链 DNA 病毒基因组也出现了点突变和遗传漂移,呈现明显不稳定的特征,而且当不同基因型 HAdV 共感染时,可以发生同源重组产生新的型别和病原体。这种分子进化机制可以使原本不致病的病毒型别转变成为高度传染性和致病性的新型别病毒,原本肾脏嗜性的病毒转变成为高度传染性的呼吸道病毒。

1962 年,发现腺病毒 12 型感染体外培养的小鼠细胞后可以引起肿瘤,首次证明人类病毒可以在动物诱发恶性肿瘤,并可用于癌症发生机制的研究,然而截至目前尚未发现腺病毒感染与人类肿瘤的关系。腺病毒也已广泛用于分子和细胞生物学、免疫学和系统生物学的研究,包括病毒和细胞的基因表达和调节、DNA 复制及细胞生命周期,此外,改构的腺病毒作为载体已经广泛用于基因治疗和基因疫苗研究。

腺病毒的散发感染较为普遍,暴发感染多见于居住拥挤的群体中,特别是学校和军营,是军营新兵呼吸道疾病的主要病因。此外免疫低下人群也是腺病毒的易感人群。在 20 世纪 60 年代,曾有报道腺病毒感染了多达 80% 的参加新训的士兵,其中约 20% 需要住院治疗。在美国北部和中西部的军事基地,新兵入伍后腺病毒的平均感染率每月高达 6%~16.7%,而在美国南部和西部的基地,感染率也达到了每月 2.3%~2.6%。腺病毒感染也是许多儿童疾病的重要病因,约 15% 的婴幼儿胃肠炎是由腺病毒感染所致,而在住院的肺炎患儿中,约 10% 是由腺病毒感染引起。虽然腺病毒感染多为自限性,但是重症病例也时有发生，人腺病毒感染导致的死亡病例自 20 世纪 80 年代后有所降低，但近几年有所回升，特别是在年幼的儿童、骨髓和器官移植患者及其他免疫缺陷患者。近年，高致病性变异毒株的出现和流行，对人类构成了新的威胁。

腺病毒主要经飞沫传播，也可经粪 - 口途径或污染物的接触传播，偶尔也可在分娩时经子宫颈部的分泌物在宫内感染胎儿或经器官移植感染受者。由于腺病毒为非囊膜病毒，因此其对脂溶剂有一定的抵抗力。

腺病毒引起的呼吸道感染可以全年散发、流行或暴发流行，通常腺病毒呈地方性的全年散发，但是腺病毒引起的暴发流行在过去几十年常有报道。最常分离到的血清型是 C 组的 1、2、5 和 6 型，B 组的 3、7 和 55 型。最近一项来自古巴的研究显示，D 组也是引起呼吸道感染暴发流行的主要病原。在中国，最常报道引起呼吸道感染暴发流行的型别是 3 型和 7 型。2006 年，陕西岐山发生一起疑似 11 型人腺病毒感染暴发流行，导致 1 人死亡，而此前该型腺病毒在世界范围内很少报道引起呼吸道感染暴发流行，后经基因测序表明为 11 型和 14 型的杂交型别，即人腺病毒 55 型。

第三节 人腺病毒感染的临床
特点和类型

如前所述，人腺病毒感染引起的临床疾病谱比较广泛，具体临床类型取决于感染病毒的型别、患者年龄、免疫状况和被感染人群的特点属性，但是目前仍未阐明某些型别的腺病毒感染导致特定器官或组织损害的原因。病毒入侵的部位常常与疾病最初的感染部位相关,如急性呼吸系统疾病多由吸入含病毒的飞沫所致,而婴幼儿腹泻多经粪-口途径传播而来。不同型别的人腺病毒感染其组织/器官嗜性明显不同,如C组的1、2、5型感染后可引起扁桃体、腺样体和其他淋巴组织的隐性持续性感染,导致上述组织肿大数月至数年。E组的4型、B组的7型和55型,不仅是新兵罹患严重肺炎的元凶,而且可引起咽结合膜热。3型除可引起肺炎外,往往与脑膜炎有关。流行性角膜结膜炎主要与D组的8、19、37型有关,新发现的56型亦可引起。19型、37型还与溃疡性生殖器病变、宫颈炎、尿道炎有关。11、21、34、35型除可引起膀胱炎外,与无症状型泌尿道感染有关。40、41型、G组的52型及A组的31型可致婴幼儿腹泻,31型尚可见小范围暴发流行。腺病毒的组织嗜性可能与病毒与宿主细胞的结合及进入有关,已知病毒表面纤突结节(fiber knob)与细胞表面高亲合力受体的结合是感染启动的第一步,而病毒颗粒进入细胞内则是由六邻体与细胞表面整合素相互作用介导。

一、呼吸系统感染

呼吸系统的感染和病变是腺病毒感染相关疾病的主要类型。其中上呼吸道感染最为常见,且多可自愈。腺病毒肺炎常见于6个月~2岁的儿童,免疫功能正常的年长儿或成人发病率较低。发病后病情轻重可能与感染病毒的型别、患者的免疫功能有关,感染后大多数患者病情较轻,有报道新生儿和儿童感染人腺病毒3型和7型后易发展至重症肺炎,也有报道B组腺病毒中的3、7、14和55型及E组腺病毒中的4型是腺病毒相关的急性呼吸道疾病的主要病原。

腺病毒肺炎多见于年幼的儿童。起病之初多有发热、倦怠、肌痛，继之出现进展性的咳嗽和气急，试验或经验性的抗生素治疗没有明显的效果。重者可出现腹泻、呕吐和昏睡。胸部CT检查可见胸膜下、支气管和血管周围的肺组织实变，伴或不伴有周围的磨砂玻璃样病变。出现大片实变影及胸膜渗出者易于进展到急性呼吸窘迫综合征（ARDS）。最常见的病理发现是坏死性支气管炎和细支气管炎，支气管上皮可见病毒诱导增生、单核细胞浸润及透明膜形成。

由重症肺炎引起的呼吸衰竭在本书后面的章节中会有详述。此类患者通常机械通气治疗无效，需要施行体外膜氧合（extracorporeal membrane oxygenation，ECMO）治疗。有报告发生在中国的一起严重的腺病毒感染，在发病后2周内有7位患者发生了重症肺炎，合并ARDS和呼吸衰竭，影像学检查显示双肺的实变影和浸润影，所有患者均为55型腺病毒感染所致。研究表明，病毒载量与病情的轻重成正比，如果正压通气失败，应及时启用ECMO救治。

二、眼部感染

腺病毒感染另一常见的临床类型是眼部感染，其中流行性角膜结膜炎（epidemic keratoconjunctivitis）系一种全球性流行的疾病，多由8、19和37型腺病毒感染所致。患者病初呈流感样的前驱症状，包括发热、倦怠、呼吸道症状、腹泻及肌痛，部分患者近期曾接受眼科检查或者有同类疾病接触史。主要的眼部症状包括眼睛不适、疼痛、发红、畏光、异物感、溢泪，重者可出现眼睛及眶周疼痛及视力减退，伴同侧耳前淋巴结肿大。儿科患者合并细菌感染多比较严重，有可能导致弱视。

与腺病毒感染相关的另一疾病是咽结膜热（pharyngocon-
junctival fever），多由 3 型腺病毒感染所致，游泳池或储水容器
中的水污染常常是主要的传染源。此病可在学校或学生夏令营
中暴发流行。典型的前驱症状是发热、上呼吸道症状如咽炎、
鼻炎，继之出现淋巴结肿大及结膜炎，后者有时呈滤泡性结膜
炎。此病多为自限性，可合并细菌感染。

三、胃肠炎

腺病毒 F 组的 40、41 型是腺病毒相关急性胃肠炎的主要
病原。此种急性胃肠炎主要见于人群聚集地，如学校、旅游营
地及托幼机构。腺病毒急性胃肠炎不仅见于儿童，在医疗卫
生单位的医护人员中也时有发生。同轮状病毒和诺如病毒一
样，腺病毒已成为急性病毒性胃肠炎的主要病原之一。免疫
缺陷人群可以同时感染多种病毒，并可通过排便长期排泄这
些病原体。有研究表明，约 31% 的儿童呈腺病毒持续性感染，
他们的末端回肠可长期携带腺病毒，黏膜固有层淋巴细胞是
病毒隐藏的主要部位，而肠道上皮细胞则是腺病毒增殖的主
要部位。也有报道，腺病毒感染是医院获得性急性胃肠炎的
主要病因。

四、尿路感染

腺病毒感染可以引起儿童急性出血性膀胱炎。泌尿生殖系
统的腺病毒感染很少在成年人中发生，虽然儿童中可以出现腺
病毒感染相关性尿道炎和出血性膀胱炎，但多为自限性疾病，
且很少有肾小球肾炎等疾病的全身性表现，如发热、高血压和

蛋白尿。B 组 11 和 21 型腺病毒常常是上述疾病的病原。病程多为 4 天至 2 周，此间患者可持续从尿中排出病毒。免疫缺陷患者若感染 11、34 或 35 型腺病毒，不仅可出现出血性膀胱炎，还可出现肾小管间质性肾炎。

其他比较少见的腺病毒感染性疾病包括脑膜炎、脑膜脑炎、心肌炎、肝炎、中耳炎、假性血管瘤病、百日咳样综合征、横纹肌溶解症等。

五、特殊人群的腺病毒感染

（一）免疫缺陷人群的腺病毒感染

各类免疫缺陷人群包括化疗患者，干细胞、骨髓和实体器官移植者，淋巴细胞减少者，出现移植物抗宿主反应者，联合免疫缺陷综合征（SCID）及 HIV 感染导致的获得性免疫缺陷综合征（AIDS）患者等。发生腺病毒感染后可呈现多种临床表现，既有无症状的隐性感染、局部感染，也有侵袭性感染、全身播散性感染等重症感染。2011 年，第 4 届欧洲白血病合并感染学术大会（the European Conference on Infections in Leukemia，ECIL）基于病毒基因的 PCR 检测，对各类腺病毒感染或疾病做出了界定：①局部感染（local infection），是指人腺病毒 PCR 检测、病毒分离、活检或除了血液标本之外的体液标本检测阳性；②全身性（侵袭性）感染（systemic/invasive infection），是指外周血人腺病毒 PCR、病毒分离或病毒抗原检测阳性；③人腺病毒感染疑诊病例（probable disease），是指有临床症状和体征的人腺病毒感染，但未经组织学病理检查证实；④人腺病毒感染确诊病例（proven disease），实验室检测阳性的人腺病毒感染且伴有相应的临床症状，同时经某一部位组织学检查证实。许多学者认为,播散性人腺病毒病(disseminated HAdV disease)应定义为,多器官感染(如同时合并肝炎、脑炎和眼炎),同时2次或2次以上外周血或其他标本(如脑脊液、支气管肺泡灌洗液、呼吸道分泌物或尿液)人腺病毒PCR检测阳性,且排除其他能够鉴定的病因。而人腺病毒相关死亡(HAdV-associated death)定义为由于多脏器功能衰竭导致的死亡且病程中外周血人腺病毒检测持续阳性或载量不断升高。

已知接受有效抗HIV治疗的AIDS患者较少出现重症感染,而SCID患者感染腺病毒后可导致高达55%的病死率。实体器官移植者合并腺病毒感染,可呈隐性感染直至重症感染等多种临床表现,重症患者可致移植失败甚至死亡。某些存在腺病毒潜伏性感染的患者,其体内的病毒以及来自移植器官内的潜伏病毒可因受者的免疫缺陷发生再活化致复制活跃,导致不同程度的感染,但是发生侵袭性感染的患者未必会发生对移植物的排斥反应。有学者总结了造血干细胞移植患者发生的各种腺病毒感染,包括肺炎、结肠炎、肝炎、出血性膀胱炎、小管间质性肾炎、脑炎及播散性疾病。许多报道指出,同种异体干细胞移植者是腺病毒感染的高危人群,而自体干细胞移植者却极少出现腺病毒感染。

(二)军营腺病毒感染

军营作为人群密集生活和训练的场所,是腺病毒感染特别是呼吸道腺病毒感染的高发地点。

在美军,呼吸道感染占所有住院诊疗传染病的25%~30%,而腺病毒感染则是军营急性呼吸道感染的主要病因。新兵训练中心常常是腺病毒感染和流行的场所,甚至有报道新训新兵中约10%感染过腺病毒。究其原因固然与军营和新兵集体居住、训练,传染病易于传播有关,但新兵缺乏免疫力、天然易感也是重要的原因。虽然新兵群体腺病毒感染发生率高，但致死病例并不多见。既往 3 型、7 型尤其是 4 型腺病毒感染是军营内腺病毒感染流行的主要病原型别，但 2005 年后腺病毒 14 型和 55 型渐成为军营内主要的流行型别。

Heo JY 等总结了 2011 年 4 月至 2012 年 3 月韩国城南市一所军队医院接诊或收治的 622 例急性下呼吸道感染的病例，其中的 207 例（33.3%）鼻咽拭标本进行了 12 联呼吸道病毒多重 PCR 检测，有 87 例（42%）证实为呼吸道病毒感染，其中 55 例（63.2%）为腺病毒感染，其余为甲型流感病毒、乙型流感病毒、鼻病毒或副流感病毒感染。在 87 例呼吸道病毒感染的患者中，58 例为肺炎，25 例为气管支气管炎，4 例为细支气管炎。所有肺炎病例 79.3% 系腺病毒感染所致，而气管支气管炎中 56% 为甲流病毒感染引起。腺病毒感染病例中 65.3% 为正在训练的新兵，老兵仅占 34.7%；而其他病毒感染者中新兵仅占 23.1%，老兵占 76.9%。在临床表现方面，腺病毒下呼吸道感染与其他病毒感染没有明显区别，但是前者血小板计数更低，C 反应蛋白水平更高，前者的住院时间也比后者更长（平均 17.1 天 vs 14.3 天）。上述住院治疗的腺病毒下呼吸道感染者中，6 例（12.2%）进展至重症肺炎，需要机械通气治疗，其中 3 例病故，而其他病毒感染组患者无 1 例进行机械通气，且全部痊愈出院。作者认为，自从 2009 年为应对流感大流行引进了多重 PCR 检测技术，方搞清韩国军队呼吸道病毒感染中腺病毒是主要的病因。韩军腺病毒感染的特点与美军类似，由于缺乏特效的治疗方法和药物，在军队特别是新训新兵中开展腺病毒疫苗接种，是预防和控制此病传播流行的最好方法。

Yoon H 等报告了韩国首都最大的军队医院在 2012 年 7 月至 2016 年 1 月间收治的 367 例社区获得性肺炎病例，所有病例均来自军队，其中 179 例系腺病毒肺炎，另外 188 例是非腺病毒感染性肺炎。与非腺病毒肺炎患者比较，腺病毒肺炎患者吸烟的比率较高（8.9% vs 0.5%），咽痛（38.5% vs 16%）、肌肉疼痛（45.8% vs 29.3%）、腹泻（12.8% vs 0.5%）、中高热（≥ 38.3℃）、呼吸困难、需要氧疗的比率也比较高，患重症肺炎（≥ 3 级）和呼吸衰竭的比率也明显高于其他病因的肺炎（分别为 11.2% vs 2.1%，22.3% vs 8.2%），其中 1 例 55 型腺病毒肺炎患者因呼吸衰竭病故。实验室检查发现，腺病毒肺炎患者外周血的白细胞和血小板计数更低；在 72 例病毒分型检测的患者中，55 型腺病毒为 69 例（95.8%），其余 3 例均为 4 型腺病毒感染；此外合并细菌感染的腺病毒肺炎为 28.5%。另外对同期门诊腺病毒感染的患者进行病毒分型，证实 94% 为 55 型腺病毒感染。292 例患者进行了胸部 CT 检查，其中腺病毒肺炎的患者 66.5% 有肺部实变影或斑片影，而非腺病毒肺炎者仅 30.7% 有类同的表现。作者认为，比较其他的病毒型别，55 型腺病毒致病性更强，感染后的肺炎临床病情也更重。

与其他病毒或细菌感染性肺炎相比，新训新兵中 14 型腺病毒感染引起的肺炎患者没有特殊的临床表现，97% 出现咳嗽，94% 有发热，入院时体温更高（38.3℃ vs 37.3℃），心率较快（102 次 /min vs 96 次 /min）。实验室检查 14 型腺病毒相关肺炎的患者白细胞计数、中性粒细胞和淋巴细胞计数及血小板计数较低。但是在重症患者的表现和发生率以及胸部影像学方面与其他病毒和细菌感染性肺炎没有明显差别。此外，14 型腺病毒感染合并肺炎的比率在男女新兵没有差别，但是需要住院治疗的女患者明显高于男患者（83% vs 40%），重症患者和合并 ARDS 者女性也明显高于男性。

第四节　人腺病毒感染主要防治措施

迄今为止,人腺病毒感染的治疗仍无有效药物,支持和对症治疗是主要治疗措施。对于腺病毒性结膜炎,一般应避免应用糖皮质激素,因为激素停药后结膜炎常可复发。严重的角膜炎患者,为治疗虹膜炎可以局部应用激素联合睫状肌松弛剂;西多福韦(Cidofovir)局部应用可以减少严重角膜混浊的发生,但是也会产生严重的局部毒副作用。虽然阿糖腺苷、利巴韦林、更昔洛韦和西多福韦在体外细胞培养中具有较强的抗腺病毒作用,但是临床成功治疗的报道仍比较有限。相比较而言,西多福韦的疗效更为突出。对于合并腺病毒播散性感染的免疫缺陷患者,西多福韦的常用剂量为5mg/kg体重,静脉滴注,每周1次,连续2周,之后每2周1次,直至原阳性标本部位连续3次采样检测均阴性为止。为了减轻该药的肾毒性,可在用药前3h服用丙磺舒,在用药后2h和8h再各服1g。近年西多福韦的膦酯衍生物Brincidofovir已用于多种病毒感染的治疗,该药也是一种广谱抗DNA病毒药,与西多福韦相比具有抗病毒作用强、肾脏和骨髓毒性小、口服生物利用度高及给药方便(可以口服)等优势。虽然有个案报道用抗腺病毒高效价免疫球蛋白治疗成功,但是目前尚缺少在群体患者成功治疗的报告。有报告病毒特异性T细胞转输可用于异体人造血细胞移植术后发生腺病毒感染的患者,初步临床试验展示了良好的治疗效果,但是潜在的移植物抗宿主反应及特异性T细胞的快速扩增和富集,仍然是该项技术临床应用前需要解决的问题。

重症腺病毒感染可按相应的器官衰竭或者多脏器功能衰竭处理,如呼吸衰竭可予氧疗、呼吸机支持治疗直至体外膜氧合治疗(ECMO)。ECMO 最初主要用于新生儿和儿童呼吸衰竭的救治,并已取得了 60% 的治疗成功率。近年 ECMO 也已用于腺病毒感染合并 ARDS 的重症病例的治疗,虽然疗效不太满意,但是避免了高压机械通气和氧中毒导致的肺损伤。此外,ECMO 治疗组生还的病例中,应用 CRRT 治疗的患者液体的平衡更佳。因此,早期应用 ECMO 和 CRRT 治疗腺病毒肺炎伴发 ARDS 成功率较高。有报告 2 例应用 ECMO 等综合治疗措施救治成功的合并 ARDS 的腺病毒感染肺炎病例,作者认为,早期启动 ECMO 治疗、应用 CRRT 保持液体平衡及早期应用西多福韦(Cidofovir)抗病毒治疗,可能是挽救患者生命的原因。

由于新兵腺病毒的高感染率和由此产生的巨额医药费用,疫苗的研制和接种在军队更为迫切。美军于 1971 年首先给新兵接种 4 型和 7 型口服活病毒疫苗,使腺病毒的感染率明显下降,病毒的感染流行得到有效控制。然而在 1996 年,全美唯一的疫苗生产商停止了疫苗生产,至 1999 年储存的疫苗用完后,腺病毒感染的大规模流行在新训士兵重新出现。2006 年的一项调查显示,在某军营参加 4 周新兵训练的 180 位易感新兵中,约 98% 感染了同一型别的腺病毒。有报告 1999 年~2010 年 12 年间,美军因腺病毒感染先后致 8 人死亡,其中至少 7 人是新兵。近年主要引起呼吸道疾病的 3、7、14 型腺病毒均出现了新的变异株,不仅毒力增强,而且正在逐渐成为主要的流行毒株。为此美军不得不在 2011 年 10 月重新恢复接种 4 型和 7 型腺病毒疫苗,已证明这两型疫苗的接种可以提供对其他型别腺病毒感染的交叉保护。

综上所述,虽然一个世纪前已有腺病毒感染流行的报道,病毒的成功分离至今也已六十余年,但是该类病毒的感染和流行势头不减,且近年在我国和我军时有暴发。因此,学习和掌握腺病毒感染的基本知识及防控技能,对于保障人民和部队官兵的身心健康,保障国家的创新、改革及经济建设,实现我军"能打仗、打胜仗"的总体要求,是非常重要的;这也是当前"科技强军"的重要组成部分,是每一位部队医务工作者的必修课。

(白雪帆)

参 考 文 献

1. Ahi YS, Mittal SK. Components of Adenovirus Genome Packaging. Front Microbiol, 2016, 7: 1503.

2. Ison MG, Hayden RT. Adenovirus. Microbiol Spectrum, 2016, 4(4).

3. Ismail AM, CuiT, Dommaraju K, et al. Genomic analysis of a large set of currently—and historically—important human adenovirus pathogens. Emerging Microbes & Infections, 2018, 7: 10.

4. Lynch III JP, Kajon AE. Adenovirus: Epidemiology, Global Spread of Novel Serotypes, and Advances in Treatment and prevention. Semin Respir Crit Care Med, 2016, 37: 586-602.

5. Liu LY, Qian Y, Zhang Y, et al. Epidemiological aspects of rotavirus and adenovirus in hospitalized children with diarrhea: a 5-year survey in Beijing. BMC Infectious Diseases, 2016, (16): 508-514.

6. Liu J, Nian QG, Zhang Y, et al. In Vitro Characterization of Human Adenovirus Type 55 in Comparison with Its Parental Adenoviruses, Types 11 and 14. PLoS ONE, 2014, 9(6): e100665.

7. Wang HP, Zheng YJ, Deng JK, et al. Prevalence of respiratory viruses among children hospitalized from respiratory infections in Shenzhen, China. Virology Journal, 2016(13): 39-43.

8. Yang XX, Wang QS, Liang BB. An outbreak of acute respiratory disease caused by a virus associated RNA II gene mutation strain of human adenovirus 7 in China, 2015. PLOS One, 2015, 12(2): e0172519.

9. Gu L, Qu JX, Sun B, et al. Sustained Viremia and High Viral Load in Respiratory Tract Secretions Are Predictors for Death in Immunocompetent Adults with Adenovirus Pneumonia. PLoS ONE, 11(8): e0160777.

10. Yang Z, Zhu Z, Tang L, et al. Genomic analyses of recombinant adenovirus type 11a in China. J Clin Microbiol, 2009, 47: 3082-3090.

11. Tang LY, Wang L, Tan XJ, et al. Adenovirus serotype 7 associated with a severe lower respiratory tract disease outbreak in infants in Shaanxi Province, China. Virol J, 2011, 8(23): 1-7.

12. Jin Y, Zhang RF, Xie ZP, et al. Prevalence of adenovirus in children with acute respiratory tract infection in Lanzhou, China. Virol J, 2013, 10: 271-278.

13. Cristina C, María LGG, Rosa SD, et al. Eight Year Prospective Study of Adenoviruses Infections in Hospitalized Children.Comparison with Other Respiratory Viruses. PLOS ONE, 2015, 10(7): e0132162.

14. Yu HX, Zhao MM, Pu ZH, et al. Clinical data analysis of 19 cases of community-acquired adenovirus pneumonia in immunocompetent adults. Int J Clin Exp Med, 2015, 8(10): 19051-19057.

15. Tan DY, Fu YY, Xu J, et al. Severe adenovirus community-acquired pneumonia in immunocompetent adults: chest radiographic and CT findings. J Thorac Dis, 2016, 8(5): 848-854.

16. Garcia-Zalisnak D, Rapuano C, Sheppard JD, et al. Adenovirus Ocular Infections: Prevalence, Pathology, Pitfalls, and Practical Pointers. Eye

Contact Lens, 2018, 44 Suppl 1: S1-S7.

17. KosulinK, Geiger E, Vécsei A, et al. Persistence and reactivation of human adenoviruses in the gastrointestinal tract. Clin Microbiol Infect, 2016, 22(4): 381.e1-381.e8.

18. S. Martin M, Feuchtinger T, Shaw PJ, et al. European guidelines for diagnosis and treatment of adenovirus infection in leukemia and stem cell transplantation: summary of ECIL-4 (2011). Transpl Infect Dis, 2012, 14: 555-563.

19. Thomas Lion. Adenovirus Infections in Immunocompetent and Immunocompromised Patients. Clinical Microbiology Reviews, 2014, 273: 441-462.

20. Khanal S, GhimireP, Dhamoon AS. The Repertoire of Adenovirus in Human Disease: The Innocuous to the Deadly. Biomedicines, 2018, 6: 30.

21. Heo JY, Lee JE, Kim HK, et al. Acute Lower Respiratory Tract Infections in oldiers, South Korea, April 2011-March 2012. Emerg Infect Dis, 2014, 20(5): 875-877.

22. Ha SO, Kim HS, Park S, et al. Severe ARDS caused by adenovirus: early initiation of ECMO plus continuous renal replacement therapy. Springer Plus, 2016, 5: 1909-1917.

23. Vento TJ, Prakash V, Murray CK, et al. Pneumonia in Military Trainees: A Comparison Study Based on Adenovirus Serotype 14 Infection. J Infect Dis, 2011, 203: 1388-1395.

24. Yoon H, Jhun BW, Kim H, et al. Characteristics of Adenovirus Pneumonia in Korean Military Personnel, 2012-2016. JKMS, 2017, 32: 287-295.

25. William SMW, Karoly Toth, DVM. New Drug on the Horizon for Treating Adenovirus. Expert Opin Pharmacother, 2015, 16(14): 2095-2099.

26. Withers B, Blyth E, Clancy LE, et al. Long-term control of recurrent or refractory viral infections after allogeneic HSCT with third-party virus-

specific T cells. Blood Adv, 2017, 1(24): 2193-2205.

27. Low SY, Tan TT, Lee CJK, et al. Severe adenovirus pneumonia requiring extracorporeal membrane oxygenation support——Serotype 7 revisited. Resp Med, 2013, 107: 180-183.

28. Ha SO, Kim HS, Park S, et al. Severe ARDS caused by adenovirus: early initiation of ECMO plus continuous renal replacement therapy. Springer Plus, 2016, 5: 1909-1917.

第二章

人腺病毒病原学

腺病毒科(adenoviridae)是由 *Atadenovirus*、*Aviadneovirus*、*Ichtadenovirus*、*Mastadenovirus* 和 *Siadenovirus* 五个属组成。人腺病毒(human adenovirus, HAdV)为腺病毒科的哺乳动物腺病毒属(*Mastadenovirus*)成员之一。HAdV 最早发现于 1953 年,是 Rowe 等从健康人萎缩的扁桃腺样组织中分离培养出来的。1954 年 Hilleman 等在患有急性呼吸道感染患者的咽喉洗液中分离到同样的病毒,命名为人腺病毒。HAdV 是 DNA 病毒,通常导致呼吸道、胃肠道或结膜轻度感染。HAdV 在自然界广泛分布,型别多样。到目前为止,已经鉴定出 100 多个不同的基因型别(其中 1~51 型早期也按血清型分型),不同型别具有不同组织嗜性和感染相关的临床表现。

第一节 分型与变异

腺病毒是在 1953 年由 Rowe 等从人体腺样组织中首次分离。1962 年国际病毒分类委员会(IC-TV)将该新病毒正式命名为腺病毒,是一类无包膜的双链 DNA 病毒。人腺病毒(human adenovirus, HAdV)属于腺病毒科哺乳动物腺病毒属,根据 HAdV 基因组的核苷酸序列特点、六邻体(hexon)蛋白和纤突(fiber)

蛋白免疫原性可将人腺病毒分为 A~G 共 7 组，目前发现 51 个血清型（表 2-1）。不同分组/血清型引起不同的疾病，HAdV-B、C 常引起呼吸道疾病，HAdV-B、D 常引起结膜性疾病，HAdV-F、HAdV-G 常引起胃肠道疾病，HAdV-A 组 31 型、HAdV-C 组 5 型、HAdV-D 组（9、36、37 型）常引起肥胖或脂肪性病变。

腺病毒多为隐性感染、自限性痊愈或感染后表现多样，散在发病。近年来，一种由人 11 型与 14 型腺病毒重组产生的 55 型腺病毒，在新兵训练中经常引起局部流行。

表 2-1 人腺病毒的血清型与感染部位

组	血清型	感染部位
A	12, 18, 31	胃肠道
B	3, 7, 11, 14, 16, 21, 34, 35, 50	呼吸道、尿道
C	1, 2, 5, 6	呼吸道
D	8, 9, 10, 13, 15, 17, 19, 20, 22, 23, 24, 25, 26, 27, 28, 29, 30, 32, 33, 36, 37, 38, 39, 42, 43, 44, 45, 46, 47, 48, 49, 51	眼睛、胃肠道
E	4	呼吸道
F	40, 41	胃肠道

第二节 形态与结构

腺病毒颗粒有四种形式，区别在于 DNA 含量和特异的壳蛋白是否由蛋白酶加工，只有一种成熟的病毒颗粒是具有感染性的。空的衣壳不含 DNA，在氯化铯密度梯度中是最轻的。轻型中间病毒颗粒含有腺病毒基因组的左侧末端，而重型中间颗粒含有整个基因组、未被切割加工的病毒衣壳蛋白。成熟的病毒颗粒含有整个基因组、加工成熟的衣壳蛋白（IIIa、pVI、pVII、pVIII、pX、pTP、L1 52/55K）。由于用 DNase 处理病毒颗粒破坏了病毒蛋白酶的活性而使病毒颗粒无法成熟,腺病毒基因组是重型中间颗粒转换为成熟病毒颗粒的共作用因子,在病毒成熟中起到重要的作用。但因任一 DNA 或者 ssDNA、多聚谷氨酸也可以起到同样的共作用因子的作用,这种共作用似乎只是基因组提供了高密度的负性电荷,而不是 Ad 基因组的特异作用。成熟腺病毒颗粒的结构在不同型中是保守的。

　　人腺病毒是无包膜的、呈二十面体对称的线性双链 DNA 病毒,病毒颗粒直径 70~100nm,由蛋白衣壳、核心蛋白和 DNA 组成(图 2-1)。2010 年,Reddy 等首次解析了人腺病毒结构,分辨率为 0.35nm(图 2-2)。蛋白衣壳由六邻体(hexon)、五邻体(peton)和纤突(fiber)三种主要的蛋白构成,共 252 个壳粒,每个壳粒的直径为 7~9nm。二十面体 12 个顶角的壳粒即为五邻体,每个五邻体上有 1 条纤突,剩下 240 个为非顶角壳粒为六邻体,排列在三角形的面上,每边 6 个壳粒,中间有 6 个壳粒。蛋白衣壳的表面还有四种小蛋白Ⅲa,Ⅵ、Ⅷ和Ⅸ。病毒核心有六种结构成分,分别是Ⅴ、Ⅶ、TP、mu、Ⅳa2 和 ATP,前五种与双链 DNA 的基因组有关,ATP 是病毒粒子装配过程中至关重要的蛋白酶。纤突蛋白的结构包括球部、柄部和尾部,长度为 10~30nm,纤突球部有 HAdV 不同组别和型别的抗原表位,且不同的 HAdV 血清型,纤突的长度和弯曲度均不同。每个六邻体是六邻体蛋白的同源三聚体,三聚体的六邻体分子有一个三角形的塔尖和五面体的基底,塔区由 Loop1、Loop2、Loop3、Loop4 四个环状结构构成,基底包含两个区域 P1、P2 区。Loop1 结构包括 6 个高变区,Loop2 上有 1 个高变区,7 个高变区含有血清型特异的抗原决定簇。

　　六邻体上的抗原表位是不同血清型的分类依据,它包括哺乳动物腺病毒属的抗原成分,是病毒体对免疫选择压力最敏感的部位。每个五邻体基底上结合着 1 根(哺乳动物腺病毒)或 2 根(禽腺病毒)长 9.0~77.5nm 的纤维突起,这些纤维以五邻体蛋白为基底由衣壳面伸出,纤维顶端形成头节区,纤突有血清特异性,且含有负责体外血细胞凝集的种属特异性抗原决定位点,与细胞表面的受体结合有助于病毒吸附于细胞。编码六邻体和纤维蛋白的基因序列也可用于人腺病毒血清型间基因差异分析。

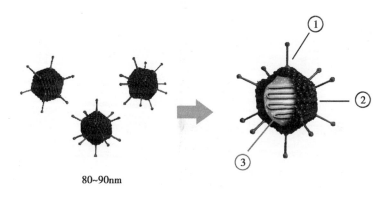

80~90nm

图2-1 人腺病毒结构模式图
①五邻体;②六邻体:非顶角壳粒;③病毒基因组

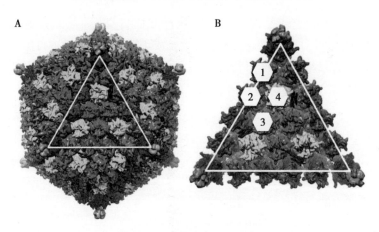

图2-2 人腺病毒晶体衍射图
1. 六邻体三聚体(青色) 2. 六邻体三聚体(红色)
3. 六邻体三聚体(绿色) 4. 六邻体三聚体(黄色)

第三节 基因组结构与蛋白功能

腺病毒的基因组为线状双链 DNA 分子，大小为 36kb，两端各有一个 100~600bp 的反向末端重复序列（inverted terminal repeat, ITR）（图 2-3）。线性的双链 DNA 由蛋白Ⅶ和一种称为 mu 的小蛋白紧密地环绕在其周围。另一种蛋白Ⅴ将这种 DNA- 蛋白复合物连接起来，并通过蛋白Ⅵ与病毒衣壳连接。在两条链的 5′ 端各以共价键结合着一个被称为 DNA 末端蛋白（pTP）复合物（DNA-TPC）的特化结构，与腺病毒复制密切相关。ITR 是复制的起始位点。在左端 ITR 的 3′ 侧有一段长约 300bp 的包装信号（ψ），是病毒包装所需要的顺式作用元件，介导腺病毒基因组包装入病毒衣壳。对腺病毒而言，只有包括两端的 ITR 和包装信号（ψ）的约 0.5kb 的序列是顺式作用元件，也就是说必须由腺病毒载体自身携带，而其他的 30 余种蛋白都可以通过辅助病毒（或细胞）反式补救。ITR 中间包含早期表达的、与腺病毒复制相关的 *E1~E4* 基因和晚期表达的、与腺病毒颗粒组装相关的 *L1~L5* 基因，基因组结构见图 2-4。

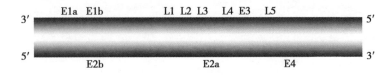

图 2-3 腺病毒线性基因组示意图

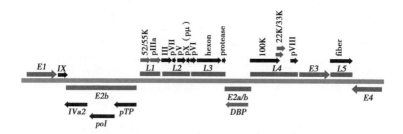

图 2-4 腺病毒线性基因组编码蛋白的模式图

hexon：六邻体；protease：蛋白酶；fiber：纤突

E1 区基因表达产物分为 E1A 和 E1B。E1A 蛋白的主要功能是调节细胞代谢，使细胞对病毒复制更易感。E1B19K 与细胞 *Bcl-2* 基因的表达产物同源，通过灭活 Bax 家族成员来阻断细胞发生凋亡或坏死。*E1B55K* 基因产物下调 *p53* 基因的转录水平，其他一些腺病毒基因（如 E4）也参与了这一过程。另外，*E1B55K* 基因产物还与病毒复制、病毒晚期 mRNA 的转录以及病毒 RNA 的转运有关。

E2 区基因表达产物分为 E2A 和 E2B。E2A 即 DNA 结合蛋白（DBP，DNA binding protein）。E2B 主要产物有两种，分别是末端蛋白前体（pTP）和病毒 DNA 聚合酶（pol）。这三种蛋白与细胞内的宿主蛋白相互作用，启动腺病毒 DNA 复制以及病毒晚期基因的转录和翻译过程。

E3 区基因表达产物主要功能是破坏宿主的免疫防御机制，而与病毒基因组的复制无关。E3 基因的产物之一 11.6K，由于可以在病毒感染的晚期裂解细胞并释放病毒颗粒而被称为腺病毒死亡蛋白（adenovirus death protein，ADP）。gp 19K 蛋白可以在内质网上与 MHC Ⅰ类分子的重链结合阻止其转运到细胞表面，并且可以延缓 MHC Ⅰ 的表达。RID α&β 以及

14.7K 可以抑制由 TNF 诱发的细胞凋亡,促进 Fas 降解,下调 TNF 受体水平。

E4 区基因表达产物主要与病毒信使 RNA 的代谢有关,还可促进病毒 DNA 复制以及关闭宿主蛋白合成。一些 E4 产物可以与 DNA 激活的蛋白激酶结合,防止病毒 DNA 发生串联,而该激酶可以激活 *p53* 基因,因此 E4 区基因产物具有抑制细胞凋亡的功能。此外,E4 蛋白抑制 E1A 对 E2F 启动子的激活;E4 蛋白与腺病毒抵抗宿主细胞免疫有关。

L1 编码非结构蛋白,负责病毒颗粒组装,在早期和晚期阶段都有所转录和表达。*L1* 编码几种功能未被完全明确的非结构蛋白,现已知可能和病毒颗粒的组装有关。

而 *L2~L4* 转录区主要编码病毒结构蛋白,当病毒复制开始后,病毒需要编码大量的病毒结构蛋白以和病毒 DNA 的复制保持同步,此时 *L2~L4* 转录区被大量转录表达,以满足病毒颗粒包装大量增殖的要求。近来,已表明编码 L4-22K、L4-33K 蛋白的区域从位于 *L4* 区的新启动子开始低水平表达,这些蛋白可以完全激活晚期启动子(MLP)。在感染的中后期,还有四个小蛋白产生,包括将病毒 DNA 包装进入未成熟病毒颗粒的结构蛋白 IX(pIX)、IVa2。此外,晚期产物 VA RNA Ⅰ、Ⅱ蛋白抑制干扰素反应,阻止细胞内微小 RNA 加工,影响细胞基因的表达。

尽管半个多世纪以来 AdV 的研究已经取得了很好进展,关于这个病毒的编码基因方面的认识仍在不断更新。2007 年 Tollefson 等鉴定了一个新的开放读码框(ORF),位于纤体蛋白 ORF 和 E3 之间,命名为 U 外显子。U 外显子蛋白(UXP)在病毒复制或者 RNA 转录发挥重要作用。最近的一项研究用深度测序技术鉴定了多个新的转录剪接体,提示 AdV 感染细胞中可能有多个新的蛋白。因此，Adv基因组仍有许多待发现的秘密。

第四节　复 制 周 期

腺病毒的生活周期主要分为两个阶段，第一阶段包括腺病毒颗粒吸附和进入宿主细胞，将基因组释放到宿主细胞核中，以及有选择性地转录和翻译早期基因。在这个阶段，细胞为病毒基因组复制和腺病毒晚期基因表达并最终释放成熟的感染颗粒，即第二阶段，做好了准备。第一阶段将在6~8h内完成，第二阶段则更快，只需4~6h。

一、吸附和进入细胞

目前认为人腺病毒的受体是：CD46是B组血清型的腺病毒受体，柯萨奇病毒-腺病毒受体（CAR）负责其他所有血清型。一些报道认为MHC分子和唾液酸也参与病毒进入细胞。腺病毒衣壳纤维上的钮结构域（knobdomain）与细胞受体结合是始动环节。第二步骤是五邻体上表面的三肽RGD与细胞表面的αvβ3和αvβ5整合素结合，这个共受体相互作用可以诱导肌动蛋白的多聚化，从而使病毒进入细胞的内吞体。内吞体酸化改变病毒的结构，引起衣壳蛋白的解离。进而五邻体的毒性破坏了内吞体，病毒颗粒进入胞质。在微管的帮助下，病毒转运至核孔复合物并解聚。病毒DNA随后被释放出来，通过核孔入核。

二、转录与复制

一旦病毒基因组进入细胞核,在 DNA 与组蛋白分子结合之后,病毒基因复制开始,进行一系列的复杂而有序的逐级放大的剪切和转录过程。一般以病毒 DNA 开始复制为分界线,按转录时间的先后,将腺病毒基因大致区分为早期($E1~E4$)和晚期转录单位($L1~L5$)。各种腺病毒基因又可以进一步地分为更小的转录单位,如 $E1$ 区可以进一步分为 $E1A$ 和 $E1B$,每个转录单位都至少有一个独特的启动子。腺病毒基因组进入细胞核后,细胞转录因子首先与 E1A 区上游的增强子结合,表达 E1A 蛋白,该蛋白的作用是调节细胞代谢,使病毒 DNA 更易于在细胞中复制。E1A 蛋白还可以激活其他早期基因($E1B$、$E2A$、$E2B$、$E3$ 和 $E4$)的启动子,其中 E2B 驱动另外三个与病毒复制有关的早期基因转录单位末端蛋白前体(precursor terminal protein, pTP)、单链 DNA 结合蛋白(single-stranded DNA binding proteins, ssDBP)以及 DNA 聚合酶(DNA polymerase, DNA pol)的表达,这三个基因的表达产物紧密地结合成一个复合物,与至少三种细胞蛋白相互作用,启动病毒基因组的复制。

一般而言,DNA 的复制是由 RNA 启动的,而在腺病毒却是所谓的蛋白启动(protein-priming)。如前所述,腺病毒双链 DNA 的每条单链的 5′ 端有 pTP 蛋白结合,pTP 通过其 Ser-OH 与 DNA 5′ 端的磷酸基团之间形成磷酸二酯键。腺病毒的 DNA 复制首先是以 5′ 端结合有 pTP 的 dCMP 作为引物,以 3′ 端的末端反向重复序列(ITR)为模板,进行链置换(strand displacement)合成,置换出的单链分子可以自我退火环化,形成锅柄样环形分子,然后这种环形分子再以相同的机制合成出子代双链 DNA 分子。

病毒基因组复制通常在感染后数小时开始,同时早期基因的转录和翻译被关闭,晚期基因开始表达。大部分的晚期基因的转录是以一个共同的主要晚期启动子(major late promoter,MLP)调控的。实际上,MLP 的活性与病毒基因组复制密切相关。有研究表明,一旦腺病毒基因组开始复制,MLP 的活性将明显增强。晚期基因主要编码腺病毒的结构蛋白。

三、病毒颗粒的组装

腺病毒颗粒的组装可能有两种方式,包括:①伴随组装(concomitant assembly),衣壳蛋白按照一定序列加入到包绕病毒基因组的壳体,这种组装形式常见于螺旋对称病毒,如烟草花叶病毒、球形逆转录病毒,以及一些二十面体病毒,如 SV40;②序列组装(sequential assembly),大多数二十面体病毒首先通过一个或多个结构域单元之间相互作用组装空的衣壳或前衣壳,然后将病毒基因组包裹入衣壳内。近来的研究表明,AdV 的组装是一个很长的序列过程,主要包括如下步骤(图 2-5):①先是六邻体和五邻体组装,之后组装成空的衣壳,同时也包括一些小的衣壳蛋白和非结构蛋白;②包装蛋白特异识别病毒基因组;③病毒基因组插入到空衣壳中,释放出一些支架蛋白和包装蛋白;④病毒蛋白酶切割前体蛋白,病毒颗粒最后成熟。除了空的和成熟的病毒颗粒外,在病毒感染细胞中也有轻型和重型中间颗粒。轻型中间颗粒与病毒基因组左侧的 DNA 长度增加相关,代表病毒包装正在进行。重型中间颗粒可能代表包装后的病毒,是病毒蛋白切割加工前这一阶段的病毒。具有感染能力的病毒颗粒最终裂解宿主细胞被释放,完成腺病毒的生活周期。

　　腺病毒有明显的种属特异性,譬如人的野生型 5 型腺病毒(wtAd5)感染其他的非人类细胞(如鼠类细胞)后可以表达早期基因,基因组也可有一定程度的复制并能够形成一些不成熟的病毒颗粒,却不能形成成熟的病毒颗粒,也不能二次感染其他细胞。

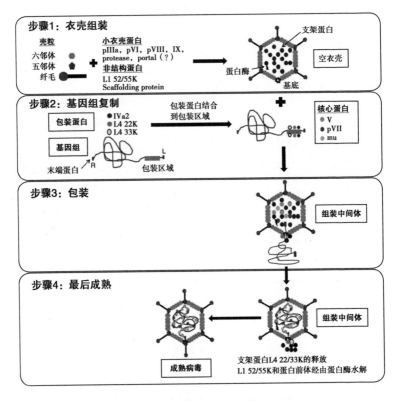

图 2-5　腺病毒颗粒的组装过程示意图

第五节 培 养 特 性

人腺病毒可在人胎肾及多种人传代细胞中繁殖。对 HeLa 细胞和原代人胚肾细胞培养敏感,引起明显的细胞病变。目前某些腺病毒的感染受体尚未阐明,以及临床上常见的 B 种腺病毒无法感染啮齿类动物,影响了对此类腺病毒感染动物模型的研究。此外,人腺病毒具有宿主范围的种属特异性,在感染其他种属的动物细胞中,由于宿主范围限制因子的存在,而不能有效复制、增殖,严重阻碍了对腺病毒体内致病机制的研究。

第六节 理 化 特 性

腺病毒在外界环境中的抵抗力较强,对酸碱度及温度的耐受范围较宽,非常耐热、耐酸,在 4℃环境中可存活 70 天,在 -40℃环境下可长期存活。病毒对脂溶剂、胰酶、木瓜酶、RNA 酶及 DNA 酶有抵抗。紫外线照射 30min 可灭活,56℃加热 30min 可将病毒灭活。

（雷迎峰）

参 考 文 献

1. Rowe WP, Huebner RJ, Gilmore LK, et al. Isolation of a cytopathogenic agent from human adenoids undergoing spontaneous degeneration in tissue

culture. Proc Soc Exp Biol Med, 1953, 84(3): 570-573.

2. Ison MG, Hayden RT. Adenovirus. Microbiol Spectrum. 2016, 4(4).

3. Martin, Malcolm A, Knipe, et al. Fields virology. Philadelphia: Wolters Kluwer Health/Lippincott Williams & Wilkins, 2006.

4. Reddy VS, Natchiar SK, Stewart PL. Crystal structure of human adenovirus at 3.5 A resolution Nemerow GR. Science, 2010, 329(5995): 1071-1075.

5. Harrison, S. C. Virology. Looking inside adenovirus. Science, 2010, 329 (5995): 1026-1027.

6. Ahi YS, Mittal SK. Components of Adenovirus Genome Packaging. Front Microbiol, 2016, 7: 1503.

第三章

人腺病毒感染流行病学

第一节　流行历史和现状

一、人腺病毒感染概述

人腺病毒（human adenovirus，HAdV）属于腺病毒科的哺乳动物腺病毒属成员之一，自 20 世纪 50 年代被成功分离以来，现已发现了超过 100 种不同的基因型别，根据基因组核苷酸序列特点、啮齿动物致瘤性、中和试验及红细胞凝集特性等分为 A~G 7 个亚组，B 组又分为 B1、B2 两组，其中 1~51 型为血清型，主要依据血清中和试验、红细胞凝集试验等进行分型，2007 年以后发现的各型主要基于基因组核苷酸序列特点不同而进行分型。人腺病毒感染主要引起发热性呼吸道疾病，也可引起眼结合膜热、角膜结膜炎、胃肠炎、膀胱炎等，罕见的尚有肝炎、胰腺炎、肾炎或脑炎等（表 3-1）。

表 3-1　腺病毒基因分型及相关疾病

亚组	分型	相关疾病
A	12，18，31，61	胃肠、呼吸、泌尿系统疾病
B	3，7，11，14，16，21，34，35，50，55，66	呼吸、眼部、泌尿系统疾病

续表

亚组	分型	相关疾病
C	1，2，5，6，57	呼吸系统疾病
D	8~10，13，15，17，19，20，22~30，32，33，36~39，42~49，51，53，54，56，58~60，63~67	眼部、胃肠疾病
E	4	呼吸系统疾病
F	40，41	胃肠疾病
G	52	胃肠疾病

　　人腺病毒感染全年可发生，多数流行于冬季和早春。可通过呼吸道飞沫、粪 - 口途径、直接或间接接触等传播。腺病毒感染好发于免疫力低下的婴幼儿以及生活于密闭或人群聚集环境的新兵、学生等。严重或散发感染病例常见于免疫缺陷人群，而在免疫正常人群少见。潜伏感染的腺病毒可存在于淋巴组织、肾实质或其他组织多年，在免疫缺陷人群可表现为潜伏感染病毒的再激活。

二、人腺病毒感染流行历史和现状

　　人腺病毒（HAdV）自 1953 年发现以来，在全球不同国家和地区相继出现了不同血清型腺病毒暴发或流行，而主要流行血清型在不同国家和地区都有不同。其中最常见的致病型为 1~8 型，且约有 80% 发生于婴儿及儿童，而 HAdV-11、HAdV-14 和 HAdV-21 型也常引发疾病。在 20 世纪 50 至 60 年代，亚洲和欧洲有大规模腺病毒感染暴发。在中国，1958 年冬季和 1963 年冬季，华北、东北、西北都发生了较大规模的腺病毒肺炎流行，尤其 6 个月至 2 岁的婴幼儿患腺病毒肺炎最为危重，人腺病毒致社区或军队呼吸道疾病的暴发也有许多报道。20世纪80年代后，腺病毒大规模流行减少，但在部分地区仍有局部流行。据统计，北京自1958—1990年，HAdV-7和HAdV-3型感染是最常见的流行型别。HAdV-7型感染常见于密闭群体，如军队兵营、慢性病监护室、医院等。1967—1968年，芬兰报告的29例HAdV-7型儿童肺炎患者，其中3例死亡，4例遗留肺纤维化或支气管扩张症等永久性肺损伤，随后HAdV-7型的流行在各国相继报告。在80至90年代，HAdV-7型感染已成为南美洲、亚洲包括中国在内的呼吸道感染的主要病原。在美国，于60年代后期，HAdV-7和HAdV-4型是军队中上呼吸道感染的主要病原，而70年代随着HAdV-7和HAdV-4型疫苗的应用，美国军队中腺病毒感染明显下降，但随着疫苗的停用，在1997年HAdV-7和HAdV-4型感染卷土重来，直至2007年之后流行减弱，HAdV-14型取而代之成为主要流行型别。HAdV-14型是1955年在荷兰军队中暴发急性呼吸道感染疫情时首次发现，随后捷克、英国、乌兹别克斯坦也相继出现HAdV-14型流行，但在60年代初期直至2004年，全球除了荷兰在70年代初期曾再度出现外，一直未再见到HAdV-14型感染报告。在中国台湾，80年代主要流行HAdV-3型，90年代逐渐减弱，此外，HAdV-4型感染在1981年至2001年间亦多见，中国台湾儿童呼吸道隔离观察人群中HAdV-4型感染占29%。在英国，80至90年代主要流行HAdV-1、HAdV-2、HAdV-3和HAdV-41型。而在韩国，HAdV-1、HAdV-2、HAdV-3、HAdV-4和HAdV-7型自90年代至2007年均有流行。而HAdV-21型感染可导致咽炎、结膜炎以及呼吸道感染，但不常见，在60年代荷兰军队呼吸道感染流行时曾有HAdV-21型感染，但之后的20年仅有散发报告，在1984年、1985年，HAdV-21型感染曾在荷兰和德国的儿童中流行。

进入 21 世纪, 亚洲儿童中以 HAdV-3 和 HAdV-7 型致呼吸道感染为多见。在中国台湾, HAdV-2、HAdV-3、HAdV-4、HAdV-7 型为主要流行型, 同时也出现了一些可疑的 HAdV-14 型疫情, 但未见 HAdV-1、HAdV-21、HAdV-41 型流行。2004 年 11 月至 2005 年 2 月在中国台湾儿童中出现腺病毒呼吸道感染暴发疫情, 其中 HAdV-3 型占 87.5%。2004 年葡萄牙儿童呼吸道感染包括两例死亡病例是由 HAdV-3 和 HAdV-3/7 型重组病毒感染暴发引起。在南美洲很多国家以 HAdV-7 型为主要流行型, 例如在巴西, HAdV-7 型为主要血清型已经持续数十年, 但 2000 年暴发了 HAdV-3 型流行。在多伦多未见 HAdV-7、HAdV-41 型流行, 在韩国未见 HAdV-21、HAdV-41 型流行。2004—2007 年, 美国主要流行血清型包括 HAdV-1、HAdV-2、HAdV-3、HAdV-4、HAdV-7、HAdV-21、HAdV-41 型, 以 HAdV-2 和 HAdV-3 型为主, 而军队中主要包括 HAdV-3、HAdV-4、HAdV-7、HAdV-21 型, 以 HAdV-4 型为主, 从 1999—2004 年, HAdV-4 型占军队呼吸道感染的 95% 以上。

由于腺病毒变异较常见, 新发流行型别时有发生。2006—2007 年美国暴发了一次较大规模腺病毒感染疫情, 研究显示为 HAdV-14 型变异株 (HAdV-14p1 型) 感染所致, 为 HAdV-11 和 HAdV-14 型发生重组而成。这次疫情首先在美国数个军队、医疗护理机构引起急性呼吸道疾病暴发, 病例达数百例, 之后散发及聚集的感染病例在美国平民中相继出现。在纽约、俄勒冈、华盛顿和得克萨斯等 4 个州, 涉及各个年龄组人群共 140 例, 9 例死亡, 至 2007 年已波及 15 个州, 并成为此后美国军队中的主要流行株。2009—2010 年, 爱尔兰报告了 9 例散发病例, 在 2011 年夏, 加拿大新布伦瑞克省报告了 3 例散发 HAdV-14p1 型感染。中国在 2007 年以前未发现 HAdV-14 或 HAdV-14p1 型,

2010 年 10 月, 广州 1 例 17 个月儿童扁桃腺炎培养物中发现 HAdV-14p1 型。2010 年 12 月, 在北京 1 例 6 个月肺炎婴儿的咽 拭子标本中检测到 HAdV-14p1 型。在 2011 年 4 月, 甘肃通渭县 小学暴发 43 例感染, 其中 11 例确诊为 HAdV-14p1 型感染。

人腺病毒 55 型是人腺病毒 11 型和 14 型重组而成的新型 腺病毒, 于 2010 年正式鉴定并命名为 HAdV-55 型。回顾性调 查发现, HAdV-55 型最早于 1969 年西班牙的一所军营里就已出 现, 当时有 25 人感染, 1 人死亡。此后直到 2004 年, 在土耳其有 50 多个国家 2 000 多名新兵参加的集训中再次流行 HAdV-55 型, 导致数百人感染, 1 人死亡。2005 年, 新加坡新兵训练营也 发生了新兵 HAdV-55 型感染暴发。2006 年, HAdV-55 型在我 国陕西省某中学学生中首次暴发流行, 共有 429 人发病, 死亡 1 人。随后自 2011 年 12 月以后, 我国不同地区先后发生多起 经呼吸道传播的腺病毒暴发疫情, 疫情波及面广, 传染性强, 经实验室病原检测鉴定发现, 除包括 HAdV-7、HAdV-14 型 外, 还有 HAdV-55 型。

第二节　传　染　源

人腺病毒感染的患者以及隐性感染者是腺病毒感染的主要 传染源。潜伏期 2~14 天, 潜伏期末至发病急性期传染性最强, 尤其在感染早期(病初 1~3 天)出现病毒血症时, 从患者血清和 鼻、咽分泌物中可以检测到病毒核酸。隐性感染者虽无临床症 状但携带病毒, 如 HAdV-55 型可被携带超过 1 个月仍能排毒, 加之活动不受限制, 其传播作用较大。此外, 潜伏感染的腺病 毒可长达数月、数年存在于淋巴组织、肾脏或其他组织器官, 尤 其在免疫缺陷人群中可发生潜伏感染病毒的再激活而成为传 染源。在个别情况下, 猪、鸡和野生的水栖鸟类等动物也可能是腺病毒的传染源,动物感染后多无症状,但唾液、尿、粪中可长期带有病原体,在传播条件成熟的情况下也可能引起人类感染。

第三节 传 播 途 径

人腺病毒可通过多种途径造成传播,主要包括呼吸道飞沫、密切接触、粪-口途径等。

一、呼吸道传播

通过呼吸道飞沫近距离传播是主要的传播方式,感染者和隐性感染者的呼吸道分泌物中均含有大量的腺病毒,通过说话、咳嗽和打喷嚏喷出的飞沫散布在空气中,尤其在相对密闭、通风不畅的场所容易发生传播。亦可因吸入含有病毒的气溶胶而被感染。

二、接触传播

直接或间接接触腺病毒感染者的呼吸道等分泌物,或被污染的物体表面,如枕头、床单、纸巾、储物柜等,再通过眼、鼻或口等导致感染。通过污染的游泳池水或消毒不严的眼科器械、溶液等可致腺病毒性结膜炎等眼部感染。人腺病毒可在干燥环境中存在数周仍保持感染性,对很多消毒剂有抵抗力,尤其在血液或移植病房和眼科诊所,应警惕人腺病毒接触传播的风险。此外,通过性接触可引起泌尿生殖系统的腺病毒感染。

三、消化道传播

人腺病毒感染致胃肠炎患者，可在粪便中查到高水平病毒，易感者主要通过接触被含病毒的粪便污染的物品或食品，经粪 - 口途径而造成传播。此外，由于饮用水消毒的常规含氯剂量不能彻底杀灭人腺病毒，因饮用人腺病毒污染的水亦可造成传播，但水源传播在人腺病毒性胃肠炎传播中的作用有限。

第四节　易　感　人　群

人群对腺病毒普遍易感，好发于免疫力低下以及生活于聚居环境的人群，婴幼儿、儿童、免疫缺陷人群、学生、新入伍士兵等为高危人群，在幼儿园、学校以及新兵营中易暴发流行。尤其部队的新兵具有集中居住、集中训练等特点，加之新兵训练强度较大，生活作息紧张，对驻地气候条件和环境不适应，导致个体抵抗力降低，因此，在新兵集训时很容易引起腺病毒暴发。此外，同种异体干细胞（器官）移植以及严重免疫缺陷人群，具有发生腺病毒严重感染的高风险。

人体感染腺病毒后可以产生较长时间的免疫保护，康复后一般不会再次感染。

第五节　流　行　特　征

一、地理分布

人腺病毒自 20 世纪 50 年代被发现后，先后在世界各地流行，呈现全球性分布。国内发生腺病毒感染暴发疫情多集中于军队、学校等。近年腺病毒疫情报告的有 2004 年江苏省东台 10 个乡镇报告病例 871 例，2005 年内蒙呼和浩特报告病例 468 例，2006 年陕西省某中学报告病例 255 例，2008 年北京吕平某中学报告 13 例，2009 年 5 月河南某部队报告病例 79 例，2013 年驻湖北某部队报告病例 306 例，2014 年驻京某部队医院暴发院内腺病毒感染等疫情，报告病例 53 例。

二、季节分布

在温带和寒温带地区，流行通常发生在冬春季，冬春季节气温较低，病毒存活时间较长，冬季人群常在室内聚集活动，且居室大多通风不佳，易于传播，易出现群体性暴发流行，为腺病毒感染发病的高峰季节。而在热带和亚热带地区，则更多是在夏季流行。夏秋季也可发生，但多为散发，一般不引起暴发或流行。

腺病毒感染引起的不同临床类型可有一定的季节性，如腺病毒肺炎冬春季多见，婴幼儿腺病毒咽部感染、结膜炎多发生于夏秋季。

三、流行类型和型别

人腺病毒感染引起的各种疾病一般以局部流行为主，如家庭、学校、医院及其他公共场所内，也可发生大流行甚至暴发性流行。部分感染可呈散发性，而散发或严重的感染在免疫正常人群较少见。

人腺病毒的流行型别主要集中在 B（3、7、11、14、21、55 型）、C（1、2、5、6、57 型）、E（4 型）组腺病毒，多引起儿童及成人的呼吸道疾病，其中 HAdV-3、HAdV-7 型感染可伴有咽结膜热（PCF）。D（8、19、37 型）组主要引起眼部疾患，其中 HAdV-8 型为引起流行性角膜结膜炎（EKC）最常见的原因。F（40、41 型）组腺病毒通常引起儿童胃肠炎和腹泻。

第六节 军营及学校流行状况及启迪

腺病毒感染好发于聚居环境的人群，军营及学校成为腺病毒感染的高发区，腺病毒感染导致的急性呼吸道疾病是军营及学校冬春季常见的传染病，腺病毒感染防控已成为我军卫勤保障以及学生健康保障面临的重要问题。

一、军队流行状况及启迪

据统计，在全世界中，未接种腺病毒疫苗的士兵中超过 50% 的上呼吸道感染以及肺炎是腺病毒感染引起，而新兵中腺病毒感染率通常超过 50%，其中 20%~40% 会发展为肺炎且需住院治疗，其中腺病毒 B 组和 E 组易在军营引起流行，多由血清型 HAdV-4 和 HAdV-7 型引起，也可见于 HAdV-3、HAdV-21、HAdV-14 和 HAdV-55 型等，其中 HAdV-14 型及其变异株、HAdV-55 型等均为在军队暴发急性呼吸道感染疫情时首次发现。

美国军队的腺病毒感染监测及预防工作较为完善，2004 至 2009 年，来自 8 个军队训练中心，超过 21 000 例上呼吸感染和肺炎病例的调查发现，腺病毒感染占 63.6%，流感仅占 6.6%，疾病高峰发生在训练第 3~5 周。美国历史上军队中 HAdV-4 和 HAdV-7 型为上呼吸道感染的主要病原。在一项 271 例新兵前瞻性调查中发现，入伍时新兵有 34% 存在 HAdV-4 型抗体，6 周后占 97%，完成基础训练后新兵们被分配至第二个站点，为腺病毒感染进一步流行扩散埋下隐患。1971 年初，所有美国军队新兵需接种包有肠溶衣的 HAdV-4/HAdV-7 型口服活疫苗，此后军队中腺病毒感染明显下降。在 1995 年，唯一的腺病毒疫苗制造商停止生产，1999 年完全停止供货，1996 年是最后一年新兵接种腺病毒疫苗，此时 HAdV-21 型已成为主要流行型，占 58%，HAdV-4 和 HAdV-7 型仅占 4%。然而停止疫苗接种导致美国军队中腺病毒感染明显增加。据 1999 年至 2004 年的监测发现，美国新兵 HAdV-4 型感染超过 73 000 人，占腺病毒感染的 95%。训练中心的监测数据表明，腺病毒感染中 HAdV-4型占 80%，其余为 HAdV-14、HAdV-21、HAdV-3 和 HAdV-7 型。在 2006—2007 年，血清型 HAdV-14 变异株成为美国空军基地新兵上呼吸道感染的主要病原，并渐成为军队中主要流行株。在没有疫苗预防的 2000—2011 年，8 个新兵出现致死性肺炎。2011 年 10 月初，经过 12 年后，HAdV-4 和 HAdV-7 型口服活疫苗再次在美国新兵中应用，持续的疫苗接种大大降低了训练中腺病毒感染的发病数，据 2013 年 8 个新兵训练中心的统计，其腺病毒感染率下降了 100 倍，HAdV-14 型感染的中位数也有所下降。

　　我国军队腺病毒感染致呼吸道疾病的暴发时有发生。我国 20 世纪 50 至 60 年代腺病毒疫情较重，20 世纪 80 年代后腺病毒大规模流行减少，但在部分地区军营中仍有局部流行，多为 HAdV-7、HAdV-4 和 HAdV-3 型等感染。近年来出现了变异株或新发血清型的流行，包括 HAdV-55 型感染疫情。根据全军传染病专业委员会编写的《腺病毒感染诊疗指南》，近年来我国多起腺病毒疫情暴发的病原检测鉴定为腺病毒 HAdV-55、HAdV-7 和 HAdV-14 型。例如 2011—2013 年我国部分地区军营发生多起腺病毒感染疫情，其中 2012 年保定市某部队医院腺病毒感染疫情即为 HAdV-55 型感染所致。

军队中尤其在新兵营、军事院校等，由于集中进行训练、环境不适应、体力、精神压力大等因素，易造成腺病毒感染的暴发，而大范围的腺病毒感染疫情影响官兵身体健康和作训安排，不及时控制必将影响部队战斗力。故应加强腺病毒感染相关知识的宣传普及工作，部队营区应制订腺病毒预防方案及措施，包括个人卫生、营区卫生、住所通风情况、消毒措施等。我国目前尚缺乏腺病毒监测系统，军队中建立的腺病毒监测哨点尚不完善，同时缺乏防控传染病疫情的专业人员，因此难以及时发现和处置腺病毒疫情，故未来监测系统的建立和完善以及腺病毒疫苗的研发和普遍接种是迫切需要解决的问题，也是军队腺病毒感染防治的关键所在。

二、学校流行状况及启迪

由于腺病毒具有较强的传染性，可通过呼吸道飞沫以及人与人接触传播，故学校、托幼机构等也是腺病毒感染的高发地点。我国学校腺病毒感染致呼吸道疾病暴发时有发生，但由于腺病毒感染未纳入法定传染病管理，缺乏连续监测数据，尽管如此局部流行仍时有报告。尤其近年来随着腺病毒变异株以及新的血清型的发现，人群对新型腺病毒免疫力较低，腺病毒感染有上升趋势。2006 年 HAdV-55 型在我国的首次暴发流行就发生在学生群体，当时陕西省某中学 429 名学生 HAdV-55 型感染，造成 1 人死亡。2011 年甘肃通渭县小学暴发 43 例腺病毒感染，部分确诊病例提示为腺病毒 14 变异株（HAdV-14p1 型）感染所致。自 2011 年以后，我国不同地区先后发生多起学校腺病毒暴发疫情，例如，2012 年 7 月，在辽宁省沈阳市某寄宿制中学发生腺病毒致急性呼吸道感染暴发疫情，1 个月内在 3 个班级 78 名学生中累计出现 24 例发热病例。2013 年 5 月江西省南昌市某小学报告 10 例腺病毒感染病例，2014 年 5 月江苏省仪征市某小学报告 43 例腺病毒感染病例。以上数次疫情均持续 20 余天至 1 个月，流行曲线呈现人人增殖模式，病例主要集中在班级位置相邻者，发病呈明显聚集性。

　　腺病毒传染性较强，部分病例可发展至肺炎，重症者可危及生命，故应在学校、托幼机构等普及腺病毒防控知识，督促学生养成良好的个人卫生习惯，加强学校校医的业务培训，切实落实晨检和发热病例筛查，增强对传染病的警觉意识，发现疾病聚集现象时，应及时报告当地疾控部门，提高对此类疫情的监测和预警。

（王临旭）

参 考 文 献

1. Lynch JP 3rd, Kajon AE. Adenovirus: Epidemiology, Global Spread of Novel Serotypes, and Advances in Treatment and Prevention. Seminars in Respiratory and Critical Care Medicine, 2016, 37(4): 586-602.

2. Cheng J, Qi X, Chen D, et al. Epidemiology and transmission characteristics of human adenovirus type 7 caused acute respiratory disease outbreak in military trainees in East China. Am J Transl Res, 2016, 8(5): 2331-2342.

3. Chen M, Zhu Z, Huang F, et al. Adenoviruses Associated with Acute Respiratory Diseases Reported in Beijing from 2011 to 2013. PLoS One, 2015, 10(3): e0121375.

4. Salama M, Amitai Z, Amir N, et al. Outbreak of adenovirus type 55 infection in Israel. J Clin Virol, 2016, 78: 31-35.

5. Zhang T, Jin Q, Ding P, et al. Molecular epidemiology of hydropericardium syndrome outbreak-associated serotype 4 fowl adenovirus isolates in central

China. Virol J, 2016, 13（1）: 188.

6. Esposito S, Zampiero A, Bianchini S, et al. Epidemiology and Clinical Characteristics of Respiratory Infections Due to Adenovirus in Children Living in Milan, Italy, during 2013 and 2014. PLoS One, 2016, 11（4）: e0152375.

7. 冯晓妍, 吴敏. 人腺病毒感染流行病学研究进展. 医学动物防制, 2016, 32（5）: 518-520.

8. 全军传染病专业委员会. 腺病毒感染诊疗指南. 解放军医学杂志, 2013, 38（7）: 529-534.

9. 高文娟, 金玉, 段招军. 人腺病毒的研究进展. 病毒学报, 2014, 30（2）: 193-200.

第四章

人腺病毒感染发病机制

腺病毒发现距今已有 60 余年历史，人腺病毒属于腺病毒科哺乳动物病毒属，分 A~G7 个组，100 多种基因型，其中前 51 型是根据血清反应分类，其余型别则根据基因重组序列分型而来。不同血清型人腺病毒的组织趋向性不同，其中 B、C、E 组腺病毒多引起呼吸道症状；A、F、G 组腺病毒则以胃肠道症状为主；D、E 组腺病毒则多引起肺部、肾脏等并发症状。腺病毒可长期潜伏在人体组织及器官中，少数可致病引起不同临床疾患。人腺病毒感染宿主细胞后引起的致病机制尚不完全明确。其对宿主的主要致病作用可能体现在两方面：一方面病毒感染可能直接作用于宿主细胞，引起其结构和功能的损害，从而引起组织和器官发生损伤，出现功能障碍；另一方面病毒可诱发多种人体体液及细胞免疫和多种炎症因子，从而抑制感染细胞的凋亡，并引起机体相应免疫反应，引起一系列临床症状。

第一节　人腺病毒致病性的结构基础

腺病毒是一种无囊膜的双链球形 DNA 病毒，基因全长 36kb，编码超过 40 种不同的蛋白质。腺病毒 DNA 为线性双链 DNA，基因组包含早期表达的与病毒复制相关的 *E1A~E4* 基因和晚期表达与腺病毒颗粒组装有相关的 *L1~L5* 基因。腺病毒DNA 与核心蛋白共同组成核心，被包裹于衣壳内。该衣壳呈二十面体对称，由 252 个颗粒组成。颗粒排列在三角形面上，每边 6 个，其中 240 个为六邻体，另 12 个为五邻体。前者为六邻体蛋白的同源三聚体，有一个三角形的顶尖和五面体的基底，塔区由 4 个环构成，基底包含 P1、P2 区。其中环形结构中存有高变区，含有血清型特异的抗原决定簇。12 个五邻体位于病毒粒的顶端，基底上结合着 1 根长 10~30nm 的纤维蛋白突起，该纤突包含球部、柄部和尾部。纤突球部有人腺病毒组别和型别的抗原表位。因此，编码六邻体和纤维蛋白的基因序列适用于人腺病毒基因差异分析。

人腺病毒共有 13 个结构蛋白，包括 3 个主要衣壳蛋白（六邻体、五邻体基底、纤维蛋白突起），4 个次要衣壳蛋白（Ⅲa、Ⅷ、Ⅵ、Ⅸ），6 个核心蛋白（Ⅴ、Ⅶ、Mu、TP、Ⅳa2、半胱氨酸蛋白酶）。主要衣壳蛋白介导病毒进入宿主细胞；次要衣壳蛋白的作用主要是帮助稳固病毒体，促进病毒颗粒在细胞内分解等；核心蛋白则是病毒基因转入细胞核，促始 DNA 复制和帮助DNA 包装等。其中蛋白 Ⅴ、Ⅷ、Ⅹ 与病毒基因组移动相关；蛋白 TP 则与病毒 DNA 5′ 端相关联；半胱氨酸蛋白酶通过剪切等方式促进形成成熟病毒颗粒。

第二节　人腺病毒入侵人上皮细胞的机制

人腺病毒可通过空气飞沫、消化道、密切接触等多种途径感染人体上皮细胞。人腺病毒 C 组、E 组和部分 B 组病毒通常感染呼吸道，其他部分 B 组感染泌尿道，A 组和 F 组主要感染胃肠道，D 组主要感染眼部。不同血清型腺病毒与上皮细胞表面的相应受体结合，表现不同组织趋向性。

一、人腺病毒受体

柯萨奇 - 腺病毒受体（coxsackie-adenovirus receptor，CAR）为一大小 46kb 蛋白，属于免疫球蛋白超家族。腺病毒除 B 和 D 组外，其他组的受体绝大多数均为 CAR。CAR 和腺病毒纤维突起相结合，破坏上皮细胞间的紧密结构。同时其细胞外相同结构域也参与 CAR 之间在邻近细胞的联系，从而触发细胞外信号通路，致上皮细胞表达细胞因子，从而产生炎症反应。实验表明过度表达的 CAR 与纤维突起相结合，可直接或间接激活胞外受体蛋白激酶（extracellular receptor kinases，ERK）P42、P44 活性和增加整合素 β1、β3 的表达。

CD46 是一种补体调节蛋白，可结合于 B 组、少数 D 组（HAdV-D26、49 型）腺病毒的纤维突起相应结合位点。CD46 的胞外部分有 4 个结构域 SCR1~SCR4，其中 SCR1 和 SCR2 参与结合腺病毒的纤维突起。腺病毒结合 CD46 后不仅可促进病毒进入细胞，尚可通过影响 SCR2 的表达或构象，使 SCR2 上调或易与补体结合，从而加强 CD46 对补体的裂解而降低其的攻膜作用，从而维持腺病毒的有效繁殖。

唾液酸是细胞膜和可溶性蛋白的重要组成成分。D 组腺病毒的一些血清型（HAdV-D37、8、19 型）以唾液酸为受体。携带唾液酸残基的糖蛋白或糖脂（GD1a）是引起流行性角结膜炎的一种细胞受体。

桥粒核心糖蛋白 2（DSG-2）被认为是与 HAdV-B3、7、11、14 型结合的黏附受体。腺病毒纤维突起和 DSG-2 的连接并不牢固。病毒诱导的上皮细胞间的转移暴露了细胞内的结合部位,从而使上皮细胞和纤维突起更加靠近,增加感染机会。

其他如硫酸肝素蛋白多糖(heparan sulfate proteoglycans, HSPG)包括跨膜的多配体聚糖和磷脂酰肌醇聚糖。HSPG通过KKTK基序的激活,从而识别腺病毒纤维突起的氨基酸锚固序列,纤维突起基底部KKTK基序的突变可以明显改变腺病毒在体内细胞的亲嗜性。促进腺病毒穿入细胞的整合素如整合素αγβ3、αγβ5。除HAdV-F40、41型以外,其他腺病毒血清型的五邻体基座上都有整合素的识别位点——RGD肽(由精氨酰、甘氨酰、天冬氨酸构成)。研究发现维生素K依赖的凝血因子X和IX能有效增强HAdV-A18、31型和与呼吸道和肠道上皮细胞的黏附和感染。另外,B组人腺病毒都能与CD80和CD86发生相互作用。

二、人腺病毒入胞步骤

1. 腺病毒纤维突起结合位点与上皮细胞表面的相应受体相结合,从而黏附于细胞表面。腺病毒与上皮细胞相结合,不仅取决于不同亚型腺病毒纤维突起具有不同细胞受体结合位点,纤维突起的长度和韧性在与细胞表面腺病毒受体结合中也有重要影响。

2. 整合素如$\alpha v\beta3$、$\alpha v\beta5$与腺病毒五邻体基底部RGD相结合,通过激活3-磷酸酰肌激酶或Rho GTP酶信号通路等,从而改变细胞结构,促进病毒内吞入细胞。

3. 病毒在胞内体的酸性环境中开始移位,并释放蛋白VI破坏胞内体膜并分解病毒颗粒,从而使部分分解的病毒释放入细胞质。

4. 病毒DNA通过动力蛋白沿着微管被运送到细胞核附

近，在多种核心蛋白及细胞内蛋白 P32 作用下通过核孔进入细胞核。

5. 病毒 DNA 在细胞核内进行转录及复制。

第三节 人腺病毒感染的直接作用机制

腺病毒感染人体后，在上皮细胞内病毒 DNA 复制后，重新组装成新的病毒颗粒再释放入血及感染周边细胞，影响细胞代谢，导致细胞、组织损伤。

1. 腺病毒感染人体后常出现无症状病毒血症，在免疫低下人群、骨髓造血干细胞移植患者等中可出现病毒血症症状，临床上出现发热、全身困乏、肌肉酸痛等全身中毒症状，实验室检查可检测出腺病毒 DNA。

2. 腺病毒感染上皮细胞后，影响细胞间紧密连接，从而导致周边细胞对病毒感染易感性增加。

3. 病毒在人上皮细胞内完成复制前，通过腺病毒免疫调节蛋白 EIA 蛋白，阻止细胞凋亡产生。而在病毒完成组装并成熟后，通过溶解细胞作用致细胞死亡，释放病毒感染其他细胞。

4. 腺病毒 DNA 与细胞 DNA 整合并复制，可对宿主产生致瘤作用。此时腺病毒本身不产生感染性病毒，抗原性较稳定。

5. 腺病毒尚可通过影响补体系统调节蛋白，维持腺病毒有效繁殖。其中 B 组腺病毒纤维突起可与上皮细胞 CD46 分子胞外部分的结构域 SCR2 结合，影响 SCR2 的表达或构象，当SCR2 上调或易与补体结合，就会加强 CD46 对补体的裂解而降低其攻膜作用，从而维持腺病毒的有效繁殖。

第四节 人腺病毒感染的免疫应答机制

人体对腺病毒感染的免疫应答取决于多种因素,包括接种部位、传播方法、病毒的血清型和宿主的抗体状态。人腺病毒(HAdV)和细胞相互作用的结果分为两种:持续性感染和非感染。在非感染状态下病毒被细胞完全拒绝;当机体防御力降低被病毒侵入的时候,允许细胞支持病毒复制并生产子代病毒。在许多情况下,持续性感染会使细胞死亡并发生溶解;反之,当细胞防御力大于病毒侵袭力的时候,细胞不会成为允许细胞,也不会生产子代病毒,感染就会被终止。如果一套病毒基因被不完全转录或翻译,那感染将会是有限的。如果完全转录并翻译这样会导致持续性感染,或者在某些情况下导致病毒DNA被细胞吞噬却不生产或低水平生产子代病毒的持续性感染的特殊类型,称之为转化感染。

感染过程可以被病毒进入过程中的信号所调节,这样可以导致细胞凋亡、坏死或者焦亡,从而产生预防或抗病毒作用。先天性免疫反应可诱导适应性免疫,且其拥有的内在限制机制可以直接限制病毒复制和组装,并在脱衣壳及其后续事件中,病毒与死亡受体结合产生细胞死亡信号。适应性免疫系统可积极调节先天免疫系统和其抗病毒状态,介导免疫应答以及溶解靶细胞。

一、固有免疫

固有免疫系统有多种识别病原体的方法。从HAdV进入血液的那一刻起,可溶性血液因子——FX 和补体就可以建立并激活多种保护性免疫应答,并最终清除病毒。

（一）对病毒的感知

固有免疫系统对人腺病毒的感知分为以下几步:①系统性促炎状态的激活。该过程是通过白细胞介素 6（IL-6）、肿瘤坏死因子 α（TNFα）和白细胞介素 1β（IL-1β）释放入血实现的。②细胞毒性免疫细胞富集。巨噬细胞（M_4）在不同的器官中组成对人腺病毒的第一道防线,接着,M_4 释放多种细胞因子和趋化因子吸引细胞毒性免疫细胞,IL-1α/IL-1R1 途径对于激活这些细胞以消除感染细胞并预防病毒扩散至关重要。③对相邻未感染细胞的警告。已感染的细胞释放 Ⅰ 型干扰素（IFN），IFNα 和 IFNβ 使周围细胞大量的抗病毒基因表达从而进入抗病毒状态。

1. 系统性促炎状态的激活 自从病毒入血的那一刻起,固有免疫系统便可感知其入侵的所有阶段。在血管内,病毒与 FX、中和抗体、天然抗体以及补体 C3、C4 等多种血液因子相互作用,进而激活免疫系统的促炎状态。FX 和腺病毒主要衣壳蛋白——六邻体在脾脏中的结合导致核因子 κB（NF-κB）依赖的 IL-1β 的转录激活。HAdV-FX 复合体在体内的侦测机制需要 Toll 样受体 4（TLR4）信号和其衔接蛋白 MyD88、TRAF6 及 TRIF 的激活。TLR4 信号途径也被证明对脾脏皮质内中性粒细胞（PMNS）的吸引和保持有重要作用。此外,除FX 之外的其他可溶性血液因子在感知病毒中也有重要作用。细胞溶质抗体受体 TRIM21 可识别抗体-病毒复合物并激活非锚定 Lys63 泛素链,导致激活蛋白 1（AP1）和干扰素调节因子（IRF）信号途径依次被激活。在细胞液中被抗体激活的信号途径不依赖 FcR 或模式识别受体（PRRs）,而依赖蛋白激酶

TAK1 信号途径, 在这一点上 IgG 和 IgM 并无区别, 而且抗体 - 乳胶微球复合物也可以在小鼠胚胎成纤维细胞 (MEFs) 上激活这一信号途径。另外, 补体 C3- 病毒复合物在细胞内可被未知的胞质受体识别, 细胞缺乏表面补体受体 (CR1、CR3 和 CR4) 时, 只有当 C3- 病毒复合物进入胞质内才能导致激活信号的瀑布反应。涉及免疫系统激活补体成分和抗体的细胞内感应的研究已经在组织培养中进行, 其在体内环境中的适用性需要进一步阐明。总之, 血液成分 FX、C3 和天然抗体代表着非常古老的病原体检测系统, 并且它们在细胞质可引发非特异性全身性的促炎反应。

TRIM21 是 RING 型 E3 泛素连接酶, 其与宿主含有缬氨酸的蛋白质 AAA ATP 酶一起作用并解除病毒衣壳, 从而使病毒呈递到蛋白酶体, 并阻断感染, 其通过 NF-κB、AP1 和 IRF3、IRF5 或 7 刺激 IFN 反应并上调促炎细胞因子。TRIM21 抗体机制在检测危险信号方面异常广泛, 它可以独立于其他病原生物表面的病原体相关分子 (PAMP) 受体, 由 DNA 和 RNA 病毒以及细菌引发。

2. 细胞毒性免疫细胞的富集 当病毒附着在细胞表面上的受体并进入细胞时, 发生病原体识别的下一步骤。HAdV 衣壳纤维蛋白介导病毒的主要受体附着, 主要附着点为衣壳上面的末梢纤维环, 次要附着点为定位在病毒衣壳五邻体蛋白的精氨酸 - 甘氨酸 - 天冬氨酸 (RGD) 环。

在器官中, 常驻 M_4 是对抗病毒入侵的第一道防线。脾脏中, 巨噬细胞清道夫受体阳性 (MARCO⁺) M_4 从血液中捕获病毒并释放 IL-1α, 从而激活 IL-1R1 依赖性先天免疫应答, 在 IL-1α 的表达中, β3 整合蛋白是至关重要的。此外, IL-1α 信号途径通过 IL-1R1 和 CXCL1、CXCL2 趋化因子吸引 PMNS 到感染部位,而补体 C3 复合物将 PMNs 吸引到脾脏。

3. 对相邻未感染细胞的警告 Ⅰ型干扰素(IFN)在体内在腺病毒载体的固有免疫消除中起关键作用。研究表明,在体外,Ⅰ型 IFN 可抑制腺病毒介导的转基因表达;在体内,静脉内用 Ad 载体后,自然杀伤(NK)细胞被激活并累积在肝脏中,导致 Ad 基因组丧失和转基因表达降低。Ⅰ型 IFN 对 NK 细胞的活化至关重要。这是通过Ⅰ型 IFN 对 NK 细胞的直接作用来实现的。

Ⅰ型 IFN 信号介导感染部位周围未感染细胞的抗病毒状态的活化。在分离的脾浆细胞样树突状细胞(pDCs)中,IFNα 的分泌必须通过含有 MyD88 衔接蛋白的 TLR9 信号途径,而在非 pDC 细胞如库普弗细胞、常规 DCs 或腹膜 M_4,则不需要 TLR9 信号传导。IFNα 诱导是由 DNA 的胞质识别和 MyD88 独立的方式引发的。而 IFNβ 的激活是由病毒进入、内体逃逸和病毒 DNA 在胞质中暴露引起的。病毒 DNA 胞质识别是由 DNA 感受器 GMP-AMP 合酶(cGAS)完成。该酶可以识别胞质中的 DNA、改变构象、同源二聚化并合成信使分子——2′-3′环鸟嘌呤腺嘌呤单磷酸(cGAMP)。cGAMP 与衔接蛋白 STING 结合,活化 TRAF 家族相关 NF-κB 激活剂(TANK)-结合激酶 1(TBK 1)和 IRF3。不同的细胞群能够通过利用不同的方法感测 HAdV 并激活Ⅰ型 IFN 的产生,然而 IFN 激活的主要诱因是感染细胞中的病毒 DNA。

(二)固有免疫系统的抗病毒作用

从 HAdV 接触人体的黏膜和皮肤开始,免疫系统便开始对病毒进行识别并清除,通过防御素、免疫球蛋白(Igs)和库普弗细胞发生病毒聚集,胞质 DNA 感测触发炎症。

1. 防御素的局部防御作用 作为局部防线,防御素在鼻腔、肺部和阴道上皮的细胞外液中保持微摩尔至毫摩尔的高浓度，作为抗菌肽，其对病毒也是有效的，比如疱疹病毒和流感病毒。研究表明，防御素可通过与 HAdV 直接结合来阻断病毒脱壳和信号传导。人类可表达 α- 防御素和 β- 防御素。

α- 防御素主要由人中性粒细胞、单核细胞或巨噬细胞、B 和 T 细胞以及未成熟树突状细胞产生，其中一种人防御素 5 通过结合 C 亚群人腺病毒五邻体上的 RGD 环使其失活。β- 防御素从皮肤和黏膜组织中的上皮细胞释放，具体抗病毒机制有待进一步研究。

2. 抗体与补体的作用　在生命的头 6 个月，大多数婴儿具有可证实的经胎盘获得的一种或多种常见 HAdV 类型的血清 IgG 抗体。到 6 个月，针对 HAdV 的抗体和补体只能在 14% 的婴儿中检测到，而出生时超过 90%。抗体减少的同时，HAdV 感染率也在增加。感染后 3 天内，上呼吸道中出现 HAdV（主要是分泌型 IgA）抗体。感染后大约 7 天，可以在血清中检测到抗体。

抗体主要来自浆细胞、边缘区 B 细胞和其他先天性 B 细胞，并且针对病毒蛋白或其他生物体的特异性表位，可防止包括 HAdV 在内的病毒致死感染。与抗体结合的非复制性 HAdV 可以进入非免疫细胞的胞质，并且病毒 - 抗体复合体将 TRIM21 募集到 IgG 或 IgM 的 Fc 部分。HAdV 有三个结构性抗原，抗体可以与其结合，发生感染性失活。这些抗原分别是纤维、五邻体、六邻体。抗纤维（anti-Fi）抗体的作用主要是聚集病毒；抗五邻体（anti-Pb）抗体的中和作用是阻断病毒体从酸性的核内质进入细胞质；抗六邻体（anti-Hx）抗体，既可以通过聚集病毒起中和作用又可以在低 pH 值（pH5.0~6.0）下部分抑制病毒的构象改变，从而中和病毒。anti-Hx 抗体可以发生极强的中和反应,而且 anti-Fi 和 anti-Pb 抗体在 anti-Hx 抗体所获得的中和反应上有着协同效应。

在体外和体内有不同的补体激活途径。研究表明,Ad 通过体外经典途径激活补体,其中天然抗体的初始结合之后是 C1qrs 复合物的钙依赖性结合和随后的 C4b2a 转化酶形成。C3a 对于抗体经典途径是绝对必需的。钙、天然抗体和 C1q 都是 Ad 在小鼠血浆中激活补体所必需的。然而使用完全缺乏经典途径的 C1q KO 小鼠通过静脉注射途径表明,经典途径激活的初始信号在体外和体内不同,抗体非依赖性经典途径激活是 HAdV 在体内补体激活的主要机制之一。补体系统主要感测 HAdV 对细胞的影响,而不是检测病毒体本身(图 4-1)。

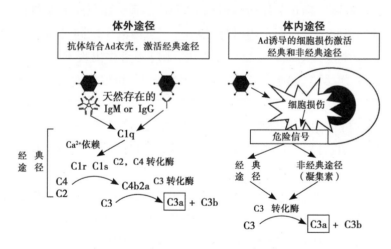

图 4-1 腺病毒感染诱导的补体激活

图 4-1 显示了 HAdV 诱导的补体激活的可能机制。在体外,初始步骤是抗体与 HAdV 结合,这些抗体可以是天然抗体,其具有识别来自免疫小鼠的病毒衣壳或特异性抗 -HAdV

抗体的天然能力。然后 C1q 能够结合抗体并激活经典途径。然而,在体内,C3a 水平对这种机制的贡献可以忽略不计。HAdV 在感染期间损伤细胞,暴露了补体激活的危险信号,这些危险信号可能包括破坏的细胞膜和暴露的染色质,在静脉注入 HAdV10min 内诱导。破坏的细胞膜和染色质是已经证明可以激活补体的已知危险信号。

3. 细胞炎性反应 在肝脏中,首先遭遇病毒的是肝巨噬细胞,它从血液中捕获病毒,并试图通过自杀性细胞坏死消除病毒,这一过程发生在 HAdV 注射后的第一个小时内,不需要任何已知的细胞坏死介质的信号传导。然而,在缺乏 IRF 3 的小鼠,肝巨噬细胞不能导致细胞坏死,进而导致注射后 24h 血浆中的促炎细胞因子和趋化因子显著降低,而病毒载量则较高。而中和抗体通过吞噬溶酶体参与和扩大了先天性免疫应答效应。研究表明,抗体可阻止 HAdV 进入靶向细胞,并将腺病毒导向 M_4 中的溶酶体和细胞内先天免疫系统。此外,这些结果说明了适应性免疫系统可积极调节先天免疫系统和其抗病毒状态。

在分离的腹膜细胞中,HAdV 感染导致 M_4 分泌 IL-6,而这一机制需要 TLR9 的参与,在无功能 TLR9CPG1/CPG1 的小鼠中 M_4 和血浆中的 IL-6 水平与野生小鼠相比都较低,但在 TLR9 剔除的小鼠中,IL-6 水平仍然很高,表明了存在一种 TLR9 选择性独立感染机制。

在 HAdV 感染后,热隐蛋白(NLRP3)炎性小体的激活是另一种坏死细胞死亡途径。在人单核细胞系 THP1 中,HAdV 导致的 NLRP3 激活和 IL-1β 的分泌需要活性氧(ROS)和 TLR9 信号途径,而 ROS 产生与 TLR9 信号无关,是由 HAdV 依赖性膜破裂,组织蛋白酶 B 释放和线粒体膜不稳定诱导。

TLR 具有与 IRF 无关的独立的机制来检测细胞溶质病毒DNA，这一机制涉及炎症反应的核心——核苷酸结合寡聚化结构域（NOD）样受体家族（NLRs）。NLR 是胞质 DNA 检测蛋白，由负责 ATP 依赖性自身低聚的中枢核苷酸结合（NOD或 NACHT）结构域组成，借助半胱天冬酶募集区（CARD）和包含 NLR-pyrin 结构域（PYD），C 端的 LRR 结构域可以检测配体的存在，N 端的相互作用结构域可以介导蛋白质的相互作用。

在 HAdV 感染的髓样细胞中，炎症细胞 AIM2 和 NALP3 被激活。HAdV DNA 在 DCs 中通过 AIM 2、TBK 1、NALP 3-ASC-蛋白酶 1 复合物或一种传统 DC 细胞中未知的细胞溶质 DNA 传感器被感测，HAdV 可激活 NLRP 3 炎性细胞，导致 IL 1β 的产生和溶酶体组织蛋白酶 B 向胞质释放。

二、适应性免疫

遗传修饰的 HAdV 广泛用于基因治疗临床试验方案，并且正在开发作为疫苗接种的载体。然而，使用 HAdV 载体的大多数试验没有研究载体适应性免疫应答，部分原因在于 HAdV 适应性免疫被定义相对较差。但是，一项前瞻性研究表明，在造血干细胞移植（HSCT）患者中，缺乏 T 细胞重建和 HAdV 感染之间存在相关性，表明细胞免疫在控制 HAdV 感染中发挥着重要作用。

巨噬细胞和 DC 细胞作为抗原提呈细胞诱导了适应性免疫，CD4+、CD8+T 细胞介导了腺病毒感染的免疫应答，其中主要是 CD4+T 细胞，而 CD4+ T 细胞对腺病毒免疫反应集中在六邻体蛋白的保守残基上，细胞毒性 T 细胞（CTL）通过依靠穿孔素机制溶解感染腺病毒的靶细胞。

在健康人，大多数对 HAdV 有反应的 T 细胞是 CD4⁺T 细胞，尽管还观察到 CD8⁺T 细胞。一般来说，CD4⁺T 细胞可通过 B 细胞产生中和抗体或通过激活 DC 细胞来启动和维持 HLA Ⅰ 类限制性 CD8⁺T 细胞间接介导抗病毒作用。然而对于 HAdV，CD4⁺T 细胞和 CD8⁺T 细胞在体内抗感染的保护作用的相对贡献大部分是未知的。使用 HAdV 的鼠模型仅提供有限的信息，鼠研究显示 B 细胞参与早期疾病的保护，而 T 细胞即使在没有穿孔素的情况下，也是造成晚期病毒清除的原因。

（一）CD4⁺T 细胞

尽管抗病毒 T 细胞疗法最初集中于病毒特异性 CD8⁺T 细胞的递送，但越来越多的证据表明 CD4⁺T 细胞在控制病毒性疾病中的重要性。大多数健康成人的外周血单个核细胞（PBMC）中检测到记忆性 HAdV 特异性 CD4⁺T 细胞应答。在鼠模型中，HAdV 感染诱导细胞和体液免疫应答，在这个设置中的 T 细胞谱集中在早期蛋白质如 E1，并且主要由 CD8⁺T 细胞介导导致病毒被快速清除。然而，对于识别早期抗原的这种偏见可能是误导性的，因为 HAdV 不能在鼠细胞中完成复制，导致晚期蛋白质的表达降低。

研究显示，在刺激和体外培养 4 天后，大多数供体中可检测到六邻体蛋白的碎片。使用来自健康供体的新鲜外周血，可以检测到对病毒裂解物和纯化的六邻体蛋白都有反应的 CD4⁺T 细胞，但不能检测到纤维蛋白。这表明在病毒感染后，通过维持识别结构蛋白的 CD4⁺T 细胞，诱导对病毒的长期免疫。通过刺激具有病毒感染的细胞裂解物的 PBMC 产生的大多数克隆是六邻体特异性的和抗原保守的，并且这些克隆特异于 HLA Ⅱ 类限制性表位 DEP910。HLA DR1 是可以合成 HLA Ⅱ 类四聚体的少数 II 类等位基因之一,允许分离高纯度 CD4$^+$T 细胞用于无抗原刺激的过继免疫治疗。

在 DC 细胞许可下,CD4$^+$T 细胞可以引发 HAdV 特异性 CD8$^+$CTL 和 / 或通过分泌 TH1 细胞因子维持 CD8$^+$T 细胞。HAdV 特异性 CD4$^+$T 细胞分泌 IFNγ 也可以通过诱导 HLA I 类分子表达的上调,帮助 CD8$^+$T 细胞对感染细胞的溶解。

(二) CD8$^+$T 细胞

HAdV 特异性的 CTL 包含 CD4$^+$T 细胞和 CD8$^+$T 细胞,纯化的 I 类限制性 CD8$^+$T 细胞和 II 类限制性 CD4$^+$T 细胞可以杀死自体感染的成纤维细胞,HLA I 类和 HLA II 类分子都将抗原呈递给腺病毒特异性的 CTL。

个体中 HLA 类型的特定组合影响 CD8$^+$T 细胞对蛋白的免疫优势。鉴定了三个六邻体 CD8$^+$T 细胞六邻体表位,全部在高度保守的 C 端,与 HLA-DP4 限制性表位相邻或重叠。其中包括 2 个 HLA-A2 限制性表位,全部位于高度保守的 C- 末端,HLA-A2 限制性表位 H916-925 和 HLA-B13/49 限制性表位 H918-927 与 HLA-DP4 限制性表位 H910-924 直接重叠。另一个 HLA-A2 限制性表位 H892-901 与 HLA-DP4 限制性表位相邻。HLA-B 限制性表位 H918-927 与 HLA-A2 限制性表位同样敏感。

使用基因工程小鼠,研究发现引流淋巴液对于转基因特异性 CD8$^+$T 细胞的初始启动是绝对必要的,并且淋巴液内交叉呈递的 DC 细胞亚群如 CD103$^+$ 和 CD8$^+$DC 细胞是 HAdV 载体递送的转基因的主要呈递者。初始引发也依赖于在呈递 DC 细胞表面上的共刺激分子 CD80/86 的表达,而 HAdV 特异性 CD8$^+$T 细胞表面上的 CD28 表达似乎不是绝对必要的,表明存在 CD8$^+$T 细胞上的其他配体如 CD80/86。重要的是，在不存在 CD28 的情况下产生的记忆细胞保留了细胞毒性和显著的短期保护能力，同时在二次攻击中显著减弱了 HAdV 的增殖能力。

三、免疫逃脱机制

HAdV 的早期蛋白质，包括 E1、E3 和 E4 的蛋白质，是研究最多的宿主先天反应拮抗剂（表 4-1）。

表 4-1　腺病毒早期蛋白对免疫系统的作用

早期蛋白	对免疫系统的作用
E1A（Ad12）	MHC Ⅰ类基因转录下调
E1A-289R/243R	通过 IFN α、IFN β 和 TFNγ 刺激的转录因子（包括 HLA DR）预防基因激活
E1B-19K	抑制 TNF α 介导的细胞溶解 抑制 E1A 诱导的细胞凋亡
E1B-55K	抑制 E1A 诱导的转化细胞凋亡
E3-19K	通过下调 MHC Ⅰ类抗原表达（最强烈的 HLA A2）抑制 T 细胞介导的细胞毒性
E3-14.7K	抑制 TNF α 介导的细胞溶解 HLA DR53 分子
E3-10.4K-14.4K	抑制 TNF α 介导的细胞溶解

（一）E1A 基因

早期分析表明，多种 HAdV 基因干扰宿主免疫。特别值得注意的是 E1A 蛋白，即早期的病毒反式激活因子。E1A 在病毒 DNA 基因组到达细胞核后不久就可以被转录并且可以被选择性剪接，由 9S、12S 和 13S mRNA 编码，参与细胞周期控制、细胞凋亡、免疫逃避、肿瘤发生和病毒基因表达过程。

腺病毒基因 *E1A* 在感染后早期表达,有助于驱动细胞周期增加病毒复制的效率,对其他病毒基因的有效表达是必需的。E1A 还抑制 NF-κB 依赖性转录(促炎基因表达的主要介质)和 IFN 刺激的基因,从而抑制病毒进入诱导的早期炎性反应。

此外,E1A 与 20S 和 26S 蛋白酶体相互作用,特别是在 IFNγ 处理从常规蛋白酶体分离的免疫蛋白酶体时,通过与免疫蛋白酶体的复合催化蛋白酶样蛋白 1(MECL 1)相互作用,下调 MECL 1 表达的表达,从而降低了感染细胞上的抗原呈递。总而言之,这一切说明了 E1A 的多功能性,在人腺病毒免疫逃脱相关机制中起着承上启下的作用。

(二)*E1B* 基因

E1B 基因、19K 和 55K 的产物共同阻断 E1A 诱导的细胞凋亡,55K 还阻断 IFN 刺激的基因表达和其他先天免疫反应。E1B-55K 与 E4 开放阅读框 6(E4orf6)蛋白(E3 泛素连接酶)一起引发蛋白酶体介导的防御因子死亡相关结构域(Daxx)的降解。E1B-55K 还与 E4 蛋白的复合物起作用以阻断先天性免疫反应,与 E4orf3 一起,重新定位了 Mre11-Rad50-Nbs1(MRN)复合物,从而排除了在病毒复制过程中形成连接子和 DNA 损伤信号,进而增加了受感染细胞的病毒产量。

(三)*E3* 基因

E3 蛋白是最有名的免疫调节蛋白。E3- 糖蛋白 19K(E3-gp19K)阻断 MHC Ⅰ 转运至质膜,从而减少感染的细胞被白细胞的侵袭。E3-gp19K 还降低了 NK 细胞表面受体水平,进一步延长了感染细胞的存活。E3-14.7K、E3-10.4K、E3-14.5K 和

E3-6.7K 通过下调死亡受体阻断外源性凋亡。

（四）*E4* 基因

HAdV-C 的 E4 区域编码涉及病毒晚期基因表达、DNA 损伤反应和凋亡的至少 7 种不同的蛋白质。例如，E4orf6 与 E1B-55K 一起诱导从细胞核到细胞质的病毒晚期 mRNA 的选择性输出。另外 E4orf3 与 E1B-55K 一起抑制 MRN 复合物，否则会阻断病毒复制（参见 E1B），还可抑制 IFN 的产生。由于 *E4* 基因在许多腺病毒（包括人腺病毒）中是保守的，所以 E4orf3 有可能克服腺病毒物种特异性的限制。

综上所述，在 HAdV 进入人体后，固有免疫系统通过系统性促炎状态的激活、细胞毒性免疫细胞的富集来监测病毒，并对相邻未感染细胞进行警告，之后免疫系统便开始通过防御素、Igs 和肝巨噬细胞使病毒聚集，胞质 DNA 感测触发炎症对病毒进行识别并清除。适应性免疫系统在固有免疫系统促进下，对再次入侵的 HAdV 可形成跨多种血清型的免疫力，并调节固有免疫系统。HAdV 还可通过早期蛋白质阻断与抑制免疫反应，从而逃脱宿主对其的清除。鉴于对病毒感染的免疫应答的复杂性，很难解开宿主中不同细胞群体中的信号传导途径，并确定病毒清除途径的特定作用。

（汪春付　王　涛）

参 考 文 献

1. Smith JG, Wiethoff CM, Stewart PL, et al. Adenovirus. Curr Top Microbiol Immunol, 2010, 343: 195-224.

2. Cupelli K, Stehle T. Viral attachment strategies: the many faces of

adenoviruses. Curr Opin Virol, 2011, 1(2): 84-91.

3. Roelvink PW, Lizonova A, Lee JG, et al. The coxsackievirus-adenovirus receptor protein can function as a cellular attachment protein for adenovirus serotypes from subgroups A, C, D, E, and F. J Virol, 1998, 72(10): 7909-7915.

4. Russell WC. Adenoviruses: update on structure and function. J Gen Virol, 2009, 90(Pt 1): 1-20.

5. Lachiewicz AM, Cianciolo R, Miller MB, et al. Respiratory infection, and allograft nephritis complicated by persistent asymptomatic viremia. Transpl Infect Dis, 2014, 16(4): 648-652.

6. Greber UF, Arnberg N, Wadell GR, et al. Adenoviruses from pathogens to therapeutics: a report on the 10th International Adenovirus Meeting. Cellular Microbiology, 2013, 15(1): 16-23.

7. Kaiser WJ, Upton JW, Mocarski ES. Viral modulation of programmed necrosis. Current Opinion in Virology, 2013, 3(3): 296-306.

8. Yan N, Chen ZJ. Intrinsic antiviral immunity. Nature Immunology, 2012, 13 (3): 214-222.

9. Kolaczkowska E, Kubes P. Neutrophil recruitment and function in health and inflammation. Nature Reviews Immunology, 2013, 13(3): 159-175.

10. Randall RE, Goodbourn S. Interferons and viruses: an interplay between induction, signalling, antiviral responses and virus countermeasures. Journal of General Virology, 2008, 89(1): 1-47.

11. Khare R, Hillestad ML, Xu Z, et al. Circulating Antibodies and Macrophages as Modulators of Adenovirus Pharmacology. Journal of Virology, 2013, 87(7): 3678-3686.

12. Doronin K, Flatt JW, Di Paolo NC, et al. Coagulation Factor X Activates Innate Immunity to Human Species C Adenovirus. Science, 2012, 338 (6108): 795-798.

13. McEwan WA, Tam JCH, Watkinson RE, et al. Intracellular antibody-bound pathogens stimulate immune signaling via the Fc receptor TRIM21. Nature Immunology, 2013, 14(4): 327-336.

14. Tam JCH, Bidgood SR, McEwan WA, et al. Intracellular sensing of complement C3 activates cell autonomous immunity. Science, 2014, 345 (6201): 1256070.

15. Hauler F, Mallery D L, McEwan W A, et al. AAA ATPase p97/VCP is essential for TRIM21-mediated virus neutralization. Proceedings of the National Academy of Sciences, 2012, 109(48): 19733-19738.

16. Nemerow GR, Stewart PL, Reddy VS. Structure of human adenovirus. Current Opinion in Virology, 2012, 2(2): 115-121.

17. Nemerow GR, Stewart PL. Role of αv Integrins in Adenovirus Cell Entry and Gene Delivery. Microbiology and Molecular Biology Reviews, 1999, 63: 725-734.

18. Di Paolo NC, Miao EA, Iwakura Y, et al. Virus Binding to a Plasma Membrane Receptor Triggers Interleukin-1? -Mediated Proinflammatory Macrophage Response In Vivo. Immunity, 2009, 31(1): 110-121.

19. Di Paolo NC, Baldwin LK, Irons EE, et al. IL-1α and Complement Cooperate in Triggering Local Neutrophilic Inflammation in Response to Adenovirus and Eliminating Virus-Containing Cells. PLoS Pathogens, 2014, 10: e1004035.

20. Zhu J, Huang X, Yang Y. Innate Immune Response to Adenoviral Vectors Is Mediated by both Toll-Like Receptor-Dependent and -Independent Pathways. Journal of Virology, 2007, 81(7): 3170-3180.

21. Zhu J, Huang X, Yang Y. Innate Immune Response to Adenoviral Vectors Is Mediated by both Toll-Like Receptor-Dependent and -Independent Pathways. Journal of Virology, 2007, 81(7): 3170-3180.

22. Hartman Z C, Kiang A, Everett R S, et al. Adenovirus Infection Triggers

a Rapid, MyD88-Regulated Transcriptome Response Critical to Acute-Phase and Adaptive Immune Responses In Vivo. Journal of Virology, 2007, 81(4): 1796-1812.

23. Nociari M, Ocheretina O, Schoggins JW, et al. Sensing Infection by Adenovirus: Toll-Like Receptor-Independent Viral DNA Recognition Signals Activation of the Interferon Regulatory Factor 3 Master Regulator. Journal of Virology, 2007, 81(8): 4145-4157.

24. Anghelina D, Lam E, Falckpedersen E. Diminished Innate Antiviral Response to Adenovirus Vectors in cGAS/STING-Deficient Mice Minimally Impacts Adaptive Immunity. Journal of Virology, 2016, 90: 5915-5927.

25. Gao P, Ascano M, Wu Y, et al. Cyclic [G(2′,5′)pA(3′,5′)p] Is the Metazoan Second Messenger Produced by DNA-Activated Cyclic GMP-AMP Synthase. Cell, 2013, 153(5): 1094-1107.

26. Lehrer RI, Lu W. α-Defensins in human innate immunity. Immunological Reviews, 2012, 245: 84-112.

27. Wilson SS, Wiens ME, Smith JG. Antiviral Mechanisms of Human Defensins. Journal of Molecular Biology, 2013, 425(24): 4965-4980.

28. Smith JG, Nemerow GR. Mechanism of Adenovirus Neutralization by Human α-Defensins. Cell Host & Microbe, 2008, 3: 11-19.

29. Selsted ME, Ouellette AJ. Mammalian defensins in the antimicrobial immune response. Nature Immunology, 2005, 6(6): 551-557.

30. Pazgier M, Hoover DM, Yang D, et al. Human β-defensins. Cellular and Molecular Life Sciences, 2006, 63(11): 1294-1313.

31. Cherry J D, Harrison G J, Kaplan S L, et al. Feigin & Cherry's textbook of pediatric infectious diseases. 7th ed. Amsterdam: Elsiver, 2014.

32. Moore ML, McKissic EL, Brown CC, et al. Fatal Disseminated Mouse Adenovirus Type 1 Infection in Mice Lacking B Cells or Bruton's Tyrosine

Kinase. Journal of Virology, 2004, 78: 5584-5590.

33. Mallery DL, McEwan WA, Bidgood SR, et al. Antibodies mediate intracellular immunity through tripartite motif-containing 21 (TRIM21). Proceedings of the National Academy of Sciences, 2010, 107(46): 19985-19990.

34. Tuteja U, Batra H V. Generation and characterization of monoclonal antibodies to adenovirus. Indian journal of experimental biology, 2000, 38(12): 1259-1262.

35. Rea D, Havenga M J, van Den Assem M, et al. Highly efficient transduction of human monocyte-derived dendritic cells with subgroup B fiber-modified adenovirus vectors enhances transgene-Highly efficient transduction of human monocyte-derived dendritic cells with subgroup B fiber-modified adenovirus vectors enhances transgene-Highly efficient transduction of human monocyte-derived dendritic cells with subgroup B fiber-modified adenovirus vectors enhances transgene-modified adenovirus vectors enhances transgene-encoded antigen presentation to cytotoxic T cells. J Immunol, 2001, 166(8): 5236-5244.

36. Molinier-Frenkel V, Lengagne R, Gaden F, et al. Adenovirus hexon protein is a potent adjuvant for activation of a cellular immune response. Journal of virology, 2002, 76(1): 127-135.

37. Rambach G, Wurzner R, Speth C. Complement: An Efficient Sword of Innate Immunity. Contrib Microbiol, 2008, 15: 78-100.

38. Botto M, Dell' Agnola C, Bygrave A E, et al. Homozygous C1q deficiency causes glomerulonephritis associated with multiple apoptotic bodies. Nat Genet, 1998, 19(1): 56-59.

39. Tian J, Xu Z, Smith J S, et al. Adenovirus Activates Complement by Distinctly Different Mechanisms In Vitro and In Vivo: Indirect Complement

Activation by Virions In Vivo. Journal of Virology, 2009, 83(11): 5648-5658.

40. Païdassi H, Tacnet-Delorme P, Lunardi T, et al. The lectin-like activity of human C1q and its implication in DNA and apoptotic cell recognition. FEBS Letters, 2008, 582(20): 3111-3116.

41. Jensen M, Honore C, Hummelshoj T, et al. Ficolin-2 recognizes DNA and participates in the clearance of dying host cells. Molecular Immunology, 2007, 44(5): 856-865.

42. Lyons M, Onion D, Green N K, et al. Adenovirus Type 5 Interactions with Human Blood Cells May Compromise Systemic Delivery. Molecular Therapy, 2006, 14(1): 118-128.

43. Di Paolo N C, Doronin K, Baldwin L K, et al. The Transcription Factor IRF3 Triggers "Defensive Suicide" Necrosis in Response to Viral and Bacterial Pathogens. Cell Reports, 2013, 3(6): 1840-1846.

44. Small J C, Haut L H, Bian A, et al. The effect of adenovirus-specific antibodies on adenoviral vector-induced, transgene product-specific T cell responses. J Leukoc Biol, 2014, 96(5): 821-831.

45. Cerullo V, Seiler M P, Mane V, et al. Toll-like Receptor 9 Triggers an Innate Immune Response to Helper-dependent Adenoviral Vectors. Mol Ther, 2007, 15(2): 378-385.

46. Barlan A U, Griffin T M, Mcguire K A, et al. Adenovirus Membrane Penetration Activates the NLRP3 Inflammasome. Journal of Virology, 2010, 85(1): 146-155.

47. McGuire K A, Barlan A U, Griffin T M, et al. Adenovirus Type 5 Rupture of Lysosomes Leads to Cathepsin B-Dependent Mitochondrial Stress and Production of Reactive Oxygen Species. Journal of Virology, 2011, 85(20): 10806-10813.

48. Misawa T, Takahama M, Kozaki T, et al. Microtubule-driven spatial arrangement of mitochondria promotes activation of the NLRP3 inflammasome. Nature Immunology, 2013, 14(5): 454-460.

49. Barlan A U, Danthi P, Wiethoff C M. Lysosomal localization and mechanism of membrane penetration influence nonenveloped virus activation of the NLRP3 inflammasome. Virology, 2011, 412(2): 306-314.

50. Young L S, Searle P F, Onion D, et al. Viral gene therapy strategies: from basic science to clinical application. The Journal of Pathology, 2006, 208 (2): 299-318.

51. Majhen D, Calderon H, Chandra N, et al. Adenovirus-Based Vaccines for Fighting Infectious Diseases and Cancer: Progress in the Field. Human Gene Therapy, 2014, 25(4): 301-317.

52. Chakrabarti S. Adenovirus infections following allogeneic stem cell transplantation: incidence and outcome in relation to graft manipulation, immunosuppression, and immune recovery. Blood, 2002, 100(5): 1619-1627.

53. Schoenberger S P, Toes R E, van der Voort E I, et al. T-cell help for cytotoxic T lymphocytes is mediated by CD40-CD40L interactions. Nature, 1998, 393(6684): 480-483.

54. Mullbacher A, Bellett A J, Hla R T. The murine cellular immune response to adenovirus type 5. Immunol Cell Biol, 1989, 67(Pt 1): 31-39.

55. Rawle F C, Knowles B B, Ricciardi R P, et al. Specificity of the mouse cytotoxic T lymphocyte response to adenovirus 5. E1A is immunodominant in H-2b, but not in H-2d or H-2k mice. J Immunol, 1991, 146(11): 3977-3984.

56. Gamadia L E. Primary immune responses to human CMV: a critical role for IFN-gamma -producing CD4[+] T cells in protection against CMV disease.

Blood, 2003, 101(7): 2686-2692.

57. Flomenberg P, Piaskowski V, Truitt R L, et al. Characterization of Human Proliferative T Cell Responses to Adenovirus. J Infect Dis, 1995, 171(5): 1090-1096.

58. Veltrop-Duits L A, Heemskerk B, Sombroek C C, et al. Human CD4⁺ T cells stimulated by conserved adenovirus 5 hexon peptides recognize cells infected with different species of human adenovirus.Eur J Immunol, 2006, 36(9): 2410-2423.

59. Onion D, Crompton L J, Milligan D W, et al. The CD4⁺ T-cell response to adenovirus is focused against conserved residues within the hexon protein. Journal of General Virology, 2007, 88(9): 2417-2425.

60. Flomenberg P, Piaskowski V, Truitt R L, et al. The Adenovirus Capsid Protein Hexon Contains a Highly Conserved Human CD41 T-Cell Epitope. J Infect Dis, 1995, 171(5): 1090-1096.

61. Scriba T J, Purbhoo M, Day C L, et al. Ultrasensitive detection and phenotyping of CD4⁺ T cells with optimized HLA class II tetramer staining. J Immunol, 2005, 175(10): 6334-6343.

62. Janssen E M, Lemmens E E, Wolfe T, et al. CD4⁺ T cells are required for secondary expansion and memory in CD8⁺ T lymphocytes. Nature, 2003, 421(6925): 852-856.

63. Lacey S F, Villacres M C, La Rosa C, et al. Relative dominance of HLA-B*07 restricted CD8⁺ T-Lymphocyte immune responses to human cytomegalovirus pp65 in persons sharing HLA-A*02 and HLA-B*07 alleles. Human Immunology, 2003, 64(4): 440-452.

64. Tang J, Olive M, Pulmanausahakul R, et al. Human CD8⁺ cytotoxic T cell responses to adenovirus capsid proteins. Virology, 2006, 350(2): 312-322.

65. Nielsen K N, Steffensen M A, Christensen J P, et al. Priming of CD8 T

cells by adenoviral vectors is critically dependent on B7 and dendritic cells but only partially dependent on CD28 ligation on CD8 T cells. J Immunol, 2014, 193(3): 1223-1232.

66. Severinsson L, Martens I, Peterson P A. MHC class I antigens and an adenoviral Differential association between two human. J Immunol, 1986, 137(3): 1003-1009.

67. Beier D C, Cox J H, Vining D R, et al. Association of human class I MHC alleles with the adenovirus E3/19K protein. J Immunol, 1994, 152(8): 3862-3872.

68. Dorak M T, Burnett A K. Molecular mimicry of an HLA-DR53 epitope by viruses. Immunol Today, 1994, 15(3): 138-139.

69. Burgert H G, Ruzsics Z, Obermeier S, et al. Subversion of host defense mechanisms by adenoviruses. Curr Top Microbiol Immunol, 2002, 269: 273-318.

70. Cook J L, Walker T A, Worthen G S, et al. Role of the E1A Rb-binding domain in repression of the NF-kappa B-dependent defense against tumor necrosis factor. Proc Natl Acad Sci U S A, 2002, 99(15): 9966-9971.

71. Berhane S, Aresté C, Ablack J N, et al. Adenovirus E1A interacts directly with, and regulates the level of expression of, the immunoproteasome component MECL1. Virology, 2011, 421(2): 149-158.

72. Ferreon A C M, Ferreon J C, Wright P E, et al. Modulation of allostery by protein intrinsic disorder. Nature, 2013, 498(7454): 390-394.

73. Schreiner S, Bürck C, Glass M, et al. Control of human adenovirus type 5 gene expression by cellular Daxx/ATRX chromatin-associated complexes. Nucleic Acids Research, 2013, 41(6): 3532-3550.

74. Carson C T, Orazio N I, Lee D V, et al. Mislocalization of the MRN complex prevents ATR signaling during adenovirus infection. EMBO J, 2009,

28(6): 652-662.

75. McSharry B P, Burgert H G, Owen D P, et al. Adenovirus E3/19K Promotes Evasion of NK Cell Recognition by Intracellular Sequestration of the NKG2D Ligands Major Histocompatibility Complex Class I Chain-Related Proteins A and B. Journal of Virology, 2008, 82(9): 4585-4594.

76. Flint S J, Gonzalez R A. Regulation of mRNA Production by the Adenoviral EIB 55-kDa and E4 Orf6 Proteins. Curr Top Microbiol Immunol, 2003, 272: 287-330.

第五章

人腺病毒致病性和感染病理改变

第一节　人腺病毒致病性

人腺病毒感染后临床表现多种多样,其中一个重要的原因是不同病毒亚群具有特定组织嗜性。人腺病毒可以感染所有人类黏膜上皮细胞,包括上下呼吸道(B、C 和 E 亚群)、消化道(A、F 和 G 亚群)、眼结膜角膜(B 和 D 亚群)以及泌尿系(B 亚群)等。超过 80% 的腺病毒感染发生在年龄低于 4 岁的儿童。各种原因所致免疫抑制人群具有更高的易感性。临床经过跨度很大,绝大多数病例呈自限性。然而当发生播散性感染或重症肺炎时,可以出现相当高比例的死亡。

腺病毒最初在咽、眼结膜或小肠内增殖,很少播散到颈部、耳前或肠系膜淋巴结。疾病发展相对局限,大多为无明显症状的隐性感染,也可以呈急性显性感染。偶发全身性感染,多见于免疫抑制的患者。合并某些其他病毒感染,如麻疹病毒时,能致重症腺病毒感染。机体对腺病毒感染的反应取决于病毒入侵的途径、最先侵犯的部位、血清型和病毒数量。最先侵犯的部位若是呼吸道或眼结膜,则比侵犯消化道的显性感染率高。免疫缺陷的患者感染后症状会持续加重。

一、呼吸系统

5%~10% 儿童呼吸道感染及 1%~7% 成人呼吸道感染是由人腺病毒感染引起。免疫健全患者通常在 2 周内自行缓解，并产生血清型特异性免疫。常见症状包括发热、咽炎、扁桃体炎、咳嗽及咽痛等。20% 幼童会出现肺炎。在免疫健全的成人中罕见肺炎。在免疫缺陷的患者中，有 10%~30% 可能发展为播散性感染或严重呼吸衰竭。儿童中长期呼吸道后遗症包括支气管扩张、闭塞性细支气管炎及透明肺。

二、消化系统

腺病毒感染即使首要侵犯部位在呼吸道，仍然会引起消化道症状。同时，也存在一些对消化道有亲和力的病毒血清型，侵犯机体后首先产生胃肠炎症状等不适。少数情况下，会出现出血性结肠炎、肝炎、胆囊炎或胰腺炎等。但因为在无消化道症状的健康儿童粪便中有很高的腺病毒检出率，因此腺病毒感染是否为引起消化道病变的病因一直存在争议。随着研究的深入，已证实 HAdV-40 和 HAdV-41 血清型可感染消化道，引起婴幼儿及 4 岁以下儿童胃肠炎，致腹痛、腹泻等。C 组腺病毒能引起婴幼儿肠套叠。

三、泌尿系统

人腺病毒可引起泌尿系感染，特别是在造血干细胞移植或实体器官移植术后。典型的临床表现有排尿困难、血尿、出血性膀胱炎和移植肾功能不全等。出血性膀胱炎特征为尿频、尿灼痛、肉眼血尿、发热以及尿液细菌培养阴性。症状通常持续 2~4 周，伴或不伴有肾功能不全。大多数腺病毒泌尿系感染呈自限性。但坏死性肾小管间质性肾炎、致死性或透析依赖性肾功能衰竭、尿路梗阻及致死性播散均可能发生。最常导致出血性膀胱炎的病毒血清型包括 HAdV-11，34，35，3，7 及 21 型。

四、角膜结膜炎

腺病毒型角膜结膜炎在眼部疾病中占重要比例，可导致失明。眼部感染人腺病毒临床上主要包括流行性角膜结膜炎、咽结膜热以及非特异性结膜炎。与流行性角膜结膜炎相关的病毒血清型包括 HAdV-8，19，37 和 5 型，但其他血清型（如 HAdV-3，4，7，11 和 14）也可致结膜炎。滤泡性结膜炎类似于衣原体性结膜炎，为自限性。由 HAdV-8，19 及 37 型引起的角膜结膜炎为重型感染，具有高传染性，以急性结膜炎起病，扩至耳前淋巴结，随后发生角膜炎。

五、播散性感染及其他

在免疫健全人群中罕见发生播散性腺病毒感染，但在造血干细胞移植术后的患者中有 10%~30% 出现播散性腺病毒感染。该人群如发生有症状的腺病毒感染性疾病，死亡率可达 12%~70%。另外还有一些罕见的临床类型，包括发生在儿童中的心肌炎、心肌病、脑炎、单核细胞增多症、肺发育不良及肠套叠等。

人感染腺病毒后，体内出现特异性免疫，同型腺病毒再次感染的机会很少。初次感染后，补体结合抗体以及中和抗体于感染后第 7 天开始出现，2~3 周达高峰。补体结合抗体一般 2~3 个月后下降，中和抗体在体内长期存在。

第二节　人腺病毒感染病理改变

通过活组织检查和尸检发现，腺病毒广泛存在于患者（特别是存在免疫缺陷的患者）各组织器官中，包括肺脏、肾脏、肝脏、咽部、食管、肠道、脾脏及骨髓等。甚至有报道称在患者生前及尸检所取的口腔溃疡培养物中分离到了腺病毒。

一、肺部病理改变

坏死性肺浸润和支气管炎为本病主要病变。原位杂交显示，急性腺病毒感染的肺泡/肺门淋巴结中的单核巨噬细胞中有腺病毒早期基因表达。而早期基因表达是病理改变所必需的。利用腺病毒探针对急性腺病毒肺炎病例肺组织切片进行原位杂交，可以在大量肺组织细胞中观察到腺病毒的存在，其中以肺泡巨噬细胞、细支气管及肺泡上皮细胞为病毒最主要侵犯的细胞（图 5-1）。在慢性阻塞性肺病的患者中，病毒感染细胞主要集中在气道、肺泡及黏膜下腺体的上皮细胞。而在感染 3 月后的肺组织中，采用相同的原位杂交方法，未能检测到腺病毒的存在。表明在急性感染期过后病毒消失或含量降至极低水平，呈现潜伏感染状态。

组织病理学特征为弥漫性的间质性肺炎，支气管上皮细胞坏死，伴随单个核细胞浸润的细支气管炎，以及核内包涵体周围透明膜形成。镜检所见病变,以支气管炎及支气管周围炎为中心,常进展成坏死,炎性渗出物充满整个管腔。支气管周围的肺泡腔内也常有渗出物,大多为淋巴细胞、单核细胞、浆液、纤维素等,有时伴有出血。对急性感染肺组织切片进行苏木精-伊红染色后可观察到出血性水肿,伴随着透明膜形成(图 5-2)。而在含有细支气管的肺组织切片可见上皮细胞的破坏及组织炎性渗出物的填充(图 5-3)。炎症区域边缘可见支气管或肺泡上皮增生,在增生而肿大的上皮细胞核内常可见嗜碱性核内包涵体,其周围有一圈清晰透明光晕。核膜清楚,在核膜内面有少量的染色质堆积。但胞质内无包涵体,也无多核巨细胞形成。但实际上其他病毒,如巨细胞病毒感染,也可在被感染组织内产生嗜碱性包涵体,并呈现出类似的临床表现,如间质性肺炎、肝炎、消化道疾病等。

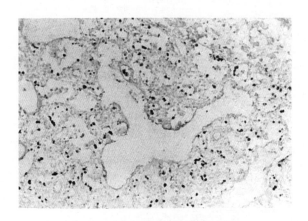

图 5-1　急性腺病毒肺炎肺组织切片
探针原位杂交可见肺上皮细胞中腺病毒着色(黑色颗粒)

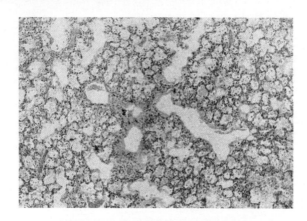

图 5-2 急性腺病毒肺炎肺组织切片

可见出血性水肿伴透明膜形成（苏木精伊红染色）

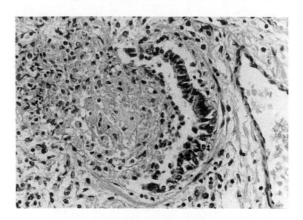

图 5-3 急性腺病毒感染肺组织切片

显示炎性渗出物部分填充支气管管腔内（苏木精伊红染色）

二、消化系统病理改变

已经证实小肠和结肠管腔及腺腔上皮细胞不完整的胞核内腺病毒的存在，上皮细胞出现空泡化，伴随炎性细胞浸润（图 5-4）。固有层非特异性慢性炎性细胞浸润。

小肠腺病毒感染可出现肠壁固有层淋巴浆细胞浸润，以及以中性粒细胞浸润隐窝及固有层为特征的急性炎症。另外也有报道称再生的内皮细胞表现为核异型性（图5-5）。当出现严重疾病状态时，部分小肠呈现出急性坏死性小肠炎，以黏膜间或小肠壁透壁性坏死为特征，伴随中性粒细胞的浸润。回肠可见黏膜溃疡，绒毛萎缩。在上皮细胞中可见核内包涵体。溃疡深部的黏膜下基质细胞中也偶可见包涵体。

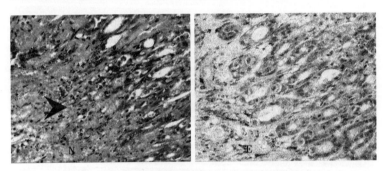

图 5-4 腺病毒感染小肠上皮细胞

呈黑棕色胞质染色，箭头指示为坏死灶。E为内皮细胞；N为中性粒细胞

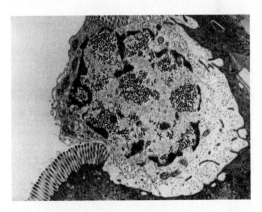

图 5-5 腺病毒感染的十二指肠黏膜上皮细胞

可见充满病毒颗粒的崩解细胞核

对于结肠来说,则表现为以中性粒细胞浸润为特征的急性炎症反应以及被病毒感染的腺体细胞凋亡。在腹泻的 AIDS 患者的结肠标本中,有 10% 左右可检测出腺病毒(图 5-6)。然而光镜下结肠上皮细胞中核内包涵体经常被误以为是巨细胞病毒感染所致。与巨细胞病毒包涵体典型的"牛眼征"不同,腺病毒包涵体充满整个细胞核。同时腺病毒仅存在于黏膜细胞,特别是杯状细胞,而巨细胞病毒则主要侵犯内皮细胞和平滑肌细胞。腺病毒感染结肠上皮细胞,导致细胞死亡和局灶性坏死。细胞内病毒量与细胞病变程度相关。

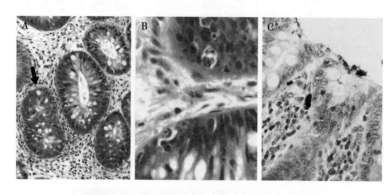

图 5-6　造血干细胞移植患者腺病毒感染结肠
A.隐窝炎; B.隐窝基底细胞凋亡; C.免疫组化染色感染细胞

人腺病毒可感染肝脏。与其他组织脏器不同,腺病毒可感染肝脏实质细胞。免疫组化染色显示大多数肝细胞胞质及胞核内呈腺病毒纤维阳性,证明在肝细胞内大量腺病毒复制,其肝脏表现出广泛的凝固性坏死。同时可以看到肾上腺皮质和胰岛存在大量感染细胞,并发生急性变性等细胞病理改变。在感染人腺病毒的骨髓移植者的肝脏中,观察到门脉周围及小叶中心广泛坏死。许多肝细胞中可见嗜碱性核内包涵体(图 5-7)。

电镜照片显示肝细胞内晶状排列的腺病毒颗粒(图 5-8)。带有核内包涵体的肝细胞主要集中在坏死的汇管区及中间区。

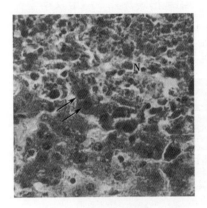

图 5-7 肝组织切片
可见邻近坏死区(N)的肝细胞内存在特征性的核内包涵体(箭头)

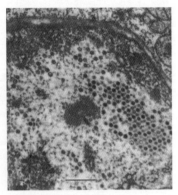

图 5-8 电镜照片
肝细胞内呈晶状排列的腺病毒颗粒

三、眼部病理改变

数种腺病毒血清型可导致人类眼表疾病。眼部感染人腺病毒临床上主要包括流行性角膜结膜炎、咽结膜热以及非特异性结膜炎。通常起始于结膜炎,表现为单侧或双侧的急性滤泡性结膜炎(图 5-9),出现眼睑水肿、分泌物增多、弥漫性充血、滤泡和乳头状突起混合等结膜反应。根据感染病毒亚型不同,伴或不伴有角膜侵犯。角膜病变主要表现为非常独特的多病灶改变(图 5-10)。一般起始于临床症状出现后 2~3 天,表现为弥漫性上皮性角膜炎。感染上皮细胞发生形态改变,细胞外出现明亮的微沉积,伴随炎性细胞的浸润。早期出现散在于黏膜表面的水疱样突起。大约第 5 天出现散在上皮下异常细胞。之后并不出现类似 HSV1 的典型溃疡性改变,而是以水疱样突起、上皮下异常细胞及水肿为背景,散在出现圆球形肿胀细胞,大小不一,部分细胞融合。其中一些细胞出现坏死。一般从第 7 天开始出现点状上皮混浊病灶。伴随上皮下角膜基底炎性细胞浸润。之后炎症慢慢消退,通常留有上皮下混浊。

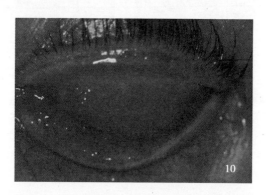

图 5-9　腺病毒感染引起的急性滤泡性结膜炎

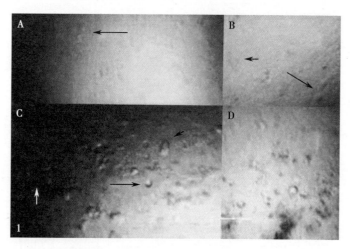

图 5-10　腺病毒感染致角膜上皮病变进展

四图分别代表出现症状后 2 天(A)、5 天(B)以及 12 天(C 和 D)

四、泌尿系统病理改变

人腺病毒引起的泌尿系感染,多数发生在造血干细胞或实体器官移植术后,特别是肾移植术后。肾活组织检查可见肾间质大量淋巴细胞浸润,出现上皮细胞肿胀、空泡化以及坏死(图5-11)。肾功能不全部分因为急性移植排斥反应,另一部分则是由于腺病毒感染所致。在一例肾移植术后发生肾炎的病例中,在排除排斥反应后肾活检发现大量增大的肾小管细胞,其内可见双嗜性核内包涵体。肾小管显示出严重的局部损害,伴有肉芽肿的形成以及严重的混合性急慢性间质性炎症。最终经免疫组织化学及血清核酸检测证实为人腺病毒感染。

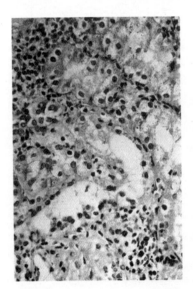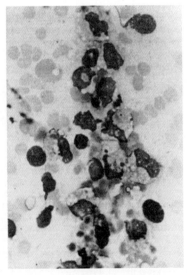

图5-11 肾移植术后出血性膀胱炎伴肾功能不全(肾穿刺活组织染色)

(庄 严)

参 考 文 献

1. Ginsberg HS, Prince GA. The molecular basis of adenovirus pathogenesis. Infect Agents Dis, 1994, 3: 1-8.

2. Landry ML, Fong CK, Neddermann K, et al. Disseminated adenovirus infection in an immunocompromised host. Pitfalls in diagnosis.Am J Med, 1987, 83: 555-559.

3. Echavarria M. Adenoviruses in immunocompromised hosts. Clin Microbiol Rev, 2008, 21: 704-715.

4. Hogg JC, Irving WL, Porter H, et al. In situ hybridization studies of adenoviral infections of the lung and their relationship to follicular bronchiectasis. Am Rev Respir Dis, 1989, 139: 1531-1535.

5. Hayashi S. Latent adenovirus infection in COPD. Chest, 2002, 121: 183S-187S.

6. Matsuse T, Hayashi S, Kuwano K, et al. Latent adenoviral infection in the pathogenesis of chronic airways obstruction. Am Rev Respir Dis, 1992, 146: 177-184.

7. Retamales I, Elliott WM, Meshi B, et al. Amplification of inflammation in emphysema and its association with latent adenoviral infection. Am J Respir Crit Care Med, 2001, 164: 469-473.

8. Yi ES, Powell HC. Adenovirus infection of the duodenum in an AIDS patient: an ultrastructural study. Ultrastruct Pathol, 1994, 18: 549-551.

9. Toth K, Spencer JF, Dhar D, et al. Hexadecyloxypropyl-cidofovir, CMX001, prevents adenovirus-induced mortality in a permissive, immunosuppressed animal model. Proc Natl Acad Sci U S A, 2008, 105: 7293-7297.

10. Lenaerts L, Verbeken E, De Clercq E, et al. Mouse adenovirus type 1 infection in SCID mice: an experimental model for antiviral therapy of systemic adenovirus infections. Antimicrob Agents Chemother, 2005, 49:

4689-4699.

11. Wong NA. Gastrointestinal pathology in transplant patients. Histopathology, 2015, 66: 467-479.

12. Tabery HM. Corneal epithelial changes due to adenovirus type 8 infection. A non-contact photomicrographic in vivo study in the human cornea. Acta Ophthalmol Scand, 2000, 78: 45-48.

13. Uchio E, Matsuura N, Takeuchi S, et al. Acute follicular conjunctivitis caused by adenovirus type 34. Am J Ophthalmol, 1999, 128: 680-686.

14. Yagisawa T, Nakada T, Takahashi K, et al. Acute hemorrhagic cystitis caused by adenovirus after kidney transplantation. Urol Int, 1995, 54: 142-146.

15. Lynch JP 3rd, Fishbein M, Echavarria M. Adenovirus.Semin Respir Crit Care Med, 2011, 32: 494-511.

16. Hensley JL, Sifri CD, CathroHP, et al. Adenoviral graft-nephritis: case report and review of the literature. Transpl Int, 2009, 22: 672-677.

第六章

人腺病毒感染临床表现

自1953年腺病毒发现以来,全球多个国家和地区都有不同血清型腺病毒感染暴发或流行的报告。由于腺病毒血清型众多,不同的血清型具有不同的靶器官趋向性,同型血清型之间无交叉免疫,加之腺病毒疫苗尚未大规模的推广和应用,因此,人群对腺病毒普遍易感,且临床表现各异。腺病毒可引起人体呼吸道、消化道、眼部和泌尿道等全身多系统、多脏器感染。不同的血清型可引起相同的临床症状,同一种血清型在人群中可引起不同的临床症状。

人群对腺病毒普遍易感,免疫缺陷人群、儿童、老年人及新兵是腺病毒感染的高危人群。腺病毒感染病例在5岁以下儿童较常见,可表现为腺病毒上呼吸道感染、腺病毒肺炎、流行性角结膜炎、出血性肠炎、肠套叠等。大多数婴幼儿在出生后的5年内至少感染过1种腺病毒株。在免疫缺陷人群中,腺病毒感染病程更长,病情更重,有时可能是致死性病例。近年来,伴随着广泛开展的器官移植手术、造血干细胞移植、免疫抑制治疗、获得性免疫缺陷综合征的流行等,严重的甚至是致命的腺病毒感染病例逐渐增多。群体性暴发病例往往发生在新兵及新入学的学生中。在免疫功能正常的人群中,腺病毒感染多数为自限性疾病,感染后可获得长期的特异性免疫力。

第一节　潜　伏　期

腺病毒经呼吸道感染后，先从黏膜侵入上皮细胞，繁殖3~5天后引起急性上呼吸道炎症。其潜伏期最短2天，最长2周，不同型别的腺病毒感染潜伏期不同，通常为4~8天。潜伏期末至急性发病期传染性最强。

第二节　临　床　分　型

腺病毒可引起隐性感染，无任何临床症状，但具有传染性，仅流行病学调查时被发现。研究发现10%左右的隐性感染者可成为显性感染者。不同的腺病毒血清型组织趋向性不同，主要与腺病毒的型别有关。人类腺病毒C组、E组和部分B组病毒通常感染呼吸道，部分B组腺病毒感染泌尿道，A和F组主要感染胃肠道，D组主要感染眼部。决定病毒趋向性的重要因素是病毒最初进入宿主的途径并与宿主细胞的结合。腺病毒侵犯呼吸系统可引起急性上呼吸道感染、支气管肺炎、肺炎等，侵犯眼部可引起流行性角结膜炎（epidemic keratoconjunctivitis，EKC）、咽结合膜热（pharyngoconjunctival fever）、流行性出血性结膜炎（epidemic hemorrhagic conjunctivitis），侵犯消化系统可引起急性胃肠炎、出血性结肠炎、肠套叠等，腺病毒也可引起尿路感染，导致出血性膀胱炎。腺病毒感染较少见的临床表现包括心肌炎、心包炎、肝炎、脑膜炎、脑膜脑炎及婴儿猝死综合征。在免疫缺陷人群中，腺病毒也可导致全身播散性感染。

第三节　各型发病经过及临床表现

一、上呼吸道感染

腺病毒感染占儿童呼吸道感染性疾病的 5%~10%，占成人呼吸道感染性疾病的 7%。腺病毒上呼吸道感染病程 1~14 天（平均 5~7 天），呈自限性。多数以急性发热起病，轻者低热，高者可达 40℃以上，60% 的患者体温大于 39℃；同时伴咳嗽、咳痰，主要为白痰，合并细菌感染可为黄痰；不同程度咽部不适、咽痛；全身症状包括乏力、全身肌肉酸痛，可出现消化道症状如恶心、食欲减退、腹泻等；少数患者伴有头痛、头晕。大部分患者可见咽部充血，咽后壁淋巴滤泡增生；部分患者不同程度扁桃体肿大，表面可见点片状灰白色分泌物；可伴有双侧颈部淋巴结肿大。患者发热多持续 3~7 天，个别持续 10~12 天，热退后全身症状减轻，但咳嗽等呼吸道症状可持续 1~2 周，尤其在婴幼儿中易发生，主要与腺病毒 1~7 型有关，并且腺病毒 1、2、5 和 6 型在婴幼儿扁桃体和腺体组织内可以持续存在。

二、支气管肺炎

支气管肺炎是累及支气管壁和肺泡的炎症，儿童常见，2 岁以内婴幼儿多发。主要表现为发热、咳嗽、气促。热型不一，可持续高热，早产儿、重度营养不良患儿也可能不发热。咳嗽较频繁，初期为刺激性干咳，其后咳白痰，合并细菌性感染时也可能咳黄痰。新生儿、早产儿仅表现为口吐白沫。气促多在发热、咳嗽后出现，较重者出现鼻翼扇动、点头呼吸、三凹征及口唇发绀。肺部听诊可听到较固定的中、细湿啰音，部分患儿听诊无异常。除上述症状外，患儿常有精神不振、食欲减退、烦躁不安、轻度腹泻或呕吐等全身症状。纤维支气管镜检查可发现病变部位的支气管内膜炎，大部分表现为急性炎症，黏膜肿胀、充血伴有较多的黏稠分泌物；少数表现为慢性支气管内膜炎，黏膜苍白、肿胀。部分患儿存在炎性支气管狭窄及肺叶支气管软化。

三、肺炎

腺病毒肺炎约占婴幼儿肺炎的 10%，大多数由腺病毒 3、7、14、21 和 55 型引起。腺病毒也是引起新兵肺炎的主要病原体之一。近年来，B2 亚组中出现的新型腺病毒 55 型在成人，特别是在学校和军队等特殊人群中引起日益频繁的急性呼吸道传染病。

多数腺病毒肺炎患者持续高热，咳嗽较重，咳白色或黄色痰，咽痛症状明显，可伴呼吸急促、胸闷、气短，全身症状包括乏力、恶心、食欲减退、腹泻、头晕、头痛，个别患者伴有结膜充血。胸部 X 线片或 CT 检查发现肺部病变。肺部听诊基本无干湿啰音。少数患者中等程度发热、咳嗽，无明显胸闷、憋气等症状，但影像学检查肺部有病变。另有极少部分患者无发热，仅有咳嗽、咽痛、咽部充血、咽后壁淋巴滤泡增生，而影像学检查发现肺部病变。腺病毒肺炎的胸部 CT 影像学特点包括小叶中心模糊的结节样改变，随肺叶分布的磨砂玻璃样改变、肺段实变影、小叶间隔增厚等，这些改变可以重叠存在。腺病毒肺炎可以继发细菌感染。最常见的细菌是肺炎链球菌、流感嗜血杆菌和副流感嗜血杆菌，还可以合并其他呼吸道病毒阳性，如呼吸道合胞病毒和肺炎支原体。少数发展为重症肺炎的患者，往往迅速出现持续高热、呼吸困难、胸闷、心率增快等症状,危重患者可合并休克、呼吸衰竭、脑膜炎、全身炎症反应综合征、弥散性血管内凝血、多脏器功能衰竭等并发症,危及生命。

四、胃肠炎

许多腺病毒在肠道细胞中复制,随粪便排出,但大多数血清型与胃肠道疾病无关,腺病毒胃肠炎多由 A 组和 F 组病毒引起。原发感染部位在呼吸道时也可伴随胃肠道症状。腺病毒 40 型和 41 型可引起婴幼儿的胃肠炎。C 组腺病毒能引起婴幼儿肠套叠。肠道腺病毒是引起婴幼儿腹泻的主要病原体之一,仅次于轮状病毒。腺病毒引起的胃肠炎呈全球性分布,一般为散发,在难民营、幼托机构及儿科病房中也可引起暴发流行。腺病毒胃肠炎无明显的季节性,可呈暴发流行,多发生在婴幼儿,较少引起成人急性胃肠炎。其潜伏期约 10 天,临床表现为较重的腹泻,稀水样便,每天 3~30 次不等,常伴有呼吸道症状,如咽炎、鼻炎、咳嗽等,发热和呕吐症状较轻,可有不同程度的脱水,病程 8~12 天。少数患儿腹泻可持续 3~4 周,甚至引起营养不良。呕吐和腹泻严重者可引起水电解质平衡紊乱及酸中毒。多数患儿病后 5~7 个月内对蔗糖不耐受,并可伴有吸收不良。

五、结膜炎

腺病毒感染是眼科感染性疾病的常见原因。主要包括流行性角结膜炎、咽结合膜热及流行性出血性结膜炎。不同的血清型引起的眼部感染严重程度不一。腺病毒 1~11 型和 19 型可引起滤泡性结膜炎;腺病毒 3、4、5 和 7 型引起咽结合膜热,常在部队新兵中流行;腺病毒 3、4、8、11、19 和 37 可引起流行性出血性结膜炎。眼部感染的主要方式是直接接触传播、间接接触传播和呼吸道飞沫传播。腺病毒存在于患者眼部,常通过直接接触传播到健康人眼部,以家庭内部及集体生活传播为主。家庭内部的续发率为 10%~50%。也可通过医院内各种检测仪器如压力计、裂隙灯及医务人员的手等间接传播。

流行性角结膜炎是腺病毒眼部感染最常见的临床类型。其病原体常见的是腺病毒 8、19、37 和 5 型,少见的是腺病毒 3、4、7、11 和 14 型。流行性角结膜炎多为单侧眼部病变,通常不伴有咽痛、发热等全身症状。初起为滤泡性结膜炎,眼部有异物感、羞明并伴有流泪,病程可持续 1~4 周。80% 的患者可累及角膜,在起病后 7~10 天出现多个粗大的角膜点状浑浊,出现眼痛、畏光、流泪、眼睑疼挛。在病程极期可出现暂时性视力模糊,严重者可致角膜及结膜病变,引起长久的视力损伤。流行性出血性结膜炎的病原体常见的是腺病毒 3 型和 11 型。结膜滤泡、结膜下出血及耳前淋巴结肿大是其主要特点。咽结合膜热流行于夏季,多数在家庭内、学校及部队传播,也可通过游泳池传播。其主要特点是急性滤泡性结膜炎、咽炎和发热。

六、其他器官和部位感染

腺病毒可以导致尿路感染,尤其在造血干细胞移植患者和接受器官移植的患者。典型的临床表现包括尿频、排尿困难、血尿、出血性膀胱炎及肾移植失败。肉眼血尿可持续数天,之后转为镜下血尿,可持续 1~2 周。大多数腺病毒尿路感染为自限性,也有少数可发生坏死性肾小管间质肾炎、肾功能衰竭、尿路梗阻等。常见的导致出血性膀胱炎的腺病毒为腺病毒 11、34、35、3、7 和 21 型。腺病毒在免疫功能正常人群中极少引起全身播散性感染,但在造血干细胞移植患者中发生率可达10%~30%。腺病毒感染引起的少见的疾病有:肝炎、肠系膜淋巴结炎、中耳炎、心肌炎、脑膜炎、脑膜脑炎、皮疹、坏死性血管炎、发疹性假性血管瘤病(annular eruptive pseudoangiomatosis)、噬血细胞综合征等。

第四节　特殊临床类型
(包括免疫缺陷人群和移植人群)

一、造血干细胞移植

造血干细胞移植过程中存在三个免疫缺陷危险期:植活前期,即条件治疗(conditioning therapy)到植活30天、植活早期(植活30~100天)和晚期(100天以后)。同种异体造血干细胞移植后腺病毒感染的发生率约5%,可在无临床表现的情况下出现慢性病毒排出。感染多出现于植活早期,主要表现为出血性膀胱炎。18%~20%的患者会出现肺、肝、肾等系统性感染。造血干细胞移植儿童患者的感染风险是成年患者的3倍。其他的风险包括:移植物抗宿主病、接受非亲属供者的移植、去T细胞移植、应用CD52单克隆抗体-阿仑单抗及应用免疫球蛋白。腺病毒感染可能与移植失败或延迟植入相关。在有症状的腺病毒感染的造血干细胞移植患者中,死亡率为26%。严重的淋巴细胞减少,外周血CD3阳性T淋巴细胞计数小于300cells/μl,腺病毒特异性的T细胞缺乏在腺病毒的播散中发挥了重要作用。异体造血干细胞移植的供体腺病毒阳性和受体腺病毒阴性,是重症腺病毒感染的危险因素。此外,合并巨细胞病毒、曲霉或其他细菌感染可进一步加重腺病毒感染的病情。严重的腺病毒感染可表现为病毒性脑炎、全身播散性感染、全身炎症反应综合征等,死亡率常超过 50%。

二、实体器官移植

实体器官移植后腺病毒感染的报道多见于肾移植、肺移植及肝移植。Donnie 等报道 191 例成人原发性肝移植患者有 11 例感染腺病毒,感染率约 5.8%,从多个部位可分离出病毒,包括血、尿、肝脏、结肠、肺脏和粪便等。11 例患者中有 4 例是无症状携带者,其余 7 例出现呼吸道、泌尿系及胃肠道症状,其中 3 例重症感染,2 例死亡。据报道,肝移植术后腺病毒的感染率 3.5%~38%。心脏和肺脏移植后感染率 7%~50%,肠或多脏器联合移植后感染率 4%~57%。器官移植后的腺病毒感染多发生在器官移植后 2~3 个月。首发症状及临床表现包括发热、胃肠炎、转氨酶升高和继发性全血细胞减少症。

器官移植后腺病毒感染的来源至今尚无定论。部分学者认为成人实体器官和骨髓移植患者在移植后免疫抑制治疗导致体内潜伏感染的腺病毒重新激活而引起感染。儿童患者,尤其是小于 5 岁的婴幼儿可能为原发腺病毒感染。

三、获得性免疫缺陷综合征

在一项前瞻性研究中,HIV 感染者合并腺病毒感染的概率与 CD4 阳性的 T 淋巴细胞计数有关。外周血 CD4 阳性的 T 淋巴细胞计数大于 2.0×10^6 个 /L,一年的腺病毒累计感染率为 17%,而 CD4 阳性的 T 淋巴细胞计数小于 2.0×10^6 个 /L,一年的累计感染率为 38%。大多数为胃肠道受累,也可出现尿路感染,甚至出血性膀胱炎。有报道的 HIV 感染者致死病例血清型为腺病毒1、2、3型。

四、儿童患者

腺病毒感染是儿童感染性疾病的主要病原体之一。儿童腺病毒感染常见于 6 个月至 5 岁婴幼儿。腺病毒感染占儿童呼吸道感染性疾病的 5%~10%,腺病毒也是引起儿童重症肺炎的重要病原之一。腺病毒肺炎在儿童中的重症化率和死亡率均高于成人。同时,腺病毒肺炎及腺病毒支气管肺炎患儿 14%~60%可遗留不同程度的后遗症,常见的有闭塞性细支气管炎、支气管扩张、肺纤维化、单侧透明肺等。肠道腺病毒是仅次于轮状病毒的引起婴幼儿腹泻的主要病原体之一。腺病毒胃肠炎多发生在婴幼儿,较少引起成人急性胃肠炎。已知腺病毒 F 组的40、41 型通常与胃肠相关感染及其引起的腹泻相关。C 组腺病毒可以引起婴幼儿肠套叠。

五、军事人员

军事人员急性呼吸道腺病毒感染一直是许多国家军队的重要公共卫生问题。军队新兵是呼吸道腺病毒的易感人群,通常发生在新兵入伍后不久,可能暴发群体腺病毒感染相关疾病。全球多次报道由腺病毒引发的呼吸道疾病在新兵中暴发流行,如腺病毒 3、7、14、21 和 4 型曾在部队训练中心引起过严重的呼吸系统疾病暴发。军队腺病毒感染与普通人群相比呈现高发病率和高重症率的趋势。欧美军队通常由腺病毒 4、7 型引起,3 或 21 型感染极少报道。2007 年发生在美国某军营的腺病毒7 型感染导致 80% 的军人感染,其中 20% 需要住院治疗。美国针对腺病毒的监测表明,在新兵感染最多的北部和中西部军事基地中,感染率为每月 6%~16.7%,在南部和西部的军事基地中为每月 2.3%~2.6%。而在东南亚国家的军营中则以腺病毒 7、14 及 55 型居多。腺病毒 55 型为一种新的重组型病毒,人群缺乏免疫力,因此认为人群普遍易感,但好发人群主要为青壮年,全球多起 55 型腺病毒感染暴发流行显示发病者多为外地新迁移至疫情发生地的新兵。由腺病毒 8、19 及 37 型感染所致的流行性角膜炎也经常在军队中流行。密闭集中的居住环境、高强度的训练、从非流行区来到流行区等因素都可能导致腺病毒感染的暴发。军队腺病毒感染呈现高发病率和高重症率的原因,可能是由于较为密闭的生活条件以及受到基层卫生条件的限制。人口密度高、新兵入营后训练强度大、心理压力大等因素均有利于疾病的传播。环境改变、对疫情地自然条件不适应等因素可促进军营这一特殊环境下群体性疫情的发生和发展。

第五节　重症病例

腺病毒重症病例多见于腺病毒肺炎。免疫功能正常的成人感染腺病毒后多为自限性,但在婴幼儿及免疫缺陷人群中常有重症与死亡病例的报道。此外,腺病毒 7、14、55 型引起的肺炎重症化率及病死率均较高。2001 年美国一所儿科慢性病医院 93 例患儿中 31 例感染了腺病毒 7 型 d2 亚型,死亡 8 例。腺病毒 55 型及 14 型在成人特别是学校与军队等特殊人群中引起日益频繁的急性呼吸道传染病流行,且重症肺炎比例高,已成为公共卫生的潜在威胁。2005 年腺病毒 14 型首先发生在美国俄勒冈州,2007 年成为美国社区感染的优势流行毒株。美国对 2006—2007 年间腺病毒 14 型感染病例的统计数据表明,

38%的患者需要住院治疗，17%的患者需要进入ICU治疗，而死亡病例也高达5%。2007年5月，美国纽约、俄勒冈、华盛顿和得克萨斯等几个州先后出现腺病毒14型变异株引起的急性呼吸道疾病，涉及各个年龄组人群，主要为青壮年，导致1 000多人感染，10人死亡。我国2006年首次报道了腺病毒55型疫情，是由腺病毒11型与14型基因重组形成的新型腺病毒，导致247名师生及市民发病，1名学生死亡。婴幼儿重症腺病毒肺炎的进展及预后与贫血、低白蛋白血症、炎症反应、肺部基础疾病（如先天性气道发育异常）以及发生多种并发症密切相关。重症腺病毒肺炎患者合并细菌感染较多，尤其是革兰阴性菌的感染。先天性心脏病、先天性气道发育异常、反复肺部感染、营养性贫血及既往有手术病史是重症腺病毒肺炎的独立危险因素。先天性心脏病是造成小儿反复肺炎的最常见原因，特别是由左向右分流的先天性心脏病。先天性心脏病患儿平时就存在慢性心功能不全，肺部感染时可加重，若出现呼吸衰竭，可致肺动脉压进一步升高，极易出现心力衰竭而死亡。先天性气道发育异常常见有支气管软化、支气管狭窄等，加之小儿咳嗽反射较差，若不能及时去除侵入气道的异物及口腔分泌物，易引起呼吸道堵塞、分泌物淤积，导致肺部炎症加重，甚至导致病情迁延不愈。反复肺部感染、营养性贫血或有既往手术史的患儿，因其免疫力低下，极易出现各种感染，一旦感染，易扩散，导致病情加重迁延。

在中华医学会呼吸病学分会公布的社区获得性肺炎（community acquired pneumonia，CAP）诊断和治疗指南中将下列症征列为重症肺炎的表现：①意识障碍；②呼吸频率>30次/min；③ $PaO_2 < 60mmHg$，氧合指数（ PaO_2/FiO_2 ）<300，需行机械通气治疗；④血压<90/60mmHg；⑤胸片显示双侧或多肺叶受累，或入院48h内病变扩大≥50%；⑥少尿，尿量<20ml/h，

或＜80ml/4h，或急性肾功能衰竭需要透析治疗。医院获得性肺炎（hospital acquired pneumonia，HAP）中晚发性发病（入院＞5天、机械通气＞4天）和存在高危因素者，即使不完全符合重症肺炎规定标准，亦视为重症。2007年美国感染病学会（Infectious Diseases Society of America，IDSA）和美国胸科学会（American Thoracic Society，ATS）制订了新的《社区获得性肺炎治疗指南》，对重症社区获得性肺炎的诊断标准进行了新的修正。主要标准：①需要创伤性机械通气；②需要应用升压药物的脓毒性血症休克。次要标准包括：①呼吸频率＞30次/min；②氧合指数（PaO_2/FiO_2）＜250；③多肺叶受累；④意识障碍；⑤尿毒症（BUN＞20mg/dl）；⑥白细胞减少症（WBC计数＜4×10^9/L）；⑦血小板减少症（血小板计数＜100×10^9/L）；⑧体温降低（中心体温＜36℃）；⑨低血压需要液体复苏。符合1条主要标准，或至少3项次要标准可诊断。

腺病毒重症肺炎多为急性起病，病情进展迅速，1~2天内肺部病变从结节状、小片状或斑片状实变影发展为大片实变影，患者除有发热、咳嗽、咳痰、呼吸困难等呼吸系统症状外，在短时间内出现急性肺损伤（acute lung injury，ALI）或急性呼吸窘迫综合征（acute respiratory distress syndrome，ARDS），可伴有意识障碍、休克、肾功能不全、肝功能不全、弥散性血管内凝血等其他系统表现，死亡率极高。

第六节　并　发　症

多数腺病毒感染病例预后良好，少数病例进展迅速且出现一种或多种并发症。腺病毒感染引起的并发症有急性肺损伤（ALI）/急性呼吸窘迫综合征（ARDS）、呼吸衰竭、肾功能衰竭、肝功能衰竭、全身炎症反应综合征、多器官功能障碍、多器官功能衰竭、休克等,本节主要介绍 ALI/ARDS 和全身炎症反应综合征。

一、急性肺损伤/急性呼吸窘迫综合征

急性肺损伤(ALI)/急性呼吸窘迫综合征(ARDS)是一种常见危重病,病死率极高,严重威胁重症患者的生命并影响其生存质量。ALI/ARDS 是在严重感染、休克、创伤及烧伤等非心源性疾病过程中,肺毛细血管内皮细胞和肺泡上皮细胞损伤造成弥漫性肺间质及肺泡水肿,导致急性低氧性呼吸功能不全或衰竭。以肺容积减少、肺顺应性降低、严重的通气/血流比例失调为病理生理特征,临床上表现为进行性低氧血症和呼吸窘迫,肺部影像学上表现为非均一性的渗出性病变。一般认为,ALI/ARDS 具有以下临床特征:①急性起病,在直接或间接肺损伤后 12~48h 内发病;②常规吸氧后低氧血症难以纠正;③肺部体征无特异性,急性期双肺可闻及湿啰音,或呼吸音减低;④早期病变以间质性为主,胸部 X 线片常无明显改变;病情进展后,可出现肺内实变,表现为双肺野普遍密度增高,透亮度减低,肺纹理增多、增粗,可见散在斑片状密度增高影,即弥漫性肺浸润影;⑤无心功能不全证据。目前 ALI/ARDS 诊断仍广泛沿用 1994 年欧美联席会议提出的诊断标准:①急性起病;②氧合指数(PaO_2/FiO_2)$\leqslant$ 200mmHg,不管呼气末正压(PEEP)水平;③正位 X 线胸片显示双肺均有斑片状阴影;④肺动脉嵌顿压 $\leqslant$ 18mmHg,或无左心房压力增高的临床证据。如 $PaO_2/FiO_2 \leqslant$ 300mmHg 且满足上述其他标准,则诊断为 ALI。此外,欧美联席会议提出的诊断标准中,ALI 的氧合指数(PaO_2/FiO_2)< 300mmHg,ARDS

的氧合指数< 200mmHg,约有 25% 的 ALI 患者氧合指数在 200~300mmHg 之间,这其中有 20%~50% 的患者在七天内进展为 ARDS,如何界定此类患者仍使临床医生困惑。

重症腺病毒肺炎如出现进行性呼吸困难、血氧饱和度明显降低等表现,应警惕 ALI/ARDS 的可能,密切随访胸部 X 线片或 CT。ALI/ARDS 患者在胸部 X 线片上表现为双肺透光度降低,膈肌上抬,心影轮廓模糊甚至消失,肺野呈均匀密度增高或磨玻璃样,支气管充气征可见,严重者甚至呈"白肺"。胸部 CT 表现为迅速进展的肺炎。

二、全身炎症反应综合征

全身炎症反应综合征(systemic inflammatory response syndrome,SIRS)是感染或非感染因素刺激宿主免疫系统,释放体液和细胞介质,发生炎症过度反应的结果。SIRS 继续发展对血管张力和渗透性产生影响,导致循环障碍,发生休克和器官衰竭,即多器官功能衰竭综合征(multiple organ failure syndrome,MOFS)。长期以来人们认为细菌等致病微生物引起的感染达一定程度后就会引起全身反应,称之为全身感染综合征,可理解为:损伤→感染→脓毒症→多器官功能衰竭(multiple organ failure,MOF);SIRS 是由美国胸科医师学会 / 危重病医学会(ACCP/SCCM)1992 年联合提出的新概念,是由于机体遭受各种打击(感染或非感染性)所产生失控性的全身炎性反应,可理解为:应激反应→自身破坏性炎症→多器官功能障碍(multiple organ dysfunction,MOD)→ MOF,它可分为三个阶段:始动、放大、损伤。一经启动,失去控制,形成瀑布效应,引发全身炎症反应综合征,常见的并发症为 MOD 或 MOFS,常规治疗很难奏效,死亡率达 60% 左右。SIRS 发生还取决于炎性介质与抑制因子的平衡情况。SIRS 发生的同时,宿主还发生一种抗炎症反应,称之为代偿性抗炎症反应综合征(compensatory anti-inflammatory response syndrome,CARS),已确定 CARS 中的重要介质有白细胞介素(IL-4、10、11、13)、转移生长因子 β、克隆刺激因子、可溶性肿瘤坏死因子受体 IL-1 受体拮抗物等。SIRS 分三期:①第一次打击后,机体出现病理生理变化,可引发早期 ARDS 和早期阶段的 MODS;②第二次打击后,则引发明显的 SIRS 和 MODS,致死率升高;③第三次打击后,导致组织灌注不足,高代谢反应,胃肠屏障功能障碍和重症感染等,表现为严重的 SIRS 和 MODS,死亡率明显升高。SIRS 的诊断:①体温 $> 38℃$ 或 $< 36℃$;②心率 > 90 次 /min;③呼吸 > 20 次 /min 或 $PaCO_2 > 4.3kPa$;④白细胞计数 $> 12 \times 10^9/L$ 或 $< 4 \times 10^9/L$,或未成熟粒细胞 $> 10\%$。腺病毒感染合并 SIRS 多见于重症腺病毒肺炎。

(张　颖　王素娜)

参 考 文 献

1. Nasreen B, Mary E, Wroblewski. Adenovirus. Pediatr Rev, 2010, 31: 173-174.

2. Ruuskanen O, Meurman O, Akusjärvi G. Adenoviruses. 2nd ed. Washington, DC: ASM Press, 2002.

3. Lion T. Adenovirus infections in immunocompetent and immunocompromised patients. Clin Microbiol Rev, 2014, 27: 441-462.

4. Lynch JP 3rd, Kajon AE. Adenovirus: Epidemiology, Global Spread of Novel Serotypes, and Advances in Treatment and Prevention. Semin Respir Crit Care Med, 2016, 37(4): 586-602.

5. Hage E, Gerd Liebert U, Bergs S, et al. Human mast adenovirus type70: a novel, multiple recombinant species D mast adenovirus isolated from diarrhoeal faeces of a haematopoietic stem cell transplantation recipient. J Gen Virol, 2015, 96(9): 2734-2742.

6. Chuh A1, Panzer R, Rosenthal AC, et al. Annular Eruptive Pseudoangiomatosis and Adenovirus Infection: A Novel Clinical Variant of ParaviralExanthems and a Novel Virus Association. Acta Derm Venereol, 2017, 97(3): 354-357.

7. Elias M, Bisharat N, Goldstein LH, et al. Pneumococcal sepsis due to functional hyposplenism in a bone marrow transplant patient. Eur J Clin Microbiol Infect Dis, 2004, 23: 212-214.

8. Kotloff RM, Ahya VN. Medical complications of lung transplantation. EurRespir J, 2004, 23: 334-342.

9. Lindemans CA, Leen AM, Boelens JJ. How I treat adenovirus in hematopoietic stem cell transplant recipients. Blood, 2010, 116(25): 5476-5485.

10. Taniguchi K, Yoshihara S, Tamaki H, et al. Incidence and treatment strategy for disseminated adenovirus disease after haploidentical stem cell transplantation. Ann Hematol, 2012, 91(8): 1305-1312.

11. Lee YJ, Chung D, Xiao K, et al. Adenovirus viremia and disease: comparison of T cell-depleted and conventional hematopoietic stem cell transplantation recipients from a single institution. Biol Blood Marrow Transplant, 2013, 19(3): 387-392.

12. Hiwarkar P, Gaspar HB, Gilmour K, et al. Impact of viral reactivations in the era of pre-emptive antiviral drug therapy following allogeneic haematopoietic SCT in paediatric recipients. Bone Marrow Transplant, 48(6): 803-808.

13. Donnie Mc Grath, Matthew E Falagas, Richard Freeman, et al. Adenovirus

Infection in Adult Orthotopic Liver Transplan Recipients: Incidence and Clinical Significance.The Journal of Infectious Diseases, 1998, 177(2): 459-462.

14. Engelmann G, Heim A, Greil J, et al. Adenovirus infection and treatment with cidofovir in children after liver transplantation. Pediatr Transplant, 2009, 13(4): 421-428.

15. Mezerville MH, Tellier R, Richardson S, et al. Adenoviral infections in pediatric transplant recipients: a hospital-based study. PediatrInfect Dis J, 2006, 25(9): 815-818.

16. Liu M, Worley S, Arrigain S, et al. Respiratory viral infections within one year after pediatric lung transplant. TransplInfect Dis, 2009, 11(4): 304-312.

17. Liu M, Mallory GB, Schecter MG, et al. Long-term impact of respiratory viral infection after pediatric lung transplantation. Pediatr Transplant, 2010, 14(3): 431-436.

18. Florescu DF, Islam MK, Mercer DF, et al. Adenovirus infections in pediatric small bowel transplant recipients. Transplantation, 2010, 90(2): 198-204.

19. Khoo SH, Bailey AS, de Jong JC, et al. Adenovirus infections inhuman immunodeficiency virus-positive patients: clinical features and molecular epidemiology. J Infect Dis, 1995, 172(3): 629-637.

20. Walsh MP, Seto J, Jones MS, et al. Computational analysis identifies human adenovirus type 55 as a re-emergent acute respiratory disease pathogen. J ClinMicrobiol, 2010, 48(3): 991-993.

21. Daniel A Blasiole, David Metzgar, Luke T Daum, et al.Molecular Analysis of Adenovirus Isolates from Vaccinated and Unvaccinated Young Adults. J ClinMicrobiol, 2004, 42(4): 1686-1693.

22. Ishiko H, Aoki K. Spread of epidemic keratoconjunctivitis due to a novel

serotype of human adenovirus in Japan. J Clin Microbiol, 2009, 47(8):
2678-2679.

23. GC Gray, T Mccarthy, MG Lebeck, et al. Genotype Prevalence and Risk
Factors for Severe Clinical Adenovirus Infection, United States 2004-2006.
Clinical Infectious Diseases, 2007, 45(9): 1120-1131.

第七章

儿童感染人腺病毒

第一节 病　原　学

1953 年 Rowe 等首次从切除的扁桃体组织分离培养得到人腺病毒（human adenovirus，HAdV），常引起呼吸道、胃肠道、膀胱等部位感染，并可造成大规模流行，各年龄阶段均可发病，且在流行期间死亡率高，目前腺病毒发现已有 60 余年历史了。

腺病毒分为哺乳动物腺病毒属、禽类腺病毒属、唾液酸酶腺病毒属及胸腺病毒属。人腺病毒属于腺病毒科哺乳动物腺病毒属，迄今为止已经发现了 103 个型别。依据生物学特性不同，国际病毒学分类委员会（ICTV）将 1~52 血清型划分为 A~G 共 7 个亚属，通过高通量测序技术确定的 53~68 型新型腺病毒是由 2 个或多个腺病毒株重组而成，多发生在同一种属的不同型别之间。

人腺病毒直径 65~90nm，基因组全长约 36kb，编码超过 40 种不同的蛋白质。腺病毒呈无囊膜的球形结构，线状双股 DNA 及核心蛋白形成核心，被包裹在衣壳内。其中衣壳为完整的二十面体对称结构，由 252 个壳粒组成，壳粒排列在三角形面上，其中 240 个非顶点壳粒为六邻体，12 个顶点壳粒为五邻体构成 12 个顶角，每个五邻体的基部伸出一根三聚体蛋白的

"纤丝",使病毒体类似通信卫星样结构。另一部分是衣壳内包裹的双链 DNA 遗传物质。腺病毒有 13 个结构蛋白,包括 3 个主要衣壳蛋白,4 个次要衣壳蛋白及 6 个核心蛋白,主要衣壳蛋白介导病毒进入宿主,次要衣壳蛋白帮助稳固病毒体、干预胞内体破坏及核心输入六邻体的作用,核心蛋白主要对 DNA 复制及包装有作用。

腺病毒是无包膜病毒,在弱酸性环境下可稳定存在,对物理、化学试剂耐受范围宽,在感染细胞匀浆中非常稳定,可在 4℃环境下几周内或 -25℃几个月内保持其感染特性,相对不耐热,紫外线照射 30min 可灭活其感染性。

病毒感染时,人体免疫系统能够激发体液和细胞免疫反应并逐渐控制感染、清除病毒。其潜伏期依据病毒分型及传播机制而定,2 天至 2 周不等,感染早期(病初 1~3 天)从普通感冒患者的喉部,3~5 天从咽结膜热患者的鼻、喉、大便、眼分泌物,2 周从角膜结膜炎患者的眼分泌物,3~6 周从儿童患呼吸系统及全身性疾病的喉或粪便中均可检出病毒核酸。腺病毒感染后可诱发较强的免疫反应,产生特异性抗体。一般发病后 1 周,患者体内的 IgM 开始产生,7~10 天 IgG 开始产生,随后逐渐升高。机体对同型腺病毒再感染可产生有效免疫。

腺病毒可在人体的扁桃体、淋巴及肠道组织中长期潜伏存在,引起不同的临床疾患,其中腺病毒 A、D、F 和 G 亚属主要引起消化道感染、腹泻,C、E 和部分 B 亚属主要引起呼吸道疾病,其他 B 亚属主要引起尿路感染,D、E 亚属主要引起角膜炎及结膜炎,包括流行性角膜结膜炎,以呼吸系统感染较为常见,A 基因型在一些啮齿动物模型中有重要意义。常见与人类疾病相关的型别包括 C1、C2、C5、B3、B7、B21、E4 及 F41,在免疫功能不全人群中,与疾病相关的常见型别为 C1、C2、C5、A12、A31、B3、B11、B16、B34 和 B35。免疫功能正常人群腺病毒感染具有自限性，临床症状轻，免疫功能低下人群腺病毒感染容易引发死亡，尤其是 A、B、C 型与异体移植后合并感染。儿童是易感人群，可引起咽结合膜热、腺病毒肺炎、婴幼儿哮喘、腹泻病及病毒性心肌炎等，严重时甚至危及生命，其中 B3、B7、B16、B21、E4 及多数 C 群型别是引起儿童呼吸道感染的主要病原，B7、E4 是导致重症肺炎及死亡病例的重要型别。C 亚属（1、2、5、6 型）通常引起不典型感染，常可形成潜伏感染而长期带毒。

第二节 流 行 病 学

全球腺病毒流行呈现模式多样化、流行地区广泛、人群普遍易感的特点。1950—1960 年欧洲及亚洲均有腺病毒大规模暴发流行，我国在 1960 年前后也有暴发流行。近年来，随着医疗技术水平及人民生活水平提高，腺病毒未见大规模流行，但仍存在局部地区暴发流行。1979—2012 年，东北三省、北京地区、江浙、内蒙、山西、河南等地均有腺病毒暴发流行，主要是急性呼吸道感染及咽结合膜热。腺病毒暴发流行主要集中在高度密闭、拥挤及潮湿环境，腺病毒可在游泳池、空气尘埃中稳定存在，经空气或水源传播，在家庭、学校、医院、军营等群体中可引起流行。腺病毒感染暴发疫情有以下特点：病例有高度聚集性，潜伏期短，临床表现一致，以高热、咳嗽及咽痛为主。3 型及 7 型为流行暴发的主要型别，14 型 2005 年首先发生在美国俄勒冈州，2007 年成为优势流行毒株，主要与社区获得性肺炎综合征有关，并显著增加发病率和病死率。2006 年在我国陕西省曾有 55 型暴发流行，该型别是由 11 型与 14 型基因重组形

成的新型腺病毒,临床表现轻,此外 2012 年河北保定市曾暴发
55 型感染。

　　腺病毒感染者及隐性感染者是腺病毒感染的主要传染源,
一般在其潜伏期末即有传染性,发病初期传染性最强,一般
5~7 天,隐性感染者可短期排毒,由于其活动不受限制,故传染
作用较大。军营、学校等人口聚集的地方为腺病毒感染高发
区,士兵、学生也是腺病毒感染高危人群。在个别情况下动物
也可能是腺病毒的传染源,如野生鸟类、猪、家禽等,动物感染
后多无症状,但其粪便、唾液等可长期携带病原体,条件成熟时
可引起动物及人之间的传播。

　　腺病毒主要通过空气飞沫传播,感染者及隐性感染者呼吸
道分泌物中含有大量病原体,通过咳嗽、说话等方式散布于空
气中,此外也可通过接触传播、粪口传播及接触器具传播。人
群对腺病毒普遍易感,婴幼儿、免疫缺陷人群等为易感人群,在
任何年龄及人种均可发病,一般 6~15 岁发病率最高,因此幼儿
园及学校容易形成暴发流行。人腺病毒感染在全球范围均可
发生,普遍流行。温带及寒温带地区冬春季节流行,热带及亚
热带地区夏季流行。腺病毒 1、2、3、5、6、7、11 及 21 型在婴幼
儿可引起急性热性咽炎、急性支气管炎、毛细支气管炎、百日咳
样疾病等呼吸道感染,3、4、5、12 型在婴幼儿可引起冬季小儿
腹泻、感冒性胃肠炎、白色便性腹泻、小儿肠套叠、肝炎,此外
腺病毒 3、7 等型别在婴幼儿可引起心肌炎、浆液性脑膜炎综合
征、脑膜脑炎、脑炎、急性出疹性疾病、中耳炎、淋巴组织潜伏
性感染等,而在年长患儿主要引起咽结合膜热、肺炎、局灶性脑
炎等流行。

　　腺病毒暴发疫情有如下特点:①潜伏期短;②病例呈高度
聚集性;③患者临床表现一致,以高热、咳嗽和咽痛为主。

第三节　临 床 特 点

一、咽结合膜热

咽结合膜热又称 Parinaud 氏综合征，是一种特殊类型的上呼吸道感染，一般认为由 3 型感染所致，部分由 4 型或 7 型感染，通过呼吸道或接触感染，也可通过游泳池传播而暴发流行，多见于婴幼儿，夏季发病率较高。小儿感染腺病毒后经过 3~5 天潜伏期后，出现高热、咳嗽、咽喉肿痛，常持续 3~7 天，婴幼儿并发肺炎概率大；双眼先后或同时发病，主要症状为眼痒、烧灼感、异物感、流泪、浆液性分泌物等，眼睑充血肿胀，睑结膜及球结膜充血水肿，可有许多大小不一、不透明、形状不规则滤泡形成，多数滤泡融合排列成岗状突起，少数合并浅层点状角膜炎或角膜上皮下浸润，部分患儿有头痛、肌肉酸痛、耳前淋巴结无痛性肿大等全身症状，有时伴有呕吐、腹痛等消化道症状，病程约 1~2 周。

二、腺病毒肺炎

腺病毒 3、4、7 型是引起儿童呼吸道感染的主要病原体，可引起毛细支气管炎、急性支气管炎及肺炎，腺病毒肺炎临床常见。腺病毒肺炎多发生于 6 个月至 2 岁婴幼儿，冬春季节发病率高，北方多见，主要通过呼吸道飞沫传播及直接接触传播，一般腺病毒肺炎潜伏期 3~8 天，起病急，病初表现为中低热，继而出现高热，多呈不规则高热或稽留热，多伴剧烈咳嗽、频繁咳嗽或阵发性咳嗽,疾病第3~6天出现呼吸困难及缺氧症状,逐渐加重,重症可出现嗜睡、萎靡、鼻翼扇动、三凹征、青紫、中毒性脑病、腺病毒脑炎等。病初双肺呼吸音粗糙,第3~4天出现湿性啰音,常伴肺气肿征象,病变融合后可有肺实变体征,少数患儿可并发渗出性胸膜炎。外周血白细胞降低,中性粒细胞降低,X线表现为肺纹理多、肺气肿多、大病灶多、融合病灶多、圆形病灶少、肺大疱少及胸腔积液少等特点,而且X线与临床表现一致,病灶吸收慢,需数周至数月。抗生素治疗往往无效,且感染中毒症状重。国内研究表明腺病毒肺炎常合并有闭塞性细支气管炎、支气管扩张、单侧透明肺及其他慢性阻塞性肺疾病等后遗症,严重者可出现急性呼吸窘迫综合征、消化循环系统受累表现。治疗上目前无特效治疗方法,以对症支持治疗、提高机体免疫力及针对并发症治疗为主。

三、腹泻

肠道腺病毒是导致儿童腹泻的重要病原体,发病率仅次于轮状病毒及诺如病毒,近年来研究发现A、C、D、E等其他亚型均可引起婴幼儿腹泻,但以F亚群的40型及41型最常见。其代表株分别为原型株Dugan-Hovix病毒和Tax病毒。全年均可发病,夏季多见,2岁以下婴幼儿好发,潜伏期3~10天,可发生二次感染,以水样便或稀便为主要临床表现,呕吐频繁,少数有发热,半数患儿伴有脱水及酸中毒,病程长,可达14天,粪便排毒可持续1~2周。腺病毒40型发病初期症状重,而腺病毒41型腹泻持续时间较长,具有自限性。治疗上以保护胃肠黏膜、补液预防脱水为主,维持酸碱平衡及水电解质平衡。

第四节　重症病例

儿童腺病毒肺炎大约 1/3 发展为重症肺炎，婴幼儿常见，新生儿即可发生。重症腺病毒肺炎以呼吸系统受累为主，容易合并多系统并发症，病死率高，存活者可遗留不同程度后遗症。儿童重症腺病毒肺炎病初以高热及咳嗽为主要临床症状，肺部体征及影像学无明显特异性，病情进展后出现高热不退、呼吸困难、肺部湿性啰音、肺部呼吸音减低等，常合并呼吸衰竭、胸腔积液、肺不张、急性呼吸窘迫综合征、支气管扩张、气胸、闭塞性支气管炎、电解质紊乱、肝肾功能异常、凝血障碍，严重者还可出现中毒性脑病、心肌炎，表现为惊厥、昏迷、肢体瘫痪、心力衰竭等。

以下是 1 例腺病毒肺炎临床病例。

患儿，男，14 岁。主诉：发热、咳嗽 5 天。5 天前患儿受凉后出现发热，体温超过 39℃，剧烈咳嗽，痰少不易咳出，伴呼吸急促、精神差、食欲差，院外治疗效果不佳，遂住院。家族无遗传病及传染病史。查体：精神差，呼吸急促，急性病容，全身皮肤可见散在针尖大小出血点，高出皮面，压之不褪色，浅表淋巴结未触及肿大，咽部充血，扁桃体Ⅱ度肿大，未见脓苔附着，颈软无抵抗，双肺呼吸动度基本一致，语颤无增强或减弱，左肺叩诊浊音，肺肝界位于右锁骨中线上第 5 肋间，左肺呼吸音减低，双肺可闻及密集细湿性啰音及痰鸣音，心音有力，律齐，各瓣膜听诊区未闻及杂音，腹平软，未触及包块及条索状物，肝脾无肿大，肠鸣音正常，双侧跟膝腱反射正常，克尼格征、布鲁辛斯基征、巴宾斯基征阴性。

辅助检查：血常规 WBC $5.15 \times 10^9/L$，N 79%，L 15.4%，PLT $67 \times 10^9/L$，HGB 127g/L，PCT 1.52ng/ml，CRP 91.5mg/L。肝肾功能、电解质、心肌酶谱大致正常，鼻咽拭子腺病毒核酸阳性，EB病毒 DNA 阴性，血培养阴性。结核菌素 T 细胞实验正常。PPD皮试阴性。风湿三项及抗核抗体 ANA 谱阴性。痰培养阴性。支气管镜肺泡灌洗液涂片及培养均阴性，心脏彩超提示心包积液（少量），腹部超声肝、胆、胰、脾未见明显异常，腹腔淋巴结未见明显肿大。胸部 CT 提示左肺下叶可见斑片状稍高密度影，边界模糊，其内可见含气支气管影，左肺下叶前内基底段可见稍高密度结节影，上腔静脉后气管前间隙及隆凸周围可见增大淋巴结影，左侧胸膜腔内可见弧形液体密度影（图 7-1）。支气管镜在左肺后基底段可见痰栓（图 7-2）。

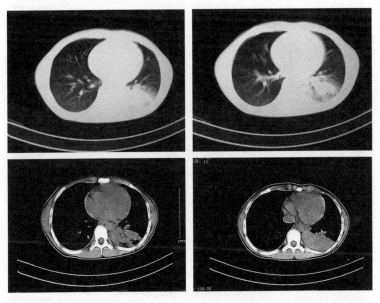

图 7-1　治疗前胸部 CT 表现

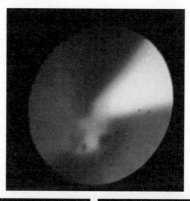

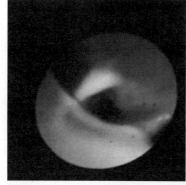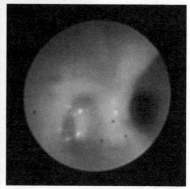

图 7-2 支气管镜下可见痰栓

结合以上病史特点及辅助检查，诊断腺病毒肺炎（重症）。治疗上因外周血中性粒细胞、C 反应蛋白及前降钙素原均明显升高，故予抗菌药治疗，静脉注射人免疫球蛋白及糖皮质激素减轻全身炎症反应，支气管镜肺泡灌洗，雾化吸入糖皮质激素及吸痰护理，加强营养，维持内环境稳定等对症支持治疗 2 周，复查 C 反应蛋白< 5mg/L，前降钙素原< 0.2ng/ml，胸部 CT 提示左肺下叶炎症较前明显吸收，左侧胸腔积液较前基本吸收（图 7-3），临床治愈出院，出院后 4 周复查胸部 CT 提示左肺炎症吸收（图 7-4）。

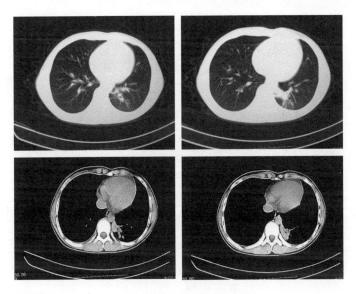

图 7-3　治疗 2 周胸部 CT 表现

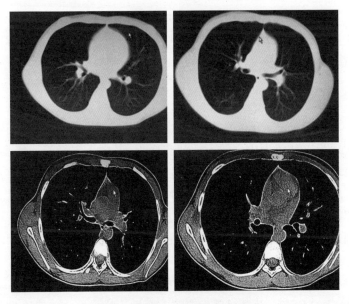

图 7-4　出院后 4 周胸部 CT 表现

该患儿符合重症腺病毒肺炎临床表现，以呼吸系统受累为主，合并胸腔积液、心包积液及凝血障碍，合并细菌感染，经抗感染及抗炎等对症治疗后明显好转，复查胸部 CT 炎症基本吸收。

其他腺病毒感染重症病例可见于脑膜炎、心肌炎、多脏器感染、肝功能障碍，临床上多表现为高热、惊厥、昏迷、肢体抽动、胸闷、气短等，严重者可引起死亡。

第五节　实验室检查及治疗

腺病毒感染时血常规提示白血病计数正常或降低，合并细菌感染时升高，淋巴细胞比例及绝对值减少，肝肾功及心肌酶谱大部分正常，重症感染时 AST、ALT、CK、CK-MB、LDH 等有不同程度升高。急性期患儿咽拭子检测腺病毒特异性核酸阳性，血清腺病毒特异性抗体 IgM 阳性，急性期与恢复期双份血清腺病毒特异性 IgG 抗体 4 倍以上升高。

腺病毒感染肺部影像学检查主要表现为肺实变和渗出影，一侧肺或双侧肺斑片状、小片状、大片状或结节性实变影，病变中心密度较高，分布不均，右上肺或左下肺常见。重症肺炎常表现为以肺门为中心的大片状实变影，其内无支气管征象，或表现为一个肺段的实变，可合并胸腔积液及胸膜增厚，严重者可出现纵隔气肿、气胸、皮下气肿、纵隔淋巴结肿大。永久性肺部损害包括闭塞性毛细支气管炎、支气管扩张症、慢性肺炎、单侧透明肺综合征等，影像学上表现为马赛克征象、支气管壁增厚、肺透光度降低等。

目前尚无针对腺病毒感染的特效治疗，临床上以对症支持、提高免疫力及针对并发症等综合性治疗为主。一般治疗包括卧床休息、多饮水、加强营养支持、维持水电解质及酸碱平衡、保持内环境稳定及动态复查血常规、影像学等检查。当体温大于38.5℃时给予物理降温、药物退热,剧烈咳嗽时可给予化痰止咳药物治疗。目前临床上没有推荐的有效的抗病毒药物。免疫功能正常时主要采取抗病毒治疗,免疫功能低下时主张预防治疗及抢先治疗,临床已使用的抗病毒药物包括西多福韦、利巴韦林、更昔洛韦、十六烷丙氧基西多福韦,早期使用可能会缩短病程减轻症状,当合并其他病原感染如链球菌等,需给予抗菌药治疗。

腺病毒感染时机体释放大量炎症介质,引发全身炎症反应,导致多脏器功能破坏,因此阻断炎症反应是重症腺病毒肺炎重要治疗手段,静脉注射人免疫球蛋白可中和炎症因子,参与免疫反应的调节,此外特异性T细胞免疫治疗也是治疗重症腺病毒肺炎重要手段。当患儿存在持续高热、胸部影像学提示大片状炎症、呼吸窘迫等时可酌情使用糖皮质激素,对于存在呼吸困难、青紫的患儿,改善通气功能及氧合非常重要,可采用机械通气、体外膜肺(ECMO)治疗。

当腺病毒感染累及一个或几个肺叶形成大叶性肺炎时,肺泡内弥漫性纤维素渗出堵塞气道,除常规抗感染及减轻炎症反应治疗外,纤维支气管镜肺泡灌洗能够明显缩短发热时间、缓解呼吸道症状、改善肺部体征及促进临床炎性指标恢复,同时可以明确病原从而进行针对性治疗。对于合并中毒性脑病患儿,除呼吸支持外,还需要脱水降颅压及控制惊厥发作等治疗。目前很多新药及治疗手段用于重症腺病毒肺炎,但仍无特异性治疗方法,强调早期识别,早期确诊及合理治疗,尽可能减少并发症,改善预后,减少病死率。

第六节 预 防

腺病毒感染主要通过空气飞沫传播，人口密集地如幼儿园、学校、军营容易形成暴发流行，因此需早期发现疫情，早诊断、早报告、早治疗，建立疫情预警系统。加强卫生防护知识学习，提高防护意识，儿童一旦出现发热、咳嗽、结膜炎等症状，家长需带领患儿及时就医，外出戴口罩，以免传给他人。幼托机构需定期对孩子及其家长进行健康教育活动，教室内及时通风消毒。对饮用水及公共泳池做好严格消毒措施，对密切接触者可酌情给予预防性使用中成药，如板蓝根、四季抗病毒口服液等，但预防效果较差。院内需做好感染患者的防治及医护人员的个人防护。

腺病毒3、4型及7型疫苗口服剂型的安全性已经在美国得到证实，没有观察到病毒间的交叉反应，能够显著降低腺病毒感染人数及病死率。国内在3型及7型腺病毒疫苗的研究方面有了一定的深度。腺病毒甲醛灭活疫苗已用于一些特殊人群，针对腺病毒感染的二倍体减毒活疫苗尚在临床试验阶段，全病毒疫苗安全性有待考证，有效的腺病毒感染疫苗需继续研制及开发。

（江 逊）

参 考 文 献

1. Rowe WP, Huebner RL. Isolation of a cytopathic agent from human adenoids undergoing spontaneous degradation in tissue culture.Soc Exp Bio Med,

1953, 84（3）: 570-573.

2. 冯晓妍, 吴敏. 人腺病毒感染流行病学研究进展. 医学动物防制, 2016, 32（5）: 518-520.

3. Chattier C, Degryse E, Gantzer M, et al. Efficient generation of recombinant adenovirus vectors by homologous recombination in Escherichia coli. J Virol, 1996, 70（3）: 4805-4810.

4. Smith JG, Wiethoff CM, Stewart PL, et al. Adenovirus. Curr Top Microbiol Immunol, 2010, 343: 195-224.

5. ThomaslA. denovirusin fectionsin immunocompetent and immuno-compromised patients. Clinical microbiology reviews, 2014, 27（3）: 441-462.

6. 谢立. 腺病毒感染. 北京: 科学出版社, 2013: 29-40.

7. 洪庆成, 王薇. 实用儿科新诊疗. 上海: 上海交通大学出版社, 2011.

8. 刘成军, 王华华, 李静, 等. 重症腺病毒肺炎患儿的临床和胸部影像学特征分析. 华中科技大学学报（医学版）, 2012, 41（3）: 379-381.

9. Joseph P Lynch 3rd, Adriana E Kajon. Adenovirus: Epidemiology, Global Spread of Novel Serotypes, and Advances in Treatment and Prevention. Semin Respir Crit Care Med, 2016, 37（4）: 586-602.

10. Karin Kosulin. Intestinal HAdV Infection: Tissue Specificity, Persistence, and Implications for Antiviral Therapy. Viruses, 2019, 11（9）: 804.

11. Kevin L Schwartz, Susan E Richardson, Daune MacGregor, et al. Adenovirus-Associated Central Nervous System Disease in Children. J Pediatr, 2019, 205: 130-137.

第八章

人腺病毒感染与肥胖

第一节　概　　述

　　肥胖通常是指生物机体脂肪细胞数目增多或体积增大,使体重超过标准体重 20% 以上的病理状态。肥胖是通过体重指数(body mass index,BMI)来衡量的,WHO 在 1998 年对肥胖的诊断标准为 BMI ≥ 25kg/m^2。虽然近几年发达国家中儿童肥胖的比例到达了平台期,儿童肥胖问题仍然是主要的公共卫生问题,影响约 17% 的美国 2~19 岁儿童,而肥胖在欧洲学龄儿童中的比例也达 8%。2017 年 5 月 11 日,北京大学公共卫生学院与联合国儿童基金会联合发布了《中国儿童肥胖报告》,其中指出,自 20 世纪 90 年代以来,我国儿童的超重和肥胖率不断攀升。1985—2005 年,我国主要大城市 0~7 岁儿童肥胖检出率由 0.9% 增长至 3.2%,肥胖人数由 141 万人增至 404 万人。1985—2014 年,我国 7 岁以上学龄儿童超重率也由 2.1% 增至 12.2%,肥胖率由 0.5% 增至 7.3%,相应超重、肥胖人数也由 615 万人增至 3 496 万人。肥胖不但严重威胁人群的健康水平、影响民族素质的提高,还会给社会经济发展带来巨大负担。2002 年,我国成人超重及肥胖率达到 29.9% 时,所致直接经济花费为 211.1 亿元。据此推算,至 2030 年,每年因超重及肥胖所致成人肥胖相关慢性病(包括：高血压、糖尿病、非酒精性脂肪性肝病、癌症等)直接经济花费也将增至 490 亿元。

儿童肥胖的发生和流行受遗传、环境和社会文化等多种因素的共同影响。父母双方、仅父亲、仅母亲超重或肥胖的儿童发生超重或肥胖的危险分别是父母双方均未正常体重儿童的 4.0 倍、3.1 倍和 2.7 倍。出生前母亲的体型及营养代谢状况和儿童期环境因素，也会影响儿童期甚至成年期肥胖相关慢性疾病的发生风险。而膳食结构的改变、身体活动的减少以及不健康的饮食行为等致肥胖环境均会增加肥胖的发生风险。肠道菌群的组成在肥胖的发生发展过程中也会起到一定的作用。但是，在某些情况下，上述因素均不足以完全解释肥胖发生的原因。

既往的一些动物实验已发现，不同的病原体感染可以导致超重和肥胖。而针对人群的研究也发现，肥胖者中针对特定病原体的血清学转换显著高于正常人群。目前已发现，肺炎衣原体、有害月形单胞菌、幽门螺旋杆菌、肠道菌群、单纯疱疹病毒 1 型和 2 型、犬瘟热病毒、Rous 相关病毒 7 型、博尔纳病病毒、禽类腺病毒、羊瘙疾病毒，而目前研究较多的仍是人腺病毒 36 型(AD-36)与肥胖发生的相互关系。AD-36 型于 1978 年首先在一名患有肠炎的女孩的粪便中分离，属于腺病毒 D 亚群。由于中和活性及血凝抑制活性的差异，它有别于其他人腺病毒，也不与其他腺病毒有交叉反应。目前 AD-36 型已被完全测序，其基因组分析可为腺病毒在人类肥胖中的独特作用提供有力的研究工具。

第二节 动物模型中的研究

最早有关病毒感染与肥胖的关系是 1982 年由 Lyons 等发现的。在实验小鼠中，他们发现犬瘟热病毒感染与肥胖具有一定的相关性。而最早有关人腺病毒 36 型（AD-36 型）与肥胖的关于 2000 年由 Dhurandhar 等发现，在 AD-36 型感染的鸡和小鼠模型中，AD-36 型感染可因脂肪大量快速积聚而导致体重迅速增加，但是在禽类腺病毒感染的动物模型中并未发现这样的变化。然而，虽然 AD-36 型感染可导致肥胖，但其感染的动物血清中总胆固醇和甘油三酯却降低。

在灵长类动物的研究中也发现了相似的结果，在自发产生抗 AD-36 型抗体的 15 只雄性恒河猴中，在 18 个月的观察期中，抗体阳性的状态与体重增加和血清总胆固醇的降低呈显著正相关。而在 3 只感染 AD-36 型的狨猴中，其体重较未感染的狨猴升高约 3 倍，同时也发现了脂肪积聚和血清胆固醇水平降低的现象。在应用仓鼠的研究中也发现了 AD-36 型感染与胆固醇水平降低的相关性，但同时也发现 AD-36 型感染过程中高密度脂蛋白向低密度脂蛋白转换，这提示 AD-36 型感染不仅对体重带来负面影响，也可能增加心血管疾病的发病率。而Dhurandhar 等也发现，AD-36 型感染的鸡可水平感染饲养在同一笼中的健康鸡，AD-36 型感染的动物中极少量的血液即可成功感染受体，并进而发生肥胖。而 AD-36 型在人群间的传播也较为容易，也可能导致 AD-36 型感染相关肥胖的发生率升高。（表 8-1）

表 8-1　AD-36 型感染与肥胖的动物实验研究汇总

主要结论	文献出处
AD-36 型感染的鸡和小鼠由于大量脂肪积聚导致体重迅速增长,血清总胆固醇和甘油三酯的水平降低。而在禽腺病毒感染的动物模型中未发现此变化	Dhurandhar et al. Int J Obes Relat Metab Disord, 2000
AD-36 型感染的大鼠表现为体重增加、胰岛素敏感性和糖摄取的增加	Pasarica et al. Obes Res, 2004
自发产生抗 AD-36 型抗体的 15 只雄性恒河猴,在 18 个月的观察期中,抗体阳性的状态与体重增加和血清总胆固醇的降低呈显著正相关。3 只雄性猕猴感染 AD-36 型病毒 28 周后,体重增加约 3 倍、脂肪积聚、血清胆固醇水平下降	Dhurandhar et al. J Nutr, 2000
仓鼠感染 AD-36 型后血清总胆固醇水平下降,伴随高密度脂蛋白向低密度脂蛋白转换	Kapila et al. Int J Obes Relat Metab Disord, 2000
AD-36 型感染可在饲养于同一笼中的鸡之间水平传播。AD-36 型感染的动物中极少量的血液即可成功感染受体,进而发生肥胖	Dhurandhar et al. Int J Obes Relat Metab Disord, 2001
AD-36 型感染的大鼠脑室旁核中去甲肾上腺素的分泌水平较健康大鼠明显降低。AD-36 型对中枢神经系统生化学的调控可以导致皮质酮水平的降低。AD-36 型还可通过上调 C/EBPβ(一种调控脂肪前体细胞分化的重要基因)对脂肪组织产生直接效应作用	Pasarica et al. Obesity, 2006
在感染动物的脂肪垫中可检测到 AD-36 型 DNA 的表达,而病毒基因 E4orf1 主要发挥刺激脂肪细胞的作用,同时也发现瘦素 RNA 的表达受到抑制	Vangipuram et al. Int J Obes, 2007

第三节　人群中的研究

一、AD-36型感染与成人肥胖

有关AD-36型在人群中的研究主要通过比较肥胖人群和正常人群中抗AD-36型抗体的表达和水平,并分析其与体重、BMI、总胆固醇、甘油三酯的关系。在某些研究中,也评估了脂肪组织中AD-36型DNA的水平。但是,这些研究结果仍然存在一些矛盾,因此,尚不能完全证实AD-36型感染与人类肥胖的直接关系。这些研究中最大的差异在于在某些针对成人的研究中抗AD-36型抗体的出现与体重增长及脂质代谢异常具有显著的相关性,但其他研究却得出了部分或完全相反的结论。一项针对美国502例志愿者(包括360例肥胖患者)的研究发现,抗AD-36型抗体阳性与肥胖显著相关,与年龄、性别及脂肪组织的取材部位无关,同时发现30%的肥胖患者中抗AD-36型抗体阳性,而11%的非肥胖者中抗AD-36型抗体阳性,同时,与动物实验的结果相一致,抗AD-36型抗体阳性患者表现为血清总胆固醇和甘油三酯的水平降低。而在意大利的一项针对203例志愿者(包括68例肥胖患者)的研究也发现,血清抗AD-36型抗体阳性的比例在肥胖患者中较健康人群明显升高,而BMI、腰臀比、血压、胰岛素水平、稳态模型评估(homeostasis model assessment,HOMA)和甘油三酯水平在抗AD-36型阳性志愿者中均明显升高,而这种相关性主要在存在于女性中。同时也发现,在非酒精性肝病中AD-36型感染与高BMI和体脂水平呈显著正相关。来自土耳其的研究也发现了相似的结果,抗AD-36型阳性者平均BMI和瘦素水平均显著升高,而脂联素的水平明显降低，血清总胆固醇和甘油三酯的水平亦明显升高。但是，来自韩国的数据却与上述结果存在一定差异，韩国的学者发现抗 AD-36 型抗体在普通人群、超过或明显肥胖的人群中的流行率均超过 30%。亦有三个研究小组得出了与之完全相反的结果，来自丹麦的研究发现，抗 AD-36 型抗体在超重者和健康对照者中的流行率均较低（5.7% vs 10.0%），因此没有证据证实病毒感染是导致丹麦肥胖流行率高的原因。而来自荷兰和比利时的研究（纳入约 200 例肥胖患者）也发现了抗 AD-36 型抗体在肥胖者和健康对照者中的低流行率（5.7% vs 3.9%），同时还发现在 31 例严重肥胖需接受外科手术的患者的内脏脂肪组织中并未检测到腺病毒 DNA。在美国现役军人中也发现了超过 30% 的抗 AD-36 型抗体阳性，与普通人群的抗 AD-36 型抗体水平无显著差异，而 AD-36 型感染与总胆固醇和甘油三酯水平亦无显著相关性。（表 8-2）

表 8-2　AD-36 型感染与肥胖的人群实验研究汇总

主要结论	文献出处
502 例志愿者（包括 360 例肥胖患者）中发现肥胖与抗 AD-36 型抗体阳性显著相关，与年龄、性别、取材部位无关。抗 AD-36 型阳性患者血清总胆固醇和甘油三酯的水平显著降低	Atkinson et al. Int J Obes, 2005
203 例志愿者（包括 68 例肥胖患者）发现肥胖患者中既往感染 AD-36 型的比例（64%）较健康人群（32%）显著升高。抗 AD-36 型抗体阳性患者中 BMI、腰臀比、血压、胰岛素水平、HOMA 评分和血清总胆固醇水平亦明显升高，这些相关性主要存在于女性中	Trovato et al. Int J Obes, 2009
抗 AD-36 型阳性者平均 BMI 和瘦素水平均显著升高，而脂联素的水平明显降低，血清总胆固醇和甘油三酯的水平亦明显升高	Ergin et al. Microb Pathogen, 2015

续表

主要结论	文献出处
540例志愿者中抗AD-36型抗体阳性的比例在正常人群、超重人群和明显肥胖人群中的比例均＞30%。根据患者年龄、性别和腰围来分析AD-36型与肥胖的相关性，AD-36型感染是超重的独立相关因素，但与肥胖无关。肥胖患者中抗AD-36型抗体阳性者总胆固醇水平降低而甘油三酯水平升高，与BMI无关	Na et al. Int J Obes, 2012
丹麦人群中超重者和健康对照者既往AD-36型感染的流行率均较低(5.7% vs 10.0%)	Raben et al. Int J Obes, 2001
509例荷兰和比利时志愿者(包括约200例肥胖患者)，肥胖患者和健康对照者血清抗AD-36型抗体流行率均较低(5.7% vs 3.9%)，抗AD-36型抗体与BMI无明显相关性。31例严重肥胖需接受外科手术的患者的内脏脂肪组织中并未检测到腺病毒DNA	Goossens et al. Obesity, 2011
在美国150例肥胖患者和150例现役军人中既往AD-36型感染率均＞30%。AD-36型感染与总胆固醇/甘油三酯水平无相关性	Broderick et al. Int J Obes, 2010

二、AD-36型感染与儿童肥胖

与成人研究中的结果相比，有关儿童的研究则与动物实验中的发现更为一致。在美国8~18岁的124例儿童中，67例(54%)发生肥胖，19例(15%)抗AD-36型抗体阳性，其中15例(78%)为肥胖儿童，抗AD-36型抗体阳性在肥胖儿童中较非肥胖儿童更为普遍。在肥胖儿童中，抗AD-36型抗体阳性者具有更高的人体测量学数据，包括：体重、BMI、腰围和腰臀比。同样是在美国，在针对84例儿童的研究中，25例(30%)抗AD-36

型抗体阳性，且 BMI 和 Z 评分显著升高（1.92 vs 1.65），腰围增大（96.3cm vs 90.7cm）。而来自韩国的研究也发现，318 例韩国儿童中，肥胖儿童中抗 AD-36 型抗体阳性率较非肥胖儿童显著升高（28.5% vs 13.5%）。在肥胖儿童中，抗 AD-36 型抗体阳性的儿童总胆固醇和甘油三酯水平明显升高，但在非肥胖儿童中未发现此现象。进一步研究发现，在经过年龄、性别、肥胖等因素调控后，抗 AD-36 型阳性的儿童中高甘油三酯的发生率较非阳性儿童高两倍，提示既往 AD-36 型感染是导致脂质代谢异常的独立危险因素，与是否肥胖无关。

多种因素可能均和动物／体外实验与人群实验结果的差异有关。首先，在人群实验中，血清抗 AD-36 型抗体和脂肪组织中 AD-36 型 DNA 的检测方法可能存在误差。虽然抗 AD-36 型抗体的检测具有较高的特异性和敏感性，但由于操作者熟练程度等问题，抗体检测并非易事。同时，肥胖人群中免疫应答被破坏，严重肥胖者中抗体的滴度可能存在下降。但是，更为重要的原因是，肥胖本身就是一种多因素的疾病，在多数肥胖者中，脂肪积聚是多种不同因素共同造成的结果。实验室的研究多数是前瞻性的，选择实验动物或细胞感染 AD-36 型。而人群的研究多数是回顾性的，在入组时患者已经被感染 AD-36 型，但感染时间、病毒载量以及病毒持续感染的时间均无法明确。因此，在前瞻性研究中，不同的混杂因素被消减，更容易得出 AD-36 型感染引发的效应。但是，在回顾性研究中基本不可能排除导致肥胖的其他因素，因此更难于分析研究结果。针对美国现役军人的研究就是一个范例，在美国现役军人中也发现较高的抗 AD-36 型抗体流行率，而肥胖主要与不良的生活方式和过量的食物摄入有关，但众所周知，现役军人的肥胖率相对较低，由于大量的体力活动、良好的生活习惯使其体重控制和 BMI 水平均处于正常水平。更为重要的是，遗传因素在肥胖的发生发展中也发挥重要作用,抗 AD-36 型抗体在非洲和亚洲人群中的流行率较高加索人群高两倍,提示 AD-36 型对肥胖的影响还需要考虑人种因素。同时,感染年龄也是 AD-36 型导致肥胖的重要因素,至少在某些国家中,AD-36 型感染对肥胖儿童的影响因素远远高于成人,这提示病毒早期感染在肥胖中可能发挥更重要的作用。这也可能解释了为什么 AD-36 型感染与肥胖的关系在儿童较在成人中更为密切。

第四节　人腺病毒感染导致肥胖的机制

多数动物病毒导致肥胖和脂肪积聚的原因是引发中枢神经系统的直接损害。虽然在被感染的狨猴的中枢神经系统中可检测到 AD-36 型 DNA,但 AD-36 型并不引起中枢神经系统的损伤,在感染的鸡和小鼠模型的脑切片(包括下丘脑)中均未发现明显的组织病理学变化。但也有研究发现 AD-36 型感染大鼠的脑室旁核中去甲肾上腺素的水平明显降低,这提示 AD-36 型引发促进脂肪生成的效应既有外周效应也有中枢效应,这种效应可导致皮质酮的分泌较少,而皮质酮在脂肪代谢中发挥重要作用,主要促进脂肪组织向糖类的转化。皮质酮还可通过减少糖类向脂肪细胞的转运保护脂肪沉积。因此,AD-36 型感染动物中皮质酮水平降低可促进糖类向脂肪细胞转运,而这种促脂类生成的效应与能量摄入无关。

目前的研究结果提示,AD-36 型病毒导致肥胖的重要机制在于通过上调 C/EBPβ 的表达直接对脂肪组织产生效应,而 C/EBPβ 是一种调控脂肪前体细胞分化的重要基因。在感染动物的脂肪垫中可检测到 AD-36 型 DNA 的表达,而病毒基因 *E4orf1* 主要发挥刺激脂肪细胞的作用。应用 AD-36 型体外感染小鼠脂肪前体细胞可导致其迅速向成熟的脂肪细胞分化，同时伴有促进脂肪储存的酶类（包括乙酰辅酶 A 羧化酶 1 和脂肪酸合成酶）早期出现，促进甘油三酯积聚，降低瘦素的表达和分泌，提高糖类摄取。瘦素的释放降低约 40%，这一激素信号通路可调控进食行为和能量平衡，瘦素表达的降低可导致食欲增加，进而导致脂肪组织增多。另一方面，AD-36 型感染还可影响糖类代谢，体外实验证明，AD-36 型可通过 Ras 活化 PI3 激酶信号通路，在胰岛素非依赖的条件下增加人原代骨骼肌细胞的糖类摄取。

也有研究发现，AD-36 型感染可通过增加单核细胞趋化蛋白 -1 的表达和 NF-κB 的活化导致慢性炎症的发生，而这一过程也可诱导单核巨噬细胞向脂肪细胞浸润，进而影响脂类代谢。另一方面，脂肪细胞自身亦可分泌多种细胞因子，在肥胖患者和小鼠的脂肪组织中均可检测到高水平的 TNF-α 蛋白和 mRNA。结合上述结果，TNF-α 的旁分泌可通过增加脂肪组织中间质血管和 / 或未定型细胞的数量促进脂肪组织的积聚。这些细胞还可进一步募集更多脂肪前体细胞，或作为基底层细胞促进脂肪组织的生成。在人群研究中的间接数据也证实这一假说，因为在肥胖患者中可检测到高水平的 IL-6 和 C 反应蛋白。但是，目前针对 AD-36 型感染导致总胆固醇和甘油三酯水平降低的原因尚不清楚，可能是肝脏继发损伤的结果，但是并未发现 AD-36 型感染后肝脏形态学和功能的改变。

（张　野）

参 考 文 献

1. Esposito S, PretiV, Consolo S, et al. Adenovirus 36 virus infection and obesity. J Clin Virol, 2012, 55: 95-100.

2. Atkinson RL. Viruses as an etiology of obesity. Mayo Clin Proc, 2007, 82: 1192-1198.

3. Dhurandhar NV. Infectobesity: obesity of infectious origin. J Nutr, 2001, 131: 2794S-2797S.

4. 董瑞, 高晓萌, 商庆龙, 等. 人腺病毒36型与肥胖发生相互关系的研究进展. 微生物与感染, 2013, 8: 52-55.

5. Lyons MJ, Faust IM, Hemmes RB, et al. A virally induced obesity syndrome in mice. Science, 1982, 216: 82-85.

6. Dhurandhar NV, Israel BA, Kolesar JM, et al. Increased adiposity in animals due to a human virus. Int J ObesRelatMetabDisord, 2000, 24: 989-996.

7. Ergin S, AltanE, Pilanci O, et al. The role of adenovirus 36 as a risk factor in obesity: the first clinical study made in the fatty tissues of adults in Turkey. MicrobPathog, 2015, 80: 57-62.

8. Na HN, Nam JH. Adenovirus 36 as an obesity agent maintains the obesity state by increasing MCP-1 and inducing inflammation. J Infect Dis, 2012, 205: 914-922.

9. Gregoire FM, Smas CM, Sul HS. Understanding adipocyte differentiation. Physiol Rev, 1998, 78: 783-809.

10. Owyang C, Heldsinger A. Vagal control of satiety and hormonal regulation of appetite. J NeurogastroenterolMotil, 2011, 17: 338-348.

第九章

人腺病毒感染实验室检查

第一节　标本采集、保存及运送

　　人腺病毒感染是由 DNA 病毒腺病毒（adenovirus，AdV）引起的人类感染性疾病，各年龄段均可感染，易在部队、幼儿园的人口集中的地方发生聚集性感染。全年可发生，多见于春秋季。腺病毒感染后，病毒分离成功与否很大程度上取决于临床标本的采集时间、质量及其保存和运输等环节。标本采集后应立即放入适当的采样液中低温保存。

一、标本的采集

　　急性呼吸道传染病监测标本优选咽拭子和鼻拭子。这两类标本的采集易于实施，不需要仪器设备辅助，并且对患者刺激小，易被接受。

　　1. 鼻拭子的采集方法　嘱患者坐下，头后倾。从无菌包装中取出拭子，将带有聚丙烯纤维头的拭子轻柔地平行于上颚插入鼻孔，在鼻腔内侧黏膜上转动 3~5 次，保持数秒，待拭子头吸收分泌物以后，缓慢转动退出鼻孔。以另一拭子拭另侧鼻孔。将拭子尾部折断，浸入含有采样液的病毒采样管中。

2. 咽拭子的采集方法　嘱患者坐下，头后倾，嘴张开，呈发"啊"声姿态，若患者舌挡住咽喉部位，可用压舌板固定舌体。从无菌包装中取出拭子，用带有聚丙烯纤维头的拭子越过舌根到咽后壁及扁桃体隐窝、侧壁等处，适度用力擦拭双侧扁桃体及咽后壁，反复擦拭 2~3 次，收集黏膜和上皮细胞，应避免触及舌部、口腔黏膜和唾液。将拭子尾部折断，浸入病毒采样管的采样液中。

为提高分离率，减少工作量，可一根拭子采集鼻拭子，另一根采集咽拭子，收集于同一采样管中。

3. 鼻咽抽取物的采集　有条件的监测哨点可采集鼻咽抽取物。鼻咽抽吸物通过商品化的黏液抽吸器从双侧鼻孔中抽吸获得。用与负压泵相连的抽吸器从鼻咽部抽取黏液。先将抽吸器头部导管插入鼻腔，接通负压，旋转收集器头部，采用负压 100mmHg 持续 15s 的间歇性抽吸后慢慢退出。收集抽取的黏液，并用 2~3ml 采样液涮洗抽吸器 3 次。

4. 支气管肺泡灌洗液标本的采集　于局部麻醉后将纤维支气管镜插入右肺中叶或左肺舌段的支气管，将其顶端伸入支气管分支开口，经气管活检孔缓缓注入 37℃灭菌生理盐水，每次 30~50ml，总量 100~250ml，不应超过 300ml。每次注液后以 −19.95~ −13.3kPa 负压吸出，要防止负压过大、过猛。分别收集于用硅油处理过的容器中，容器周围宜用冰块包围，并及时送检。记录回收液量，至少应回收 30%~40%。分别注入的液体每次回收后混合一起进行试验。第一份回收的标本往往混有支气管内成分，为防止其干扰，也可将第一份标本与其他标本分开检查。首先用单层纱布过滤以除去黏液，将滤液离心后分离上清液供生化检查和免疫学测定，沉淀物供细胞检查。符合采集要求的标本不应混有血液，红细胞数 < 10%，同时上皮细胞一般应 < 3%。

由临床医生按相应操作规程,无菌操作采集标本置入无菌采集容器中,标本量应≥5ml,立即送检。注意采集标本时避免咽喉部正常菌群的污染。

5. 痰液标本的采集 痰液标本可视患者实际情况,采用自然咳痰法、诱导咳痰法或者支气管镜采集法实施采集。

自然咳痰法以晨痰最佳,患者清晨起床后,用清水或冷开水反复漱口,用力深咳,直接吐入无菌采集容器中,标本量应≥1ml。

对于痰量少、无痰或咳痰困难者可雾化吸入诱导咳痰法,使痰液易于排出。于超声雾化器雾化杯中加入4%的NaCl溶液40ml,吸入高渗盐溶液15~25min,嘱患者漱口,用力咳出深部痰,收集入无菌采集容器中。

支气管镜采集法按常规支气管镜检的方法进行,在有痰和病变部位用导管吸引直接取得标本,置于无菌采集容器中。

对于儿童,可用弯压舌板向后压舌,将拭子伸入咽部,儿童经压舌刺激咳嗽时,可喷出肺部或气管分泌物。还可用手指轻叩胸骨柄上方,以诱发咳痰。

如有条件,痰液标本应采用痰涂片观察法进行采样是否合格的判定:随机选取1个低倍镜视野,计白细胞数和鳞状上皮细胞数,鳞状上皮细胞<10个/低倍视野、白细胞>25个/低倍视野,或二者比例<12.5的痰标本为合格标本。凡不符合上述合格标准的痰标本应重新采集。

6. 胸腔穿刺液标本的采集 由临床医师进行常规穿刺术抽取。抽取5~10ml穿刺液置于无菌采集容器中,立即送检或置于4℃冰箱中保存。

7. 血液标本的采集 呼吸道病毒基本不产生病毒血症或病毒血症时间很短,因此一般不作为临床诊断检测标本,而多用于急性呼吸道疫情暴发时的血清学核实诊断。血清标本采集应该包括急性期和恢复期双份血清,单份血清不能用作诊断。急性期血样应尽早采集,不能晚于发病后 7 天。恢复期血样则在发病后 2~4 周采集。

按常规方法实施皮肤消毒程序,并按临床常规方法进行采血,步骤如下:通常采血部位为肘静脉,将止血带扎在静脉取血部位的上方,采血部位的局部皮肤用消毒液由采血部位向外周严格消毒,消毒后不可接触采血部位,待消毒液挥发后,进行取血操作。采用商品化的一次性注射器或真空采血管采血。取下止血带,用无菌棉压迫止血。使用后的采血针不要回盖针帽,直接将其放在锐器垃圾桶内。采集的全血注入真空采血管中,不加抗凝剂。待血液凝固后,离心后吸取血清,放置到 –20℃冰箱中冷冻保存备用。

二、标本的保存

新鲜采集的临床标本如能在 48h 内运送至监测网络实验室,可暂时保存在 4℃条件下。无法 48h 内送至网络实验室或参比实验室开展检测的,应置于 –80℃或以下保存。如无 –80℃保存条件时,可于 –20℃冰箱暂存。标本避免反复冻融。标本送至实验室后,应尽快开展核酸检测,24h 内进行检测的可置于 4℃暂存,否则应置 –80℃或以下保存。

三、标本的运输

需报送的标本(或病毒分离株),需通过信息管理系统填写生成相应的"标本送检单",打印后负责人签字或盖单位公章,随同标本和毒株报送。

标本 4℃保存时,可置于 0~8℃低温运输。冻存的临床标本应在冻存的条件下,低温冷链运输。冻存的标本送到实验室后,应尽快进行相应的核酸检测,24h 内能进行检测的可置于4℃暂存,否则应置 –80℃或以下保存。标本应避免反复冻融。毒株上报时应采用干冰冻存运输,避免运输过程中毒株反复冻融。

标本与病毒株必须放在大小适合的带螺旋口和密封胶圈的塑料管里,不可有泄漏。必须在塑料管上标明标本与病毒的编号。装有标本与毒株的塑料管应放入大小适合的自封袋或标本盒内运输。运输时在包装箱内填充缓冲和吸水材料。

送检的标本或毒株送到实验室后,由专人在生物安全柜内打开标本的包装,记录收检日期、送检实验室名称、核对并记录送检标本(毒株)编号与数量是否与送检单相同。核对后,将送检单反馈上报单位,核对无误的标本或毒株进行进一步分装保存,存在问题的标本暂存等待销毁。

四、标本的分装

原始标本应分装保存,在 4 份以上,1 份用于核酸检测或病原分离,核酸检测约需 200μl 标本或病毒液,病毒分离需200~500μl 标本或病毒液。此外另保存 3 份以上,用于上报与复核用。对于病毒分离阳性的原始标本 –80℃至少保存 6 个月,在收到中心实验室复核鉴定报告后,按照生物安全有关规定处理;病毒分离阴性的标本随时按生物安全的有关规定处理。

第二节　常规检查

腺病毒感染,各年龄阶段均可感染,易在部队、学校、幼儿园等人口集中的地方发生聚集性感染。全年可发生,多见于春秋季。实验室常规检查为血常规、肝功能、C反应蛋白（CRP）、血沉、血气分析等。

腺病毒感染的患儿,大部分腺病毒感染中的白细胞计数、中性粒细胞百分比、C反应蛋白、血沉水平均升高。在腺病毒感染的非肺炎病例中,白细胞计数、中性粒细胞百分比、C反应蛋白、血沉水平升高其分别为67.4%、78.4%、71.1%、85.7%;腺病毒感染的肺炎病例中,分别为31.3%、37.5%、56.3%、92.8%。非肺炎组与肺炎组比较,白细胞计数、中性粒细胞百分比升高程度有显著性差异（$p < 0.05$）;C反应蛋白、血沉升高程度无明显差异（$p > 0.05$）。显示儿童腺病毒感染可引起C反应蛋白、血沉水平升高;腺病毒感染的非肺炎病例大多可引起白细胞计数、中性粒细胞百分比升高,而腺病毒性肺炎者升高不明显。

64例7型军营成人腺病毒感染,白细胞计数均值为5.8×10^9/L,仅6例$> 10.0 \times 10^9$/L,1例下降。80.4% C反应蛋白升高,最高到95mg/L。肝功能检查,27.5%患者肝功能异常,以单项ALT升高为主。54例患者血气分析均正常。

第三节　特异性实验室检查

一、人腺病毒感染形态学检查

对难于培养的肠道腺病毒,从粪便标本中粗提后,经电子显微镜或免疫电镜观察。

二、人腺病毒感染病毒分离、培养与鉴定

1. 病毒的分离培养　标本应尽早从感染部位采集。采集

患者喉咽部、眼分泌物、粪便和尿液等，加抗生素处理过夜，离心取上清接种于 Hep-2 细胞，在含 2% 血清的 DMED 培养基中，37℃孵育 5~7 天后可观察到典型的细胞病变现象（cytopathic effect, CPE）：细胞先变圆，进而成球形，折光性增强，许多病变的细胞聚集成一串串葡萄状。

2. 病毒鉴定　用荧光标记的抗六邻体抗体与分离培养细胞结合，荧光显微镜下鉴定病毒。也可用血凝抑制（hemoagglutination inhibition, HI）试验或中和试验（neutralization test, NT）检测属和组织特异性抗原，并鉴定病毒的血清型。

中和试验检测腺病毒方法：中和试验是病毒分型的标准方法，作为经典方法在病毒鉴定中起重要的作用。此方法可对腺病毒进行型别鉴定，也可用于测定患者血清中的中和抗体水平，评估机体抗体特定型别腺病毒感染能力。

（1）检测原理：中和试验是病毒血清学试验中常用的一种抗原 - 抗体反应，用以测定人或动物血清中和抗原、抑制病毒感染的生物效应，是反映机体特定病毒感染能力最可靠的方法。中和抗体是指能与病毒结合并使之失去感染力的抗体，主要是 IgG。特异性的抗病毒免疫血清（中和抗体）与病毒作用，能够结合病毒表面的受体，抑制病毒对敏感细胞的吸附、穿入和脱壳，从而阻止病毒的繁殖，使病毒失去感染能力。

（2）检测方法：细胞培养中和试验法，一般多采用稀释血清、固定病毒量的方法。以抑制 50% 病毒发生反应的血清最高稀释度作为中和抗体效价。用 Hela 细胞或 Hep-2 细胞按常规方法传代培养，然后测定其半数组织培养感染剂量（50% tissue culture infective dose, $TCID_{50}$）。中和试验前需要先进行病毒的滴定，选出病毒接种的浓度，通常用半数细胞孔有病变的病毒稀释度倒数的对数来表示。测定步骤：取病毒阳性细胞管冻融 3 次，2 000r/min 离心 10min，吸取上清，加 Eagle 液 10 倍系列稀

释为 $10^{-8} \sim 10^{-1}$ 病毒液。以每孔 25μl 加入细胞板内,每稀释度做 4 个复孔。每孔加细胞悬液 25μl,同样设置细胞对照(25μl 稀释液 +25μl 细胞悬液),37℃静止培养,同时设病毒正常细胞对照。根据细胞病变结果,判定中和效价。

(3)结果判定:以病毒对照管呈现 ++++ 病变时判断结果,以完全抑制细胞病变为终点。若细胞出现病变,表示病毒没有被中和,反之,如不出现病变,表示病毒被抗体中和。以能保护 50% 或 50% 以上细胞孔不出现病变的血清稀释度为中和抗体效价。

三、人腺病毒感染血清学检查

常用血清学方法包括 IF、HI 及 ELISA 等试验,采取患者急性期和恢复期双份血清进行检测,若恢复期血清抗体效价比急性期增长 4 倍或以上,即有诊断意义。快速检测血清可用 ELISA 法或乳胶凝集试验。

1. 金标免疫斑点法　斑点反应板上的固相抗原采用 AdV 特异抗原与血清中 AdV 抗体结合形成复合物,胶体金标记的抗人 IgG(或 IgM)抗体再与复合物结合,形成肉眼可见的红色圆斑。

2. 胶体金法　用于检测试验血清中的腺病毒抗体(IgM/IgG)。

检查方法:滴入 2 滴试剂 I 于反应板中央孔中,待完全渗入;滴入 100μl 血清于反应板孔中,待完全渗入;滴加 3 滴试剂 II 于反应板孔中,待完全渗入;渗入 3 滴试剂 I 于反应板孔中,待完全渗入。

结果解释:阳性:反应板孔中 C 端出现红色圆斑,T 端出现红色圆斑,为腺病毒抗体阳性;阴性:反应板孔中 C 端出现红色圆斑,T端不出现红色圆斑,为腺病毒抗体阴性。失效:反应板孔中 C 端不出现红色圆斑,或 C 端、T 端均不出现红色圆斑,为试剂盒失效。

检验方法的局限性:阳性结果并不能确诊是腺病毒感染。对患者状况的诊断应结合患者临床体征与症状和试验结果的综合分析。或试验结果可疑时,应用 PCR 法确诊。

3. ELISA 法　ELISA 检测腺病毒方法敏感性高,且方便、简易、可靠,易于操作,3~4h 即可得出结果,适合普遍临床应用。检测结果血清 IgG 或 IgM 阳性,表示受检者近期受到相关腺病毒感染。如果为阴性或在临界值范围内则不能排除感染的存在。

1)检测原理:将抗原物理性地吸附在固相载体上,加患者血清到板孔中,其所含的抗体特异性地与固相载体中存在的抗原结合,形成免疫复合物。洗板除去未结合物质,加入酶标记的抗 IgA、IgM 或 IgG 抗体,通过共价键形成抗原 - 待测抗体 - 酶标记抗体复合物,此种酶结合物仍能保持其免疫学和酶学活性,加入底物(对硝基苯磷酸盐)反应生成有色产物,颜色反应的强度与标本中相应抗体的量成正比。

2)检测方法:将所有试剂置于室温 0.5h。按试剂盒要求稀释血清;将检测所需数目的微孔条置于微孔板框上;分别加入已稀释标本或对照血清 100μl/ 孔,留一孔不加作为空白对照。将标本于 37℃水浴箱放置 1h;PBS 缓冲液洗涤板孔 5 次;加入酶标记抗体 100μl(空白孔除外),37℃孵育 30min;洗涤板孔后,加入底物溶液(包括空白孔)100μl,37℃孵育 30min;加终止液 100μl/ 孔。30min 内,用酶标仪在 450nm 波长处以空白孔调零,逐孔测定吸光度(OD)值。

3)结果判定:底物空白的 OD 值需< 0.25,试剂盒中阴性、阳性对照和空白对照须成立。质控血清检测结果成立。标准血

清的评价 OD 值须在有效范围内。取阳性对照平均 OD 值，阳性对照 OD 平均值乘以《质量控制证书》上给出的上、下限系数，即可得到阳性指标和阴性 OD 值判定范围。小于阴性指标 OD 值为阴性，大于阳性指标 OD 值为阳性，大于阴性指标 OD 值、小于阳性指标 OD 值范围区间为临界值。

四、人腺病毒感染核酸检测

病原监测的核酸检测方法优选实时 PCR/RT-PCR 技术。实时 PCR 技术可实时图形化显示扩增过程，易于观察；反应产物无需开盖电泳即可判断结果，避免了实验室核酸污染。实时 PCR 技术，是指在 PCR 反应体系中加入荧光基团，利用荧光信号累积实时监测整个 PCR 进程的一种高灵敏度、封闭的 PCR 检测技术。如果进一步通过标准曲线对未知模板进行定量分析，则可获知模板的起始浓度，即为实时定量 PCR/RT-PCR 技术。实时 PCR 技术主要包括两类荧光检测系统：基于 DNA 结合染料如 SYBR Green Ⅰ 的检测系统和基于水解探针的检测系统，后者主要包括 Taqman® 水解探针、分子信标等，其中 Taqman® 水解探针是目前应用最多和最广泛的实时荧光检测系统。

核酸检测通常包括标本处理（核酸纯化）、试剂准备、加样、核酸扩增和结果分析五个步骤。

（1）标本处理（核酸纯化）：核酸提取在 BSL-2 级实验室或基因扩增实验室标本处理区的生物安全柜内操作。实验室操作应当遵守生物安全实验室的有关生物安全的规定。按所采用的商品化试剂盒说明书要求，取适量待检标本、阳性及阴性对照进行核酸提取。标本应尽可能新鲜，提取过程应严防 RNA 酶污染及操作不当导致的 RNA 降解。提取过程如涉及离心步骤，应采用低温冷冻离心机；在生物安全柜内进行加样、提取过程中,为防止 RNA 降解,可将试管架置于托盘内平铺的碎冰上。提取好的 RNA 应及时用于检测,否则应当 –80℃保存。

1)主要试剂、仪器与耗材

试剂:病毒 DNA/RNA 提取试剂盒,适用于血清和无细胞体液中 DNA/RNA 的提取;0.9% NaCl 或 0.02mol/L PBS;无水乙醇;无 RNase 水;β- 巯基乙醇。

仪器与耗材:BSL-2 生物安全柜;可调转速最大至 14 000r/min 的离心机;涡旋混合器;10μl、100μl、200μl、1 000μl 量程移液器;水浴锅或金属浴;1.5ml 离心管和各种规格 Tip 头等常规耗材。

2)实验步骤

以某公司病毒 RNA/DNA 试剂盒为例。

①在无菌微量离心管中加入 25μl 蛋白酶 K。

②将 200μl 无细胞标本加入微量离心管中。

注:如果处理的标本少于 200μl,则使用 PBS(磷酸盐缓冲盐水)或 0.9% NaCl 将标本的最终体积调整至 200μl。如果想要处理 > 200μl(< 500μl)的标本体积,则相应扩大试剂用量。

③加入 200μl 裂解缓冲液(包含 5.6μg 载体 RNA)。盖上试管盖,涡旋混匀 15s。56℃孵育 15min。

④将 250μl96%~100% 乙醇加入试管中,盖上试管盖,涡旋混匀 15s。室温孵育裂解物 5min。

⑤将上述裂解物加至收集管的病毒离心柱内。6 800g 离心 1min。弃去收集管。将离心柱置于新的洗脱管内。

⑥用含有乙醇的 500μl 洗脱缓冲液(W5)冲洗离心柱。6 800g 离心 1min。弃去液体。用 500μl 洗脱缓冲液(W5)重复冲洗一次。

⑦弃去收集管,将离心柱置于另一个干净的洗脱管内。以最高速离心柱 1min,去除残留的洗脱缓冲液(W5)。

⑧将离心柱置于干净的 1.5ml 回收管内。用试剂盒提供的 50μl 无菌的无 RNA 酶水(E3)洗脱(将水加至滤芯中央)。室温下孵育 1min。以最高速离心 1min 洗脱核酸。回收管内包含纯化的病毒核酸溶液。弃去离心柱。

⑨将纯化的病毒 RNA/DNA 置于 −80℃ 保存,用于后续核酸检测。

(2)实时 PCR/RT-PCR 扩增:扩增试剂的准备应当在基因扩增实验室的试剂准备区(室)中进行。试剂的配制按所用商品化试剂盒说明书进行。除酶混合物外,其他试剂在使用前应当在室温充分复融,混匀并瞬时低速离心。按试剂盒说明书配制实时反应混合液,混匀后,分装到反应管中,分别做好标记。反应液分装时尽量避免产生气泡,上离心机离心前应检查各反应管是否盖紧。

分装有扩增反应液的反应管应当扣盖或装入密实袋内再转移至标本处理区(室),按试剂、仪器说明书完成加样和 PCR 反应管准备。加样时应当使样品完全落入反应液中,避免样品黏附于管壁。加样后应尽快盖紧管盖。

1)试剂、仪器与耗材

试剂盒:实时一步法 RT-PCR 试剂盒;无 RNase 水。

仪器与耗材:实时 PCR 仪;微量移液器;无 DNA/RNA 酶 Tip 头、1.5ml 离心管和实时 PCR 反应管等耗材。

2)设备准备:操作台的表面、枪头和离心机应保持洁净,可用 5% 漂白剂或其他可去除 DNA 酶的清洁剂擦拭台面,以减少核酸污染的风险。

3)试剂准备:配制反应液期间,尽量保持所有试剂放置在低温装置中,如预冷的冰盒。新合成的引物稀释前应短暂离心(12 000r/min,15s)。用无 RNase 水进行溶解,加水量为(100×总摩尔数)微升,然后充分振荡混匀。此时引物浓度为 10pmol/μl,即 10μM。例如:引物或探针合成量为 2OD,

4.5nmol, 则加水量为 $100 \times 4.5 = 450\mu l$。稀释的引物建议分装使用, $-20℃$ 保存, 用前融化。

在核酸提取区分装扩增反应液的反应管中分别加入标本 RNA。首先加入阴性对照管, 然后分别加标本 RNA, 如果有阳性对照 RNA, 应最后加入。将上述加好模板的反应管混匀, 短暂离心后放入实时 PCR 仪, 按相应方法设置反应程序进行实时 RT-PCR 扩增, 退火温度按说明书默认条件设置。

4)病原筛查顺序: 首先利用三套通用引物/探针筛查甲型流感病毒、乙型流感病毒和腺病毒。甲型流感阳性的标本, 进一步排除 H5N1 和 H7N9; 然后再做其他流感亚型筛查。腺病毒阳性标本, 可进一步进行腺病毒型别鉴定。流感和腺病毒阴性标本, 再进行其他 3 类呼吸道病毒的检测。

每个反应板(盘)均应设置质控对照(核酸提取质控对照 ETC 和实时反应质控阴性对照 NTC)。如果有统一配发的阳性对照品 PTC, 则应每个批次至少设置 1 组阳性对照。阳性质控对照品应在所有待测样品核酸加完后最后加入。每份标本(S)均应同时设置内参对照(RNP), 以评估标本采集效果。

5)PCR 扩增检测: 实时 PCR/RT-PCR 反应在扩增区进行。待检 PCR 管转移至扩增区, 按顺序置于 PCR 仪上, 编辑标本信息, 根据仪器不同选择说明书设置相应体系循环参数等反应条件, 进行实时 PCR/RT-PCR 检测, 不同型别人腺病毒检测引物设计见表9-1。

表9-1 不同型别人腺病毒检测引物和探针序列表

人腺病毒	qHAdV-UniF	ATGGCCACCCCATCGAT
B组	qHAdV-UniR	ACTCAGGTACTCCGAAGCATCCT
	qHAdV-UniProbe	FAM-TGGGCATACATGCACATCGCCG-BHQ1

续表

人腺病毒 3型	qHAdV3-F	GGGAGACAATATTACTAAAGAAGGTT TGC
	qHAdV3-R	CAACTTGAGGCTCTGGCTGATA
	qHAdV3-Probe	FAM-CACTAC " T* " GAAGGAGAAGAA AAGCCCATTTATGCC
人腺病毒 4型	qHAdV4-F	AAGCCAACCTGTGGAGKAACT
	qHAdV4-R	TGTTGGCCGGTGTGTATTTG
	qHAdV4-Probe	FAM-CTSTATGCCAATGTTGCCCTCTA TTTGCCT-BHQ1
人腺病毒 7型	qHAdV7-F	GAGGAGCCAGATATTGATATGGAATT
	qHAdV7-R	AATTGACATTTTCCGTGTAAAGCA
	qHAdV7-Probe	FAM-AAGCTGCTGACGCTTTTTCGCC TGA-BHQ1
人腺病毒 11/55型	qHAdV55-F	CGGAGCAGCCAAATCAGAA
	qHAdV55-R	CATGAGTGTCTGGAGTTTCCAAAT
	qHAdV55-Probe	FAM-TGCGGCATCACAGAAAACAAA CTTAAGTC-BHQ1
人腺病毒 14型	qHAdV14-F	GAAAATCATGGTGTGGAAGATGAA
	qHAdV14-R	CAAGCTTGGTCTCCATTTAACTGA
	qHAdV14-Probe	FAM-ACGGCATCGGTCCGCGAACA- BHQ1
人腺病毒 16型	qHAdV16-F	TTGCTGGAACCAGTGGAACAC
	qHAdV16-R	CAAAAGGATTGCCTCCATGGA
	qHAdV16-Probe	FAM-TGGGACAAAGA " T* " GACACCA CAGTTAGTACTGCTA
人腺病毒 21型	qHAdV21-F	CCCTGCTATGGGTCTTTTGC
	qHAdV21-R	CGGTTGTTCAGTAGTTTTTTGTTTTG
	qHAdV21-Probe	FAM-AAACCCACTAACGTCAAAGGC GGACAG-BHQ1

（3）结果分析：根据所用试剂盒说明书设置基线值（baseline）或采用系统默认条件。荧光阈值（threshold）设定以阈值线刚好超过阴性对照品扩增曲线（无规则的噪音线）的最高点为原则。使用仪器配套软件自动分析结果。内参成立的情况下，当标本 Ct 值 ≤ 35 时，视为阳性；当 35 ＜标本 Ct 值 ＜ 40 时，应进行重复测定或重新提取 RNA/DNA 后测定，再次测定结果 ≤ 40 时，视为阳性，否则视为阴性标本。

1）阴性对照中得到的荧光增长曲线不应该超过阈值线（即 Ct ＞ 40）。如果一个或者多个引物和探针的阴性反应出现了假阳性，则样品可能已经被污染。整个实验过程应视为无效的，严格按照规范操作步骤重新检测。如果核酸提取质控对照荧光增长曲线超过阈值线（即 Ct ＞ 40），应重新提取核酸进行检测。

2）如果设置了阳性对照，那么在 35 个循环之前，阳性对照反应出现阳性结果。如果没产生预期的阳性结果则视为无效，应重复实验。确定阳性对照孔反应失败原因，订正并记录错误原因及更改方案。不再使用没产生预期结果的阳性对照品。

3）内参 RNP 检测靶物质为正常人上皮细胞中广泛存在的核糖核酸酶 P（RNase P）的 RNA，用于对标本中 RNA 提取和扩增过程进行有效监控。在 35 个循环之前，临床标本的内参反应曲线都应该超过阈值线，即 Ct ＜ 35，这表明从人类 RNase P 基因检测到足够量的 RNA，即标本中含有满足检测要求的黏膜或上皮细胞。如果该份标本的 RNP 检测 Ct 值 ≥ 35.0，一是可能未采集到足够的正常人上皮细胞，此时应重新采样；二是可能核酸提取过程异常，导致 RNA 损失，应重新提取，尤其是当所有标本 RNP 内参均存在问题时；三是标本中存在 RT-PCR 抑制物质，可稀释后检测，但通常鼻 / 咽拭子标本不会出现此类问题。当重复试验依然为阴性时，则应视为标本采集不当，应反馈监测哨点提高采集质量。

第四节 实验室生物安全和质量控制

一、实验室生物安全

病毒的分离培养和核酸提取等操作,必须在符合BSL-2级生物安全实验室内进行操作。个人防护按照相关规定进行防护。生物安全柜内在实验前和实验后分别用紫外灯照射30~60min 和75%乙醇擦拭工作台面,实验室在实验前和实验后也用紫外灯照射 30~60min,生物安全柜内常备75%酒精棉和消毒液以防实验过程中液体外溢等紧急事故的应急处理。实验室台面实验前和实验后用有效氯浓度分别为0.1%和0.5%消毒液擦拭,病毒室内还备有一台带有蒸气回收装置的高压灭菌器,保证实验完毕后能够及时地将废液、器材经121℃30min高压灭菌。实验用废液和器材经灭菌后,粘贴预防控制医疗废物标识,送医疗废弃物暂存点暂存后统一处理。

二、实验室质量控制

为使病原监测工作科学严谨,结果准确可靠,具有可比性,质量控制应贯穿于病原监测实施的全过程。

(一)标本质量控制

1. 严格控制采样时间 标本应尽量在发病早期采集,此时病毒核酸检出率最高,随发病时间的延长,病毒被清除,病毒核酸的检出水平迅速下降。因此应在发病后尽早采样,一般患者发热 3 天内采集最佳。部分呼吸道病毒排毒周期尚未明确,也应尽量在发病早期采集。为提高检出率,可采用多部位取样检测,例如同时采集鼻拭子和咽拭子。

2. 严格依照技术规范采样　标本采集时间、方法、采集量均应按照技术规范执行,采集的标本放置在符合标准要求的采样管中。按要求将标本暂存在4℃、-20℃或-80℃。

3. 严格标本编码　标本编码为信息管理系统自动命名,标本表面编码应与系统编码已知。可采用打印标签方式,将带有唯一识别号码的标签分别贴在采样容器和病例信息调查表上。

4. 严格标本信息收集　监测哨点将所采集的标本信息填入"急性呼吸道病例信息调查表",保证每一份调查表和标本采集记录表均填写准确。填写内容应根据各单位实际情况,尽可能填写完整。表格标记星号内容为必须填写内容,必须填写完全。

（二）核酸检测质量控制

检测过程对可能出现的假阳性和假阴性进行质量控制,每次临床标本检测时,至少应当有1份阳性对照品和2份阴性质控标本。阳性质控对照,可采用监测体系规定或提供的阳性对照品。通常设立2份阴性质控对照,其中1份为核酸提取阴性质控对照,即在标本提取时,同时提取不含任何核酸的空白标本(如采样管中的采样液)作为提起过程的质控对照;另1份为核酸检测阴性质控对照,即仅含有酶等扩增试剂成分,但不含待检标本或仅加入无核酸酶水。每种阴性质控对照可设多个复孔,对实验室"污染"所致假阳性的监控更为有效。质控标本应与临床标本同等对待,参与标本核酸提取和扩增检测全过程。

（三）病原分离质量控制

细胞随着传代次数的增加,细胞状态可能会变差,应定期更换使用新复苏的分离用细胞。

所用细胞系应确保无支原体污染。可定期采用支原体检测试剂盒对培养细胞的支原体污染情况进行检测评估。

　　病原分离时同样应设立阴性质控对照,以避免因细胞状态不佳出现的假阳性现象。当阴性质控对照成立时,病原分离物亦应进行核酸检测验证,以避免因标本液对细胞存在毒性出现的假阳性问题。

（四）实验过程质量控制

　　各技术实施单位使用统一采购并验证的试剂和耗材,采用统一规范的技术方法开展标本采集、检测和病原分离。

（五）仪器设备质量控制

　　检验仪器在使用前必须进行校准或检定,以确保其测量的准确性和有效性。在操作检验试验设备时应进行日常的调零、量程检查等运行检查工作,并保持相应的运行检查记录。

（韦三华）

参 考 文 献

1. Cheng J, Qi X, Chen D, et al. Epidemiology and transmission characteristics of human adenovirus type 7 caused acute respiratory disease outbreak in military trainees in East China. Am J Transl Res, 2016, 8(5): 2331-2342.

2. Chen Y, Liu F, Wang C, et al. Molecular Identification and Epidemiological Features of Human Adenoviruses Associated with Acute Respiratory Infections in Hospitalized Children in Southern China, 2012-2013. PLoS One, 2016, 11(5): e0155412.

3. 麦贤弟,李静,檀卫平,等. 小儿腺病毒实验室感染检查结果的变化特点. 广州医学院报, 2006, 34(1): 53-55.

4. 黄燕武,韩凤娟,田顺利,等. 人类腺病毒7型致军营暴发感染的临床特征. 世界最新医学信息文摘, 2016, 52(16): 38-39.

5. Zhang SY, Luo YP, Huang DD, et al. Fatal pneumonia cases caused by

human adenovirus 55 in immunocompetent adults. Infect Dis（Lond），2016，48（1）：40-47.

6. 王瑞琨，商蕾，王迎晨，等. 呼吸道感染人腺病毒的分离培养和型别鉴定. 哈尔滨医科大学学报，2013，47（5）：385-387.

7. Song E，Wang H，Kajon AE，et al. Diagnosis of Pediatric Acute-Adenovirus Infections：Is a Positive PCR Sufficient？Pediatr Infect Dis J，2016，35（8）：827-834.

8. Shi L，Sun Q，He J，et al. Development of SPR biosensor for simultaneous detection of multiplex respiratory viruses. Biomed Mater Eng，2015，26（Suppl 1）：S2207-S2216.

9. 杨慧宁，刘惠亮，王藩. B55 型腺病毒感染预防与控制. 北京：人民军医出版社，2015.

10. 潘庆军，朱学芝. 腺病毒及其检测技术研究进展. 检验医学与临床，2013，10（24）：3362-3364.

11. 王旌，朱剑锋，童晓维. 基因测序在人类腺病毒分型中的应用. 国际流行病学传染病学杂志，2013，40（5）：353-357.

第十章

人腺病毒感染影像学检查

以往,腺病毒肺炎多见于儿童和免疫功能损害者,免疫功能正常的成年人患病者鲜有报道。近年来,随着临床病毒检测手段(PCR 技术)及影像检查技术的快速发展,免疫功能正常的成年人发病率为 1%~7%,逐渐增高,尤其是在军营、学校和医院等人群聚集场所,呼吸道腺病毒感染有逐年增多的趋势。临床报道以 3 型、7 型、55 型等腺病毒感染多见。与其他病毒性肺炎不同,腺病毒肺炎进展快,感染中毒症状明显,容易进展为重症肺炎、急性呼吸窘迫综合征,甚至死亡。影像学检查在腺病毒肺炎的诊断及疗效评价方面,有着重要的价值。

第一节 肺部影像学特征

由于肺部是含气组织,具有天然的对比度,因此胸部 X 线片往往是诊断肺部感染性病变的首选影像学检查手段,尤其是对于有急性呼吸道症状的儿童患者来说。结合临床表现及实验室检查结果,胸部 X 线片可以为临床医生提供有用的信息,如腺病毒肺炎的初步诊断、鉴别诊断及疗效评估。但是,随着精准医学概念的提出和发展,胸部 X 线片已经不能满足临床的诊断需求,尤其是在显示微小病变方面,胸部 X 线片存在明显的局限性。

　　CT扫描是最敏感、最具价值的检查方法，具有其他影像检查方法无法比拟的优势。不同肺部疾病可导致相应的病理生理性改变，CT检查不仅能发现有无肺部病变，并能够明确病变的密度、形态、范围、数量、部位、与周围组织的关系等改变，进而推断出患者感染与否、感染类型，为临床医生制订合理治疗方案提供可靠信息。

　　以下将从病变的分布、形态、密度以及肺外表现等方面，分析腺病毒肺炎的CT表现特点。

一、腺病毒肺炎CT表现及分布特点

　　腺病毒肺炎病变在CT上多表现为双肺广泛分布的高密度病变。有文献报道重症腺病毒肺炎病变累及的肺叶数量为(4.2 ± 1.4)个，其中以双肺下叶最为多见，左、右肺有无差异，目前尚无一致结论。有学者研究认为，影像学表现提示患者右肺累及明显多于左肺，这可能与肺部解剖结构有关。

　　腺病毒肺炎病变多呈段、亚段性分布，通常不占据整个叶或肺段。依据病变在肺叶内的分布位置不同，其分布模式可分为中央型、胸膜下型、支气管血管束周围型以及随机分布型，其中以中央型分布最为常见，这可能与腺病毒肺炎基本病理改变密切相关。腺病毒感染人体后，沿气道经支气管蔓延累及肺实质，当病变累及细支气管后迅速发展影响肺泡，形成渗出性改变。在儿童及免疫功能受损的患者，这种渗出性病变极易发展、融合，从而形成以细支气管为中心的多节段实变，因此中央型分布的趋势较为明显。

二、腺病毒肺炎常见CT征象

腺病毒肺炎早期,肺部及影像学表现无明显异常。随着病情进展,出现胸部CT异常表现。病理上,腺病毒肺炎往往表现为斑片状出血实变,合并局部充气过度或膨胀不全,以及肺组织坏死、弥漫性肺泡损伤。轻型肺炎时,往往表现为肺间质炎细胞浸润、核包涵体,尤其是在肺泡上皮细胞。基于其不同的病理基础,腺病毒肺炎的CT表现亦多种多样,同一病变中可有多种征象并存,但是往往缺乏特征性的CT表现,给临床及放射科医生带来极大的困扰。根据我们的经验并结合以往文献,总结出腺病毒肺炎的常见的CT征象主要有以下几点:

1. 磨玻璃影 是腺病毒肺炎最常见的CT表现(图10-1)。磨玻璃影为腺病毒肺炎较早期的表现,常为双侧磨玻璃阴影,边界不清。表现为淡薄的密度增高影,但是不掩盖正常的肺纹理结构,病理上为肺泡壁肿胀、肺泡腔少量渗出及肺泡间隔的炎细胞浸润、核包涵体,尤其是在肺泡上皮细胞。

疯狂铺路石征是磨玻璃影的一种特殊表现形式,在高分辨率CT上表现为散在或弥漫性分布的磨玻璃影,伴随小叶间隔增厚及小叶内线(图10-1)。它可以由多重原因引起,包括肺孢子菌肺炎、黏液性支气管肺泡癌、肺泡蛋白沉积症、非特异性间质性肺炎、肺出血以及急性呼吸窘迫综合征等。腺病毒肺炎也是引起"疯狂铺路石征"的常见病因。在病理上,该征象代表间质性肺炎并小叶间隔增厚、肺出血并含铁血黄素沉积。疯狂铺路石模式可能是由腺病毒肺炎引起的弥漫性肺泡损伤的高分辨率CT表现。

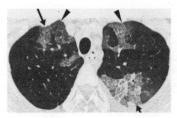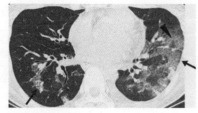

图 10-1 双肺腺病毒肺炎

患者,女性,35岁,非霍奇金淋巴瘤异体干细胞移植后1年。双肺多发斑片状磨玻璃影(黑箭头),合并小叶间隔增厚(黑三角),形成所谓的"疯狂铺路石征"

2. 小结节 根据分布特点,小结节可以分为三类:①小叶中心结节,即以次级肺小叶为中心分布的小结节;②淋巴管周围结节,即主要分布在胸膜下或小叶间隔的结节;③随机分布结节。小结节也是疾病发展的早期阶段,随着病程进展,早期腺泡结节或小叶实变影会逐渐扩大并融合成斑片状致密影,甚至实变。病程1周左右,形成以实变为主或全实变的、密度均匀或不均匀的叶段性病灶。

3. 斑片影 斑片状病灶呈节段性表现,多个肺叶均可受累,大多沿支气管血管束分布,或位于肺底、肺外周邻近胸膜的区域,边界模糊不清,可融合成大叶性实变,与社区获得性肺炎不易鉴别(图10-2)。所以,当我们在下呼吸道感染的患者CT图像发现斑片状阴影时,不能轻易排除腺病毒肺炎的诊断,尤其是在那些抗生素治疗无效、痰培养及革兰氏染色细菌阴性的患者。

4. 实变 表现为肺叶内大片状高密度影,边界不清,病变区域正常的肺纹理不能显示,但是其内通常可显示支气管充气征。重症腺病毒肺炎多呈团簇状实变且呈明显向心分布,往往与肺门连成一片,而外带病变相对较少,密度较高。实变病变可以单独存在,也可与其他病变并存。实变伴随周围磨玻璃影,是腺病毒肺炎的最常见表现形式(图 10-3)。肺部的实变阴影对应的病理学改变为肺间质成纤维细胞增生、炎细胞浸润、肺泡内的纤维素性渗出液(其内含有吞噬含铁血黄素的巨噬细胞)、透明膜形成等,提示弥漫性肺泡损害的晚期渗出或增殖阶段。

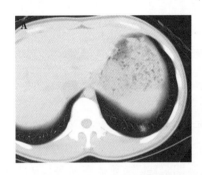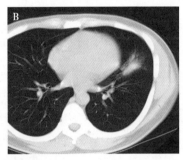

图 10-2　腺病毒肺炎

A. 男性,18 岁,士兵,左肺下叶后基底段斑片状高密度影,边界不清;B. 男性,19 岁,士兵,左肺上叶舌段斑片状高密度影,边界不清,呈亚段性分布

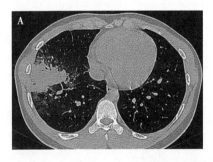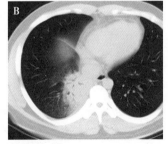

图 10-3　腺病毒肺炎

A. 男性,20 岁,右肺下叶外侧基底段大片状实变影,周围伴磨玻璃影,并可见局部支气管管壁增厚;B. 男性,21 岁,右肺下叶后基底段大片状实变影,其内可见支气管气像,周围伴磨玻璃影

5. 小叶间隔增厚 和其他病毒性肺炎一样,腺病毒肺炎也常常累及小叶间隔,导致小叶间隔增厚(图10-1)。

6. 支气管扩张并管壁增厚 轻度的支气管扩张并管壁增厚,往往继发于局部实变及磨玻璃影。支气管管壁增厚通常为主观判断,暂无广泛接受的统一标准。Park C K 等将其定义为超过正常支气管管壁厚度的2倍。

7. 肺气囊 有文献报道,如果在胸部 X 线片或 CT 图像出现肺气囊样病变,应高度警惕其发展为急性呼吸窘迫综合征的倾向,临床应予以更加积极的治疗及随访。

8. 重症腺病毒肺炎其炎症越严重,越容易引起并发症,如出现闭塞性细支气管炎、支气管扩张、肺间质纤维化等。到目前为止,腺病毒感染是引起感染后的闭塞性细支气管炎(post-infectious bronchiolitis obliterans,PIBO)最常见的原因,且具有较高的病死率。有资料显示,腺病毒肺炎约占 PIBO 病因的50%。PIBO 的 HRCT 表现主要为马赛克灌注征、支气管扩张、支气管壁增厚。

腺病毒肺炎不同的病灶形态、数量具有不同的临床表现。腺病毒肺炎 CT 病灶可在发病后 1~2 天出现,其中斑片状病灶病程更短,临床症状较轻,是肺炎早期和轻症阶段的表现。大叶性病灶病变范围大,发热和咳嗽症状重,热程长,高热时间平均达 4.3 天,接近重症肺炎的诊断标准。不同形态的病灶比较,热程相差仅 1 天左右时间,提示腺病毒肺炎。

CT 形态的演变特点为病灶进展迅速,短至 24h,病灶即可出现显著变化。病灶面积表示影像变化的范围和程度,与发热和咳嗽的程度有不同程度的相关性,反映了肺炎患者影像异常和症状严重程度的一致性和同步程度,也反映发热和咳嗽两大主要症状对影像影响的比重。相对于咳嗽症状,持续高热是影像改变主要的相关因素,对病情判断更为重要。咳嗽是腺病毒肺炎较为突出的症状,咳嗽的严重程度同样与病灶大小、病灶性质正相关,也是反映病情的重要症状。病灶数量与发热时间正相关,与发热、咳嗽程度之间相关性差,表明病灶数量随发热时间延长而增加,病程早期的多发性病灶并非症状严重的标志。

三、人腺病毒感染肺外影像表现

腺病毒可在人体的扁桃体、淋巴和肠道组织中长期潜伏存在,腺病毒可引起不同的临床疾患,往往能造成多脏器损伤。除了肺部感染,还可引起咽结膜热、流行性角结膜炎和胃肠炎等疾病。

1. 胸膜增厚和少量胸腔积液　一般病毒性肺炎出现胸膜病变或胸腔积液者较少见,而在腺病毒肺炎的病例中,胸膜病变可高达50%,考虑可能与外带肺实变浸润胸膜导致胸膜渗出增多有关。胸膜病变一般为胸膜增厚和少量胸腔积液为主,中量或大量胸腔积较少。

2. 淋巴结肿大　在腺病毒肺炎时,淋巴结肿大亦不少见。有文献报道纵隔淋巴结肿大发生率可高达55%,这可能与腺病毒可在淋巴组织内繁殖有关。肿大的淋巴结增强扫描后一般均匀强化。

3. 气胸和纵隔气肿多与机械通气相关。

4. 心肌损伤　在胸部X线片和CT图像上,表现为心影增大,说明腺病毒肺炎可能会导致心肌受损。

相对于儿童患者影像学检查发现的胸腔积液、心影增大、气胸及纵隔淋巴结肿大等肺外表现,成人患者肺外表现不明显。

根据重症腺病毒肺炎的临床表现及影像学特点,结合病原学检查,诊断重症腺病毒肺炎并不困难。但因本病病情重、进展快,早期不易与其他病原所致肺炎鉴别,易延误诊治,故尽早搜寻病原学证据至关重要。

第二节　人腺病毒感染与其他呼吸道病毒感染影像学表现的异同

腺病毒感染的临床及影像表现与其他多种病原体引起的呼吸道感染性疾病类似,需要排除能够引起类似表现的其他疾病。腺病毒感染在影像表现方面,需要与其他病毒性肺炎、细菌性肺炎、肺炎支原体和肺炎衣原体肺炎、肺结核等常见肺部感染性病变进行鉴别。

一、其他病毒性肺炎

其他常见可引起肺炎的病毒包括流感病毒、呼吸道合胞病毒、鼻病毒等,多发生于婴幼儿。主要为散发病例,但也可在婴幼儿或老人聚居区发生小规模暴发流行。

影像学主要表现为间质性肺炎,严重者可出现双肺弥漫分布的网结节状浸润影。流感病毒或巨细胞病毒肺炎,磨玻璃影最常见,可伴有实变,但是病变无区域性分布的趋势。其磨玻璃影在病理上代表急性弥漫性肺泡损伤,包括肺间质淋巴细胞浸润,肺泡内出血、水肿、纤维蛋白沉积,肺泡II型上皮细胞增生,以及透明膜形成。与腺病毒肺炎相比,其他病毒性肺炎较少出现胸膜病变或胸腔积液。

二、细菌性肺炎

细菌性肺炎在临床最为常见，一般为散发病例，不会出现群体性发病。患者多以发热、咳嗽起病，常表现为高热，可伴头痛、肌肉酸痛、乏力等全身症状，部分重症病例可出现气促、发绀，甚至出现中毒性休克。

胸部影像学检查可表现为大片实变影或小斑片状渗出影，病变以单发为主，累及一个叶段最为常见，边界不清。当病变累及整个肺叶时，以叶间裂为界，病变边界清楚，此为大叶性肺炎的典型表现。金黄色葡萄球菌肺炎易形成厚壁脓肿。

普通细菌性肺炎常有明显肺部体征，如闻及湿啰音，部分病例有肺实变体征；多数病例同时有外周血白细胞计数和中性粒细胞比例升高；合理的抗菌药物治疗可迅速控制体温和症状，并使肺部阴影吸收。

三、肺炎支原体肺炎和肺炎衣原体肺炎

肺炎支原体肺炎和肺炎衣原体肺炎也可引起学校、部队或社区发生小规模流行。常见临床表现包括发热、咽痛、干咳等局部症状以及头痛、肌痛、乏力等全身症状。

肺部影像学常为斑片状浸润，仅依据临床症状、血常规及胸部影像学检查较难与腺病毒肺炎鉴别。鉴别诊断要点是支原体和衣原体特异性血清抗体检测和抗感染治疗的效果。血清肺炎支原体或衣原体特异性 IgM 阳性，或双份血清肺炎支原体或衣原体特异性 IgG 抗体滴度 4 倍或以上升高；大环内酯类药物或新氟喹诺酮类药物能有效控制病情。

四、肺结核

肺结核一般隐匿起病，病程相对长，而病情进展相对较慢，发热多有一定规律，一般为午后低热，持续高热较少见，常可出现体重减轻、乏力、盗汗、纳差等结核中毒症状。

胸部影像学有其特征性表现，病灶多位于双肺上叶或下叶背段。病变多为渗出性病变与增殖性病变并存，增殖性结节性病变密度较高，呈簇状分布，边界较清楚，形态可不规则。大片状结核病变内可出现不规则厚壁干性空洞。陈旧性病变内部往往合并点状或结节状钙化，周围纤维条索多见，合并周围肺野多发肺大疱、肺气肿。

皮肤结核分枝杆菌纯蛋白衍生物试验、血清结核抗体检测、痰集菌找抗酸杆菌有助于鉴别诊断。

第三节　影像学特点的思考与启示

人腺病毒感染与其他感染相比较，缺乏特征性影像学表现，是早期诊断的难点。对于肺内出现疑似病变的患者，一定要密切结合患者的临床表现、流行病史及病原学检测结果，尽早确诊，及时治疗，避免因诊断、治疗不及时而发展为重症腺病毒肺炎，甚至多重感染，从而降低病死率。在腺病毒感染的早期，尽量避免胸部 X 线检查或者床旁胸部 X 线检查，因为发病早期缺乏特征的影像学表现，而 X 线检查不能满足精准影像诊断所需的观察影像学征象细节的需求。因此，在影像学表现与临床表现结合的基础上，短期次 /（2~3d）、连续进行胸部 CT 检查并动态对比观察尤为关键。否则，影像学对人腺病毒感染诊断并不能提供更多有价值的依据。根据流行病史、临床症状及体征、实验室检查、肺部影像学检查,在临床综合分析的基础上做出正确的诊断,以排除其他表现类似的肺部感染,如其他病毒性肺炎、肺结核、真菌感染、细菌性肺炎等,才能真正提高腺病毒感染的诊疗水平。

（崔光彬　李刚锋）

参 考 文 献

1. Clark T W, Fleet D H, Wiselka M J. Severe community-acquired adenovirus pneumonia in an immunocompetent 44-year-old woman：a case report and review of the literature. J Med Case Rep, 2011, 5：259.

2. 宋乐,江晓静,赵甫涛,等. 军队腺病毒感染 217 例临床分析. 华南国防医学杂志, 2016, 30(03): 184-186.

3. Hwang S M, Park D E, Yang Y I, et al. Outbreak of febrile respiratory illness caused by adenovirus at a South Korean military training facility：clinical and radiological characteristics of adenovirus pneumonia. Jpn J Infect Dis, 2013, 66(5): 359-365.

4. 廖刚,彭文鸿,谢扬新,等. 聚集性人 B 组 7 型腺病毒性肺炎 218 例临床特征分析. 中华肺部疾病杂志(电子版), 2015, 8(06): 725-729.

5. 曹玉书,钱萍萍,王广勇,等. 成人腺病毒重症肺炎早期临床特征. 内科急危重症杂志, 2015,(03): 186-188.

6. 新突发传染病中西医临床救治课题组全军传染病专业委员会. 腺病毒感染诊疗指南. 解放军医学杂志, 2013, 38(07): 529-534.

7. 黄淼,符州,罗蓉. 儿童重症腺病毒肺炎诊疗进展. 儿科药学杂志, 2017, 23(08): 49-52.

8. Guo W, Wang J, Sheng M, et al. Radiological findings in 210 paediatric

patients with viral pneumonia a retrospective case study. Br J Radiol, 2012, 85(1018): 1385-1389.

9. 米娟, 裴理辉, 李君, 等. 胸部 X 线联合 CT 检查对肺部感染早期筛查的诊断意义. 中华医院感染学杂志, 2016, 26(13): 2963-2965.

10. Cha M J, Chung M J, Lee K S, et al. Clinical Features and Radiological Findings of Adenovirus Pneumonia Associated with Progression to Acute Respiratory Distress Syndrome: A Single Center Study in 19 Adult Patients. Korean J Radiol, 2016, 17(6): 940-949.

11. Yoon H, Jhun B W, Kim H, et al. Characteristics of Adenovirus Pneumonia in Korean Military Personnel, 2012-2016. J Korean Med Sci, 2017, 32(2): 287-295.

12. 涂波, 谢杨新, 张昕, 等. 121 例成人 55 型腺病毒肺炎胸部 CT 影像分析. 传染病信息, 2014, (01): 49-51.

13. Chong S, Lee K S, Kim T S, et al. Adenovirus Pneumonia in Adults: Radiographic and High-Resolution CT Findings in Five Patients. AJR Am J Roentgenol, 2006, 186(5): 1288-1293.

14. Park C K, Kwon H, Park J Y. Thin-section computed tomography findings in 104 immunocompetent patients with adenovirus pneumonia. Acta Radiol, 2017, 58(8): 937-943.

15. 李燕, 何玲, 陈欣, 等. 56 例儿童重症腺病毒肺炎的胸部 CT 影像表现特点. 第三军医大学学报, 2012, 34(06): 558-560.

16. 曹玉书, 钱萍萍, 马戈, 等. 成人腺病毒肺炎胸部 CT 特征和症状相关性分析. 临床肺科杂志, 2015, (08): 1452-1455.

17. Castro-Rodriguez J A, Giubergia V, Fischer G B, et al. Postinfectious bronchiolitis obliterans in children: the South American contribution. Acta Paediatr, 2014, 103(9): 913-921.

18. 黄文献, 王玉蕾, 徐守军, 等. 儿童感染后闭塞性细支气管炎的临床特征及 HRCT 表现. 中国 CT 和 MRI 杂志, 2015, (12): 7-10.

19. Li Y N, Liu L, Qiao H M, et al. Post-infectious bronchiolitis obliterans in children: a review of 42 cases. BMC Pediatr, 2014, 14: 258.

20. 周妍杉, 李渠北. 儿童感染后闭塞性细支气管炎 35 例临床特点及随访研究. 临床儿科杂志, 2016, 34(07): 526-528.

21. 刘爱良, 黄英, 杨洋, 等. 儿童重症腺病毒肺炎 213 例临床特征分析. 临床儿科杂志, 2013,(08): 726-729.

22. 谢立, 杨旭辉, 陈恩富. 腺病毒感染研究进展. 浙江预防医学, 2015,(03): 262-265.

23. 张蕴, 付和睦, 杜红文, 等. 儿童重症腺病毒肺炎临床影像表现分析. 实用放射学杂志, 2009, 25(12): 1804-1806.

第十一章

人腺病毒感染诊断和鉴别诊断

第一节　散发人腺病毒感染的诊断

　　腺病毒感染需依据流行病学史、临床症状和体征、一般实验室检查、肺部影像学检查做出临床诊断。结合病原学检测阳性，排除其他表现类似的疾病，可确定诊断。

　　腺病毒感染在我国发病率较高，是呼吸道感染中的重要病原体。不同的人群，腺病毒感染的临床表现不同。对于免疫功能正常的人群，腺病毒感染多呈自限性，多累及呼吸道、眼部、消化道及泌尿道，预后较好；对于存在免疫缺陷的人群，腺病毒感染可累及多个脏器，临床表现也多种多样，可从局部的呼吸道、消化道或泌尿道进展至全身性感染，表现为一系列临床综合征，有较高的病死率。腺病毒感染流行无显著的季节性，多为局部散发，但也可在某一特定人群某一封闭环境中集中暴发，比如在校学生及军队新兵、婴儿、新生儿及免疫缺陷人群。已有引起严重致死性肺炎、咽结合膜炎等呼吸系统疾病暴发流行的报道。患者可以是原发感染，也可是潜伏的腺病毒再活化。

　　腺病毒感染的潜伏期依据病毒血清型及传播机制不同，从2天至2周不等。在免疫功能正常的人群，病程1~3天，腺病毒常首先累及咽部，表现多为普通感冒；病程3~5天，腺病毒可侵

159

入鼻、咽或眼部，表现为咽结膜热；对存在角膜结膜炎的患者，病程 2 周时可从眼部培养分离出腺病毒；对存在呼吸道或全身性疾病的患儿中，仍可在病程 3~6 周时自咽部或粪便中检测出腺病毒。

腺病毒可引起人类呼吸道、胃肠道、泌尿系统及眼部疾病，呼吸道疾病最常见，腺病毒感染后主要表现为下列 4 类感染：隐性感染、腺病毒急性上呼吸道感染、腺病毒肺炎，少部分发展为重症肺炎（伴有 Ⅰ 型呼吸衰竭）。隐性感染无任何临床症状；腺病毒急性上呼吸道感染的患者多以急性发热起病，轻者低热，重者可达 41℃，部分患者发热同时可伴咳嗽、咳痰，可有不同程度的咽部不适、咽痛、乏力、恶心、食欲不振，少数可有头痛、头晕。体格检查中大部分患者可见咽部充血，咽后壁淋巴滤泡增生；部分患者可有不同程度扁桃体肿大，表面可见点片状灰白色分泌物；双侧颈部淋巴结绿豆至黄豆大；病程 1~14 天（平均5~7天），呈自限性。

腺病毒感染急性期除引起咽炎、滤泡性结膜炎、流行性角膜结膜炎、咽结膜热、鼻咽炎外，20%~40% 的患者累及下呼吸道也可引起支气管肺炎、毛细支气管炎、大叶性肺炎；3、4、7 型可持续存在于上呼吸道腺体中，严重者可引起致死性肺炎。这些患者可持续高热，咳嗽加重，咽部症状明显，同时可伴呼吸急促、胸闷，胸部 X 线片或 CT 检查发现肺部病变；肺部听诊基本无干湿啰音。少数患者中等程度发热、咳嗽，无明显胸闷、憋气等症状，但影像学检查肺部有病变。另有极少部分患者无发热，仅有咳嗽、咽痛、咽部充血、咽后壁淋巴滤泡增生，而影像学检查发现肺部病变。对于少数发展为重症肺炎的患者，除肺炎症状以外，还出现严重呼吸困难、心率增加，危重患者可出现休克、呼吸衰竭、弥散性血管内凝血等。腺病毒可引起无症状的持续感染，累及消化道及泌尿道的患者可出现肠胃炎、尿路感染(子宫颈炎、尿道炎、出血性膀胱炎)等。

国内已有针对成人腺病毒感染的研究报道。高建兴等研究了37例腺病毒呼吸道感染的成人病例,观察到全部患者均有不同程度的发热病史,高热、干咳、咽痛及咽充血明显。眼球结膜充血及扁桃体或咽后壁附有白色分泌物,为特征性表现。其他症状如头痛、全身肌肉酸痛、喷嚏清涕、鼻塞、畏寒、寒战等症状也有一定的比例。此外,泌尿系、眼、肝脏均有受损表现,这与谢杨新等报道相似。

国外针对免疫缺陷患者合并腺病毒感染的研究报道较多。有研究认为,对存在免疫缺陷的患者,腺病毒累及脏器的时间多会显著延长。有观点认为,腺病毒的潜伏部位包括咽部(扁桃体和增殖腺)、肠、泌尿道及淋巴细胞,但仍然存在一定争议。在免疫缺陷患者中,腺病毒感染主要发生于造血干细胞移植及实质性脏器移植的受者。造血干细胞移植患者可表现为上和/或下呼吸道感染、消化道疾病和出血性膀胱炎,与腺病毒血清型密切相关。呼吸道感染表现可从非特异性感冒至重症肺炎;消化道疾病表现可从轻度腹泻至出血性结肠炎,也可表现为重症肝炎;腺病毒较少引起间质性肾炎,但出血性膀胱炎常见。感染腺病毒的上述患者除可引起移植失败、移植物移入延迟外,在病程中更易合并巨细胞病毒、曲霉及细菌感染,预后较差。

实质性脏器移植受者多为接受心、肺、肝、肠或肾移植的患者。有研究报道,无症状的腺病毒DNA血症在此类患者中很普遍,病毒载量与临床表现及疾病严重程度密切相关;此类患者也可表现为出血性膀胱炎、肝炎、肺炎、肾炎、小肠结肠炎和全身性疾病。除了出血性膀胱炎外,移植器官常是主要的感染部位。有研究报道,在肾移植受体中,出血性膀胱炎可表现为发热、肉眼血尿,病变可累及肾脏,表现为肉芽肿性间质性肾炎的典型病理表现。

实验室辅助检查对腺病毒感染的诊断十分重要。血常规检查上，多数患者白细胞计数降低或正常，也有部分患者病初白细胞总数轻度升高，合并细菌感染时则明显升高。淋巴细胞比例及绝对值减少，减少的程度与病情有一定相关性。多数患者单核细胞比例升高，血小板计数和血红蛋白一般正常，危重患者血小板常降低。尿常规检查上，少数患者可出现一过性镜下血尿。血液生化上，多数腺病毒患者肾功能正常，少数患者可出现肝功能轻度异常，表现为 ALT 和 AST 升高，危重患者 ALB 可降低；个别患者可出现心肌酶谱 CK、CK-MB、LDH、HBDH 升高。少数合并心肌损伤者可出现肌钙蛋白或肌红蛋白升高，危重患者明显升高。凝血功能在大多数腺病毒患者多正常，危重患者 D- 二聚体、纤维蛋白原降解产物升高，纤维蛋白原降低。部分患者 ESR 轻度增快。多数患者 C- 反应蛋白中等程度升高，血清抗 O 升高。

在机体免疫指标上，测定外周血淋巴细胞亚群可反映机体的特异性免疫状况。有研究报道，55 型腺病毒感染患者 T 淋巴细胞介导的特异性细胞免疫功能和 NK 细胞介导的天然免疫功能均受到损伤，主要表现为 $CD3^+CD4^+$、$CD3^+CD8^+$ 及 NK 细胞的绝对数下降，恢复期病例可逐渐接近或达到正常水平。

在肺部影像学方面，腺病毒肺炎主要表现为肺实变和渗出影。一侧肺或双肺结节状、斑片状、小片状或大片状的实变影，病变中心密度较高，单发或多发，边界清楚。部分患者在实变影周围出现斑片状、小片状、大片状或云絮状渗出影。个别可出现少量胸腔积液，多为单侧。对病情较重的肺炎影像学有其自身特点，病变形态和范围变化较快，重症肺炎表现为一个大叶或两个大叶以上的实变影，其内无支气管征，可表现为一个肺段的实变,病变形态和范围变化较快。个别危重患者病变进展迅速,1~2天内从结节状、小片状或斑片状实变影发展为大片实变影。

人腺病毒感染常常因某些因素导致感染加重,包括:①年龄 < 5 岁的儿童及年龄 ≥ 65 岁的老年人;②合并严重基础病或特殊临床情况,如心脏或肺部基础疾病、高血压、糖尿病、肥胖、肿瘤、免疫抑制状态、孕产妇等;③发病后持续高热(T ≥ 39℃);④淋巴细胞计数持续降低;⑤ CRP、LDH 及 CK 持续增高;⑥胸部影像学提示肺炎快速进展。

一旦怀疑腺病毒感染,还应尽早行病原学方面的检测。对腺病毒的检测依赖于疾病的类型和所获取的标本。目前有多种实验室诊断技术可应用于腺病毒的检测,包括抗体、抗原检测,病毒分离培养,电子显微镜,核苷酸扩增(PCR),原位杂交、免疫组化及组织病理学等,部分方法尚未常规应用于临床,只用于流行病学研究。腺病毒检测标本的采集需考虑临床感染的部位。咽拭子、睑结膜拭子、肛门拭子、血粪尿均可收集用于检测。目前临床常对急性期患者取咽拭子标本,应用巢式实时定量 PCR 法检测腺病毒特异性核酸;也可采用 ELISA 法、免疫荧光试验(IFA)和抗体中和试验检测血清腺病毒特异性抗体。急性期血清腺病毒特异性 IgM 抗体阳性;急性期与恢复期双份血清腺病毒特异性 IgG 抗体 4 倍以上升高。

1. 细胞培养　可采用 A549、Hep-2 和 Hela 细胞来培养临床标本中的腺病毒。除血清型 40 和 41 外,其他腺病毒血清型在人上皮细胞系上生长良好,会导致细胞圆缩,出现核内包涵体聚集成串等病变现象,细胞病变 2~7 天可见,可持续到28 天。尽管细胞培养仍然是金标准,但对临床标本仍不敏感,且比较慢,易受细菌和真菌的污染。

2. 抗原检测　可直接检测腺病毒在呼吸道和胃肠道的感

染,较快速且灵敏度较高。免疫荧光(尤其对呼吸道标本、咽拭子和活组织标本)和酶免疫分析(尤其对于粪便标本)是常用的方法,与细胞培养相比,免疫荧光所测腺病毒的灵敏性能提高40%~60%,其他直接测定抗原的方法包括免疫层析法和乳胶凝集法。研究证实,与细胞培养检测方法相比,使用免疫层析试剂盒所测定的灵敏度可达90%。

3. 电子显微镜 腺病毒的形态学特征决定其可用电子显微镜进行鉴别,但这种方法主要在一些机构使用,依据粪便中存在的病毒颗粒(10^6~10^8 个 /ml)来诊断急性胃肠炎。

4. 组织病理学 依据肺的组织病理学特征可对腺病毒引起的肺炎加以鉴别,肺的组织病理学特征包括弥漫性肺炎、支气管上皮细胞坏死、单核细胞浸润的毛细支气管炎和透明膜的形成等,通过原位杂交、免疫组化和 PCT 可进一步进行鉴定。

5. 分子生物学 用来检测腺病毒基因组很灵敏,当患者体内病毒载量较低或需要快速的检验结果时更为适用。最近几年分子生物学的方法在临床运用越来越多,常选择与六邻体基因、纤突基因或病毒相关的 RNA Ⅰ 和 Ⅱ 作为 PCR 引物,PCR 方法包括常规的 PCR、Real Time-PCR,常规的 PCR 是一种定量分析的方法,需要 1~2 天的时间,而 Real Time-PCR 可以在数小时内定量分析出结果。

6. 序列测定 德国 Madischiw 等结合了普通 PCR 或者定量 PCR 与测序相结合技术,发明了一种两步诊断法。测序是对核酸序列最全面、直观的反映。随着下一代测序技术的发展,测序速度得到了质的提升。因此,未来将测序应用于诊断也是一种趋势。

综上所述,对于社区或医院腺病毒感染,如上呼吸道感染,尤其是疑诊病毒性肺炎,多依赖于以下依据诊断:①有或无流行病学史；②有上呼吸道或下呼吸道的临床表现；③影像学疑似或支持病毒性肺炎的诊断；④鼻咽拭子筛查或下呼吸道分泌物病原体筛查腺病毒核酸阳性。

第二节　暴发流行期间人腺病毒感染诊断标准

腺病毒暴发流行期间应根据以下标准尽快对有关人员进行甄别分类，并及时进行相应处置。首先收集一定比例的聚集性发热患者的鼻咽拭子送腺病毒网络实验室或参比实验室确定病原体，待病原体确定后进一步进行分型。近年来地方和部队暴发的腺病毒型别主要为7、14和55型。根据流行病学史、临床症状和体征、一般实验室检查、肺部影像学检查做出临床诊断。结合病原学检测阳性，排除其他表现类似的疾病，可确定诊断。

1. 医学隔离观察标准　无腺病毒感染临床表现，但近2~14天内曾与确诊或疑似病例有密切接触者（同住一室），应接受医学隔离观察。由于腺病毒55型的平均潜伏期最长，因此常按腺病毒55型的潜伏期，一般隔离观察期8天，期满后无症状者解除隔离。

2. 腺病毒感染诊断标准

（1）疑似病例：①发病前2~14天内与腺病毒感染确诊病例有密切接触，并出现发热、干咳等临床表现；②发病前2~14天内曾到过腺病毒感染流行区域，并出现发热、干咳等临床表现。

（2）临床诊断病例：①发病前2~14天内与腺病毒感染病例密切接触；②发热伴咽干或咽痛，干咳；③双侧或单侧颈部淋巴结肿大，绿豆或黄豆大小；④咽部充血，咽后壁淋巴滤泡增生，扁桃体表面覆有点、片状灰白色分泌物；⑤双肺听诊基本无干湿啰音,与影像学表现不一致;⑥外周血白细胞正常、升高或降低,分类淋巴细胞比例降低,单核细胞比例升高;⑦胸部影像学表现为结节状、斑片状、小片或大片状实变影,部分出现胸腔积液。符合以上①②③④⑥条者,临床诊断为腺病毒急性上呼吸道感染;全部符合者诊断腺病毒肺炎。

(3)确诊病例:临床诊断病例同时具备以下一种或几种实验室检查结果者:①咽拭子实时定量 PCR(real-time PCR)法检测腺病毒特异性核酸阳性;②血清腺病毒特异性 IgM 抗体阳性;③急性期与恢复期双肺血清标本腺病毒特异性 IgG 抗体4 倍以上升高。

(4)重症病例:符合肺炎诊断标准并符合以下任何一项即可诊断:①持续高热(体温 > 39℃)超过 5 天,且伴有频繁而剧烈刺激性咳嗽;②心率 > 100 次 /min 和 / 或呼吸频率 > 30 次 /min;③肺部阴影进展迅速,阴影范围超过 1 个肺叶;④动脉血氧分压(PaO$_2$)< 70mmHg 和 / 或血氧饱和度(SpO$_2$)< 90%,吸氧或面罩吸氧不能改善 PaO$_2$;⑤出现休克或多脏器功能障碍综合征(MODS)。

3. 收治、转院及出院标准

(1)普通型腺病毒病收治标准:临床诊断或确诊病例,符合腺病毒肺炎诊断标准者;存在腺病毒感染重症化的危险因素及就诊时已出现重症腺病毒肺炎表现的患者。

(2)重症病例转院标准:因医疗及救治条件受限,对达到重症腺病毒肺炎的诊断标准,在给予对症支持、提高机体免疫力基础上,病情仍进行性加重,出现Ⅰ型呼吸衰竭、急性肺损伤(ALI)或急性呼吸窘迫综合征(ARDS),经常规氧疗难以纠正低氧血症者;肺部继发严重细菌感染,合并感染性休克、严重凝血机制紊乱及多脏器功能障碍综合征者。

（3）转科或出院标准

1）转科标准：因基础疾病或合并症较重，需较长时间住院治疗的患者，待腺病毒核酸检测连续 2 次阴性后，可转出隔离病房进一步治疗。

2）出院标准：①病程超过 8 天，未用退热药物，体温正常 3 天以上；②呼吸系统症状明显改善；③肺炎患者隔离 2 周，胸部影像学显示肺部病灶基本吸收；④外周血白细胞不低于 $4.0 \times 10^9/L$，淋巴细胞计数基本正常；⑤间隔 24h 呼吸道标本人腺病毒核酸检测 2 次阴性。

第三节　人腺病毒感染的鉴别诊断

腺病毒感染的临床表现与其他多种病原体引起的呼吸道感染性疾病类似，需要排除能够引起类似临床表现的其他疾病。

腺病毒感染需要与普通上呼吸道感染、流行性感冒、细菌性肺炎、肺炎支原体或衣原体肺炎、传染性非典型肺炎（SARS）、军团菌性肺炎、其他病毒性肺炎、肺结核进行鉴别。

1. 普通上呼吸道感染　患者可出现发热、咳嗽，血常规白细胞计数正常或降低等表现，多伴有明显的上呼吸道卡他症状如鼻塞、流涕、喷嚏等，胸部 X 线检查无异常表现。

2. 流行性感冒　可有明显的发热、头痛、肌痛、乏力等全身症状，血常规可见白细胞总数正常或降低，重症流行性感冒可发生肺炎和呼吸困难。可引起局部暴发流行，抗生素治疗无效。主要鉴别点：外周血淋巴细胞比例多增高，可从鼻咽部分泌物中检出流感病毒抗原或流感病毒特异性核酸。

3. 细菌性肺炎　多以发热、咳嗽起病，常为高热，可伴头痛、肌肉酸痛、乏力等全身症状,部分重症病例可出现气促、发绀,甚至出现中毒性休克。胸部影像学检查可为大片实变影或小斑片影。但普通细菌性肺炎一般为散发病例,不会出现群体性发病,常有脓痰,部分出现铁锈色痰。常有明显肺部体征,如闻及湿啰音,部分病例有肺实变体征;多数病例同时有外周血白细胞计数和中性粒细胞比例升高;合理的抗菌药物治疗可迅速控制体温和症状,并使肺部阴影吸收。

4. 肺炎支原体肺炎或肺炎衣原体肺炎　也可引起学校、部队或社区发生小规模流行。常见临床表现包括发热、咽痛、干咳等局部症状以及头痛、肌痛、乏力等全身症状,血常规可见白细胞计数和中性粒细胞比例多正常,肺部影像学常为斑片状浸润,仅依据临床症状、血常规及胸部影像学检查较难与腺病毒肺炎鉴别。鉴别诊断要点是支原体和衣原体特异性血清抗体检测和抗感染治疗的效果。血清肺炎支原体或衣原体特异性 IgM阳性,或双份血清肺炎支原体或肺炎衣原体特异性 IgG 抗体滴度 4 倍或以上升高;大环内酯类药物或新氟喹诺酮类药物能有效控制病情。

5. SARS　多以发热为首发和主要症状,体温一般高于38℃,常呈持续性高热,伴有畏寒、头痛、乏力、关节肌肉酸痛等全身症状。咳嗽不多见,主要为干咳、少痰,部分患者出现咽痛。可有胸闷,严重者逐渐出现呼吸困难、气促,甚至呼吸窘迫。上呼吸道卡他症状少见。一般于发病 6~12 天后出现呼吸困难和低氧血症。肺部体征不明显,部分患者可闻及少许湿啰音,偶有肺实变体征或局部叩诊浊音、呼吸音减低等少量胸腔积液体征。鼻咽分泌物核酸(SARS-CoV RNA)检测阳性,或血清(或血浆)SARS-CoV 特异性抗原 N 蛋白检测阳性,或血清 SARS-CoV 抗体阳转,或抗体滴度 4 倍升高可确诊。

6. 其他病毒性肺炎　其他常见可引起肺炎的病毒包括呼

吸道合胞病毒、鼻病毒等，多发生于婴幼儿。主要为散发病例，但也可在婴幼儿或老人聚居区发生小规模暴发流行。多以发热起病，发生肺炎前往往有鼻塞、流涕、咽干、咽痛等上呼吸道感染症状，咳嗽多为干咳，部分有气促、胸痛和咯血痰等症状，重症病例可出现明显呼吸困难。影像学主要表现为间质性肺炎，严重者出现双肺弥漫分布的网结节状浸润影。血常规白细胞计数正常或减少，淋巴细胞计数相对增多。确诊需检测血清特异性病毒抗体。

7. 肺结核　多为散发病例，一般隐匿起病。病程相对长，而病情进展相对较慢，发热多有一定规律，一般为午后低热，持续高热较少见，常可出现体重减轻、乏力、盗汗、纳差等结核中毒症状。外周血白细胞计数一般正常。胸部影像学有其特征性表现，病灶多位于双上肺，形态可不规则，密度不均匀，可出现空洞和钙化。皮肤结核分枝杆菌纯蛋白衍生物（PPD）试验、血清结核抗体检测、痰集菌找抗酸杆菌有助于鉴别诊断，临床高度怀疑而确诊有困难时可进行诊断性抗结核治疗。

8. 军团菌肺炎　多见于夏秋季，中老年人为好发人群。可在养老院等中老年人聚居区发生暴发流行。多以高热起病，乏力、头痛、肌肉酸痛等全身中毒症状较重，呼吸道症状相对较轻。重症病例可有呼吸困难，部分病例伴有相对缓脉、神经精神症状、水样腹泻等症状。少数病例出现肾功能损害。胸部影像学检查早期表现为斑片状浸润影，随病程进展可累及双肺。大环内酯类、新氟喹诺酮类、利福平、多西环素等抗菌药物治疗有效。血清军团菌特异性抗体检测阳性可确诊。

（杜　虹）

参 考 文 献

1. 全军传染病专业委员会, 新突发传染病中西医临床救治课题组. 腺病毒感染诊疗指南. 解放军医学杂志, 2013, 38(7): 529-534.

2. Ison MG, Hayden RT. Adenovirus. Microbiol Spectr, 2016, 4(4).

3. Lion T. Adenovirus infections in immunocompetent and immunocompromised patients. Clin Microbiol Rev, 2014, 27: 441-462.

4. Lewis PF, Schmidt MA, Lu X, et al. A community-based outbreak of severe respiratory illness caused by human adenovirus serotype 14. J Infect Dis, 2009, 199: 1427-1434.

5. Russell KL, Broderick MP, Franklin SE, et al. Transmission dynamics and prospective environmental sampling of adenovirus in a military recruit setting. 2006, J Infect Dis, 194: 877-885.

6. Lessler J, Reich NG, Brookmever R, et al. Incubation periods of acute respiratory viral infections: a systematic review. Lancet Infect Dis, 2009, 9(5): 291-300.

7. Ruuskanen O, Meurman O, Akusjärvi G. Adenoviruses. 2nd ed. Washington, DC: ASM Press, 2002.

8. 王舜. 60例儿童腺病毒感染临床诊断与治疗. 中国高等医学教育, 2015, 2: 129-130.

9. Nguyen C, Kaku S, Tutera D, et al. Viral respiratory infections of adults in the intensive care unit. J Intensive Care Med, 2016, 31(7): 427-441.

10. Ha SO, Kim HS, Park S, et al. Severe ARDS caused by adenovirus: early initiation of ECMO plus continuous renal replacement therapy. Springerplus, 2016, 5(1): 1909.

11. Han G, Niu H, Zhao S, et al. Identification and typing of respiratory adenoviruses in Guangzhou, Southern China using a rapid and simple

method. Virol Sin, 2013, 28(2): 103-108.

12. Kaion AE, Ison MG. Severe infections with human adenovirus 7d in 2 adults in family, lllinois, USA, 2014. Emerg Infect Dis, 2016, 22(4): 730-733.

13. Yoon H, Jhun BW, Kim H, et al. Characteristics of adenovirus pneumonia in Korean military personnel, 2012-2016. J Korean Med Sci, 2017, 32(2): 287-295.

14. Narra R, Bono P, Zoccoli A, et al. Acute respiratory distress syndrome in adenovirus type 4 pneumonia: a case report. J Clin Virol, 2016, 81: 78-81.

15. Liao JP, Wang GF, Jin Z, et al. Severe pneumonia caused by adenovirus 7 in pregnant woman: case report and review of the literature. J Obstet Gynaecol Res, 2016, 42(9): 1194-1197.

16. Reis TA, Assis AS, do Valle DA, et al. The role of human adenovirus type 41 in acute diarrheal disease in minas gerais after rotavirus vaccination. Braz J Microbiol, 2016, 47(1): 243-250.

17. Rai B, Ali M, Kumar V, et al. Transient acute adrenal insufficiency associated with adenovirus serotype 40 infection. BMJ Case Rep, 2014: bcr2014204486.

18. 高建兴, 程晓峰, 吕书革, 等. 成人腺病毒感染临床特征与高敏 C- 反应蛋白变化的意义. 中国医药导报, 2014, 11(8): 59-62.

19. 谢杨新, 涂波, 陈威巍, 等. 80 例成人腺病毒 B 组 55 型感染临床分析. 传染病信息, 2013, 26(1): 45-47.

20. Kojaoghlanian T, Flomenberg P, Horwitz MS. The impact of adenovirus infection on the immunocompromised host. Rev Med Virol, 2003, 13: 155-171.

21. Shields AF, Hackman RC, Fife KH, et al. Adenovirus infections in patients undergoing bone-marrow transplantation. N Eng J Med, 1985, 312: 529-533.

22. Matthes-Martin S, Feuchtinger T, Shaw PJ, et al. European guidelines for

diagnosis and treatment of adenovirus infection in leukemia and stem cell transplantation: summary of ECIL-4(2011). Transpl Infect Dis, 2012, 14 (6): 555-563.

23. Suparno C, Milligan DW, Moss PA, et al. Adenovirus infections in stem cell transplant recipients: recent developments in understanding of pathogenesis, diagnosis and management. Leuk Lymphoma, 2004, 45: 873-885.

24. Hayden RT, Gu Z, Liu W, et al. Risk factors for hemorrhagic cystitis in pediatric allogeneic hematopoietic stem cell transplant recipients. Transpl Infect Dis, 2015, 17: 234-241.

25. Mori Y, Miyamoto T, Kato K, et al. Different risk factors related to adenovirus or BK virus-associated hemorrhagic cystitis following allogeneic stem cell transplantation. Biol Blood Marrow Transplant, 2012, 18: 458-465.

26. Florescu DF, Hoffman JA. AST Infectious Diseases Community of Practice. Adenovirus in solid organ transplantation. Am J Transplant, 2013, 13(suppl 4): 206-211.

27. Sandkovsky U, Vargas L, Florescu DF. Adenovirus: current epidemiology and emerging approaches to prevention and treatment. Curr Infect Dis Rep, 2014, 16: 416.

28. Gu L, Qu J, Sun B, et al. Sustained viremia and high viral load in respiratory tract secretions are predictors for death in immunocompetent adults with adenovirus pneumonia. PLoS One, 2016, 11(8): e0160777.

29. Saad RS, Demetris AJ, Lee RG, et al. Adenovirus hepatitis in the adult allograft liver. Transplantation, 1997, 64: 1483-1485.

30. Koneru B, Jaffe R, Esquivel CO, et al. Adenoviral infections in pediatric liver transplant recipients. JAMA, 1987, 258: 489-492.

31. Florescu DF, Kwon JY, Dumitru I. Adenovirus infections in heart

transplantation. Cardiol Rev, 2013, 21: 203-206.

32. Florescu MC, Miles CD, Florescu DF. What do we know about adenovirus in renal transplantation? Nephrol Dial Transplant, 2013, 28: 2003-2010.

33. Hensley JL, Sifri CD, Cathro HP, et al. Adenoviral graft-nephritis: case report and review of the literature. Transpl Int, 2009, 22: 672-677.

34. 江宗群, 段军, 陈世厚, 等. 腺病毒 7 型感染 306 例流行病学和临床特点分析. 临床军医杂志, 2014, 42(6): 565-567.

35. Yoon H, Jhun BW, Kim SJ, et al. Clinical characteristics and factors predicting respiratory failure in adenovirus pneumonia. Respirology, 2016, 21(7): 1243-1250.

36. Cha MJ, Chung MJ, Lee KS, et al. Clinical features and radiological findings of adenovirus pneumonia associated with progression to acute respiratory distress syndrome: a single center study in 19 adult patients. Korean J Radiol, 2016, 17(6): 940-949.

37. Demian PN, Horton KC, Kajon A, et al. Molecular identification of adenoviruses associated with respiratory infection in Egypt from 2003 to 2010. BMC Infect Dis, 2014, 14: 50.

38. Kajon AE, Hang J, Hawksworth A, et al. Molecular epidemiology of adenovirus type 21 respiratory strains isolated from US military trainees (1996-2004). J Infect Dis, 2015, 212: 871-880.

39. Lu X, Trujillo-Lopez E, Lott L, et al. Quantitative real-time PCR assay panel for detection and type-specific identification of epidemic respiratory human adenoviruses. J Clin Microbiol, 2013, 51: 1089-1093.

40. Ding N, Craik SA, Pang X, et al. Assessing UV inactivation of adenovirus 41 using integrated cell culture real-time qPCR/RT-qPCR. Water Environ Res, 2017, 89(4): 323-329.

41. Shetty AK, Treynor E, Hill DW, et al. Comparison of conventional viral cultures with direct fluorescent antibody strains for diagnosis of community-

acquired respiratory virus infections in hospitalized children. Pediatr Infect Dis, 2003, 22: 789-794.

42. Fujimoto T, Okafuji T, Ito SM. Evaluation of a bedside immunochromatographic test for detection of adenovirus in respiratory samples by comparison to virus isolation, PCR and real-time PCR. Clin Microbiol, 2004, 42: 5489-5492.

43. Bennett S, Gunson RN. The development of a multiplex real-time RT-PCR for the detection of adenovirus, astrovirus, rotavirus and sapovirus from stool samples. J virol methods, 2017, 242: 30-34.

44. Madischiw, Lfel R, Heima, et al. Molecular identification of adenovirus sequences: a rapid scheme for early typing of human adenoviruses in diagnostic samples of immunocompentent and immunodeficient patients. J Med Virol, 2006, 78(9): 1210-1217.

45. Mahadevan P. An analysis of adenovirus genomes using whole genome software tools. Bioinformation, 2016, 12(6): 301-310.

第十二章

人腺病毒感染治疗

第一节　隔离及防护

人腺病毒感染者轻症患者应居家隔离,部队腺病毒感染者应集中隔离,重症患者住院隔离治疗。

1. 流行季节尽量少带孩子外出,少到公共场所,外出时戴口罩,避免接触患者,以防感染。要养成良好的个人卫生习惯,尤其是要勤洗手、不共用洗漱用品,不去卫生条件差、不规范的游泳池、浴池等场所。患者的洗漱用具等物品要严格与其他家庭成员或同居室人员分开,不能混用,避免交叉污染;患者接触过的物品应擦拭消毒或煮沸消毒后再使用。加强游泳池、浴池的卫生管理,严格执行卫生消毒制度,定期消毒、定期监测水质,保证游泳池设施完善并能正常使用,游泳场管理人员如发现发热、腹泻、眼结膜炎或皮肤病等患者,不得让其入池游泳,以防传染他人。一旦感染发病,要做到早发现、早报告、早治疗,防止并发症发生。

2. 部队人员腺病毒感染发病率高,故在部队做好腺病毒感染疾病的防控,是非常必要的。应立足部队实际情况,将腺病毒感染防控的相关措施纳入平时卫生防病工作中。首先,提高部队呼吸道传染病病原检测,学习国内外成功经验,将其作为一种常态工作,在高发季节持续监测部队呼吸道病原的分布和流行情况,为防控工作提供基础。其次,加强与驻地卫生部门的沟通联系,及时掌握驻地呼吸道传染病流行情况,为防控工作做必要的准备。最后,强化基层部队卫生防病工作,不断培养和训练基层医务人员,提高疾病救治和卫生防病水平,抓好官兵防病健康教育,从源头上提高部队抵御疾病的能力。

3. 根据感染类别采取相应的隔离措施,避免交叉感染具有十分重要的流行病学意义。腺病毒肺炎患儿在住院治疗期间应隔离。在腺病毒流行季节,幼托机构上呼吸道感染患儿应居家隔离休息,以免造成传播流行。

4. 在收治病例的病区,应将疑似患者安排在单人病房,确诊患者尽可能安排单人房间,如条件不允许时可将同为腺病毒感染的、有相似症状的患者安排在同一个病房,并尽最大限度减少患者外出及患者之间的近距离接触。严禁将患者搁置于病区内的走廊上(容易造成病原体的扩散),同一病房内不应收治其他非腺病毒感染的患者。

5. 根据疫情的严重程度,在医院内设立单独的腺病毒感染病房或病区。

6. 医护人员在诊疗、护理每一位患者后,应认真洗手。诊疗、护理患者过程中使用的非一次性的仪器用含有效氯500mg/L 的消毒剂消毒;医疗器械等物品应使用含有效氯500mg/L 的消毒剂浸泡消毒 30min,然后再清洗或消毒;对住院患者使用过的病床及桌椅等设施和物品应使用含有效氯500mg/L 的消毒剂消毒后才能继续使用。患者的呼吸道分泌物及其污染的物品要进行消毒处理。加强医疗污水、污物的消毒管理。

7. 医务人员在直接接触患者时,需佩戴清洁的手套和外科口罩,在与患者进行接触之后,立即以安全的方式脱摘手套及口罩。在佩戴和脱摘任何个人防护装置之前、之后均要执行手卫生。如在操作过程中发现防护用品有任何破损或破裂时，须立即摘脱并更换。使用过的防护用品应收入专用的医疗废弃物垃圾桶，与生活垃圾桶分开放置。

第二节　一般治疗和病情监测

一、一般治疗

一般治疗用于保护和支持患者的各种生理功能，与疾病做斗争，其重要意义不亚于病原疗法中的特效药物作用。主要包括以下几点：

1. 良好护理　护理对疾病的治疗具有重要意义。病室应安静清洁，空气新鲜流通，温度适宜。根据病情需要做好各项护理工作，防止各种并发症的发生。加强心理护理，如对高热出汗患者，全身皮肤应经常保持清洁，适宜采用温水擦浴，避免汗疹及皮肤感染等。

2. 热量供应　根据病情给予易消化吸收、营养丰富、口味适合的饮食，保证热量的供应。补充各种维生素以维持人体正常需要，补偿组织损害，提供抗体产生的物质基础，提高机体的防御力量。必要时喂食、鼻饲、静脉营养等。

3. 补充液体　此类患者常有发热，因此需适量补充水分及盐类损失，以改善循环，纠正酸中毒及促进毒素排泄。若有高热、呕吐、腹泻、脱水等，则补液更为重要，轻症可口服，应先经口自饮；重症和不能口服者应从静脉补充，重症脱水者必要时迅速输入液体。

4. 物理降温及药物降温　降温可阻滞组胺释放,降低耗氧量(体温每降低 1℃可减少氧耗量 6%),减少组织缺氧损害和减轻心脏负担等,从而防止脑缺氧。凡体温在 39.5℃以上,尤其高热伴有休克早期征象者,均应及时降温,使体温降至 38.5℃以下。方法以物理降温为主,如冷敷、冰枕、酒精或温水擦浴等均可酌情采用。药物降温易致大汗而加重或诱发休克,一般避免采用,只有物理降温效果不显著,或高热尚无休克征象时,方可适量应用。

5. 吸氧及呼吸道通畅　在循环衰竭或呼吸困难出现发绀时,给氧极为重要。如经鼻吸入,每分钟 2~4L,面罩给氧,每分钟 6~8L。呼吸衰竭患者可酌情采用无创或气管插管呼吸机辅助呼吸。

二、病情监测

作为一种急性呼吸道传染病,腺病毒感染具有急性起病、传染性强、人群普遍易感、传播快的特点,部分患者病情发展迅速,可导致死亡。对于一般的腺病毒感染患者,可能仅出现发热、咽痛、咳嗽等不适症状,通过监测其体温情况,咽部充血情况,有无扁桃体肿大及是否合并化脓等情况。对于发热时间长、体温居高不下、咳嗽剧烈者需进行胸片或胸部 CT 评估有无肺部影像学改变。若仅有轻度炎症改变,无胸闷、气短,血氧饱和度正常,可继续病情观察。如症状无加重,且症状逐渐缓解,数天后复查胸部影像学检查一般可能已较前吸收。反之,症状加重,肺部阴影进展,需进一步评估呼吸功能,必要时按重症病例进一步积极处理。

第三节 病 原 治 疗

大多数腺病毒感染病例病情轻,病程呈自限性,仅需对症处理,无需抗病毒治疗。临床上对于免疫功能低下人群的腺病毒感染、重症肺炎病例等情况,多数学者建议抗病毒治疗。

至今只有更昔洛韦、利巴韦林、西多福韦等药物用于治疗腺病毒感染,其中西多福韦、利巴韦林作为一线抗腺病毒药物。抗腺病毒治疗的临床研究数据多来自国外的相关研究报道,目前国内尚缺乏有关的临床研究资料。迄今为止,尚无正式批准能有效应用于抗腺病毒治疗的药物,亦缺乏前瞻性设计的随机对照的临床试验。除了针对腺病毒 DNA 多聚酶的药物之外,一些针对病毒其他蛋白质的潜在作用靶点的抗病毒药物也在探索中。理论上,应该寻找抑制病毒复制周期中不同水平的几个靶点药物。

一、核苷类或核苷类似药物

已有许多研究报道了核苷类或核苷类似药物在体外的抗腺病毒活性,但是由于缺乏标准化的实验方法,得到的诸如细胞病变效果、细胞存活能力、存在的腺病毒蛋白、病毒载量等研究结果很不一致。此外,由于研究应用的宿主细胞及腺病毒的血清型不同,使人们难以对该类药物的抗病毒效果进行直接比较。

国外有多个研究证实,多种核苷类或核苷类似药物在体外具有作用于腺病毒 DNA 多聚酶的抗病毒活性,其中以西多福韦（Cidofovir）在体外的抗腺病毒活性最强，因而多数学者将该药作为治疗的首选药物。标准剂量包括每 1~2 周 5mg/kg 或每周 2 次，每次 1mg/kg。疗程为数周到数月，或依据临床反应和腺病毒的持续或清除等情况而定。

西多福韦是一种新型的胞嘧啶核苷磷酰基甲醚衍生物，该药为广谱抗病毒药物，在体外对几种 DNA 病毒具有抗病毒活性，能够有选择性地抑制腺病毒复制，其抗病毒活性与血清型无关。本品被细胞吸收后，在细胞腺苷激酶的作用下转化为活性代谢物单磷酸酶、二磷酸酯和磷酸胆碱的复合物。西多福韦二磷酸酯通过抑制腺病毒的 DNA 聚合酶，竞争性地抑制脱氧胞嘧啶核苷 -5′- 三磷酸酯整合入病毒的 DNA，减缓 DNA 合成，并使病毒 DNA 失去稳定性，从而抑制病毒复制。

布林西多福韦（hexadecyloxypropyl-cidofovir, Brincidofovir），又称六癸基氧丙基西多福韦，是西多福韦的磷脂衍生物，是西多福韦的前体药物，是一种新型广谱抗 DNA 病毒药物，对疱疹病毒、腺病毒、天花病毒、巨细胞病毒、EB 病毒、JC 病毒等 DNA 病毒都有很好的抗病毒作用。与西多福韦相比具有抗病毒作用强、肾毒性小、给药途径广等优势，是目前很有潜力的抗病毒药物。

由于腺病毒不像疱疹病毒可以编码激酶，而无环鸟苷（阿昔洛韦）需要依赖于疱疹病毒编码的激酶来实现第一步磷酸化作用，因此腺病毒对阿昔洛韦不敏感。但是也有研究报道更昔洛韦对腺病毒有一定的抗病毒活性。

利巴韦林为一种强的单磷酸次黄嘌呤核苷（IMP）脱氢酶抑制剂，阻碍病毒核酸的合成，具有广谱抗病毒性能，尤其是针对 RNA 病毒，对多种病毒（如呼吸道合胞病毒、流感病毒、单纯疱疹病毒等）有抑制作用。对流感、甲型肝炎、疱疹、麻疹等有防治作用,但临床评价不一。其作用机制可能是直接抑制病毒多聚酶以及免疫调节或耗竭三磷酸鸟苷或抑制RNA的加帽活性或增加新合成DNA的基因突变以达到直接或间接地抑制腺病毒感染的目的,其副作用主要是引起温和可逆的贫血。有学者在体外实验中证实了利巴韦林对C组腺病毒有效。

一个体外研究观察到抗HIV药物扎西他滨和阿洛福定具有抗腺病毒作用,前者已经获得批准用于抗HIV的治疗,后者在Ⅱ期临床试验之后被中止。在这些体外实验中,抗HIV药物斯坦匹定(Stampidine)具有最低的细胞毒性和最高的抗病毒活性,并且不像其他的广谱抗病毒药物,其抗病毒活性仅限于HIV和腺病毒,应是一个有研究前景的药物。

二、西多福韦和布林西多福韦临床治疗研究资料

目前,临床上应用西多福韦(已经批准用于巨细胞病毒感染治疗)、布林西多福韦和利巴韦林治疗腺病毒感染属于超适应证使用。由于缺乏前瞻性设计的随机对照临床试验来证实他们对于腺病毒的抗病毒效果,且各个研究入选的患者背景资料不同,抗病毒、免疫抑制剂给药方案不同,以及病例定义和诊断方法不一致,得到的结果也不一致,这就使得人们难以比较和评估其临床疗效。尽管如此,多数学者仍然认为对于存在感染风险的免疫耐受人群如骨髓移植患者,一旦定量PCR方法诊断腺病毒感染,应该尽早给予西多福韦预防性治疗,防止出现致命性的全身播散性感染,剂量需要根据患者的肾功能情况调整。

三、特定人群抗腺病毒治疗临床研究资料

在骨髓移植和实体器官移植受者中，有许多非随机对照的临床研究结果提示，对西多福韦有较好的治疗反应。在一个多中心的异体骨髓移植受者临床研究中，西多福韦对不同临床表现的腺病毒感染清除率为69%（20/29）；在另一项骨髓移植受者伴发出血性膀胱炎的临床研究中，西多福韦对腺病毒感染治疗的有效率（症状改善）为77%（10/14）；有学者对骨髓移植受者伴发顽固性出血性膀胱炎以西多福韦进行膀胱冲洗，取得较好疗效；在一组儿童骨髓移植者腺病毒感染的西多福韦的治疗研究中，10例中9例病毒清除，8例临床症状改善；而在另一项研究中，18例腺病毒感染无症状的骨髓移植儿童，给予西多福韦治疗，13例（81%）病毒清除。然而由于缺乏病例对照研究，治疗指征和疗效判别的标准不同，以及研究入选的人群、感染部位、免疫抑制严重程度的不同，西多福韦的治疗效果仍存在争议。

并非所有的腺病毒感染患者或存在腺病毒血症者均需抗病毒治疗。在回顾性研究中，事实上部分反映的均是由于腺病毒感染导致的较高死亡率。在前瞻性的研究中，对骨髓移植、实体器官移植者利用血清 PCR 方法定期检测结果发现，58%的病毒血症者不出现感染的临床表现，病毒的自发清除现象较常见。在一组 19 例实体器官移植者伴有腺病毒血症的研究中，发现患者全部自发清除了腺病毒。相似的一个研究在儿童骨髓移植患者中，检测到 42% 患者存在腺病毒血症，64% 患者未经抗病毒治疗而自发清除了病毒。因此目前迫切需要有前瞻性设计的随机对照临床试验来明确腺病毒感染有症状和无症状患者的抗病毒治疗指征。

四、西多福韦的适应证

目前认为，一般情况下抗病毒治疗的适应证包括全身播散性感染（大于等于 2 个感染部位）、腺病毒感染重症肺炎、高病毒载量血症、高致病性毒株感染、持续性重度淋巴细胞减少症和免疫缺陷症。此外，对于有全身播散性感染风险的器官移植者，存在病毒血症即使无症状，亦可以考虑预防性使用西多福韦抗病毒治疗。

五、西多福韦的不良反应

一般而言，西多福韦的耐受性较好。不良反应包括肾毒性、骨髓抑制、眼葡萄膜炎。治疗期间需要定期监测肾功能和中性粒细胞。妊娠期患者不宜用，哺乳期患者禁用。

六、其他

研究发现中药及其活性成分（如白藜芦醇、苦碟子、抗病毒滴丸等）也具有抗腺病毒活性。其作用机制主要包括：细胞外直接杀灭病毒；影响病毒吸附、穿入细胞；进入细胞内抑制病毒的复制。传统中药的多靶点作用机制、不良反应少、耐药性低等优点表现出诱人的应用前景，筛选高效低毒的抗病毒中药是今后抗病毒研究热点之一。

第四节 重症和危重症病例的监护及治疗

一、监护

对确诊的重症与危重症腺病毒感染的患者有条件时应立即转入重症监护室,并按传染病进行隔离。危重症患者应认真及时的询问病史(包括现病史,流行病学史,过去史,个人史等),迅速准确的体格检查,全面了解病情,医护密切配合,立即给予生命体征监测并及时采取救治措施,具体如下:

1. 检查患者意识状态,瞳孔大小,对光反射,周围循环,皮肤颜色、湿度及完整性,肢体运动是否正常。

2. 生命体征测定,包括血压、脉搏、呼吸、体温、血氧饱和度等。

3. 急诊生化检查,包括电解质、肌酐、尿素氮、血糖、肝功能、心肌酶谱及动脉血气分析等。

4. 持续心电监测,有心律失常者做床旁心电图。

5. 保持气道通畅,吸氧,如患者存在呼吸衰竭,应开放气道。

6. 保持良好通畅的静脉通道,必要时立即深静脉置管。

7. 根据病情留置尿管,记录单位时间尿量。

8. 医生对患者病情进行初始评估并初步拟定治疗方案。

9. 对生命体征不稳定者,应即刻做出生命体征评估,并立刻报告上级医生。

10. 医嘱的下达与执行,一般情况下应避免下达口头医嘱,以免发生差错,但对于特别危重患者,先口头下达医嘱,护士予以重复，并立即执行，事后补开医嘱。

11. 在患者住院期间要定期询问患者的症状，对患者定期进行体格检查，以便发现重要体征的变化，并进行必要的检查。

12. 复习医嘱，包括长期医嘱、临时医嘱中药物的剂量及用法，饮食、营养摄取及出入量。

13. 注意重要体征及用药之间的关系。

14. 复习呼吸治疗记录（呼吸机参数、血气改变等），血流动力学记录，实验室检测结果等。

15. 观察患者营养状态，复习其营养支持治疗等情况。

16. 注意导管及其他有创性装置放置的时间及有无并发症。

通过以上检查、监测及评估，首先对患者病情可形成正确的判断，其次可随时制订最新的治疗护理计划，另外还可以积累临床经验，开展临床研究。总之，是为更好地诊治患者服务，努力提高救治危重症的水平。

二、治疗

1. 免疫治疗

由于在病毒性感染疾病的发病机制中，通常伴有机体免疫功能的缺陷或者免疫耐受等，尤其导致重症感染的发生。通过免疫学的方法，提高或调节机体的免疫状态和抵抗力，特别是诱导和激发机体内与 T 细胞相关的，尤其是以 Th1 型和细胞毒性 T 淋巴细胞为主的免疫应答等，也是控制和治疗病毒性感染，促进疾病痊愈的重要途径。

免疫球蛋白是由 B 细胞发育的终末阶段——浆细胞分泌产生的。他们具有特征性的折叠方式，形成了血浆蛋白的一个家族，在体液免疫中发挥重要作用。和许多免疫分子一样，免疫球蛋白也是双功能的。它们用其分子的一端来特异性地识别抗原，用其另一端来募集数量有限的效应分子和细胞，并由此激活下游的免疫效应机制，最终清除外来抗原。

注射免疫球蛋白是一种被动免疫疗法。它是把免疫球蛋白内含有的大量抗体输给受者，使之从低或无的免疫状态很快达到暂时免疫保护状态。抗体和抗原相互作用，可以直接中和毒素和杀死细菌和病毒。因此，免疫球蛋白制品对预防细菌、病毒性感染有一定的作用，临床主要用于预防麻疹、甲肝、流行性腮腺炎等疾病。其在严重感染、免疫缺陷患者中使用广泛，可缩短疾病疗程。

临床常用的静脉用丙种球蛋白是从人体血浆提取的血液制品，主要成分是蛋白质，富含抗人类 TNF-α，IL-1、IL-6 等自身抗体和广谱的抗细菌、病毒或其他病原体的 IgG 抗体，95% 以上物质为免疫球蛋白。免疫球蛋白的独特型抗体功能，可形成免疫网络直接参与免疫调节及免疫替代作用，其 Fab 片段可特异地结合多种炎症介质因子，阻止细胞因子与相应受体结合，抑制细胞因子的生物学活性，从而发挥调节细胞因子的独特型网络作用；其 Fc 片段能与激活的 C3、C4 补体结合，阻断补体复合物与巨噬细胞结合，干扰巨噬细胞对自身组织的侵袭；其富含抗细菌、病毒的抗体能直接中和毒素，并能清除体内的病毒和细菌毒素，发挥其独特型抗体功能作用。

抗病毒治疗的同时使用静脉丙种球蛋白可能会加速呼吸道中腺病毒的清除，从而促进疾病的恢复。其作用机制可能与以下几个方面有关：提高血清和呼吸道免疫球蛋白水平，对抗细菌的黏附，有助于排出细菌；中和病原体或激活补体而溶解病原体；通过 Fc 段与吞噬细胞 Fc 受体结合，促进对细菌的吞噬作用，并对细菌和病毒感染引起的免疫缺陷状态有调节作用；通过免疫调理作用增强患儿对细菌、病毒的免疫反应；同时还具有免疫抑制功能，可抑制 T、B 淋巴细胞增殖反应，降低 IL-2 水平，终止疾病发展恶化。

在临床实践中反复注射免疫球蛋白，可刺激人体产生一种对抗免疫球蛋白的抗体，即抗抗体，一旦再注射，就会被抗体中和，不会发生其抗病毒作用。人体自身能够合成丙种球蛋白，如经常使用外来药品，就会抑制自身抗体的产生，从而降低机体的抗病能力。由于免疫球蛋白是血液制品，若在来源上把关不严，反而会造成血源污染。就个体来说，外来的免疫球蛋白毕竟是"异物"，个别人注射后可能会引起过敏反应。这些问题也值得临床医师重视。

2. 糖皮质激素的应用

（1）静脉使用：评价激素的治疗价值应权衡激素对疾病的控制程度和潜在危险两个方面，所用激素的剂量和程度根据病变的性质、疾病的自然过程、病情、疗程和反应，单独或与其他药物联合，以及治疗目的等因素决定。同一疾病由于病情轻重、年龄、体重等多种因素不同，激素用量可能相差悬殊。激素的治疗应遵循个体化的原则。

对一般感染或轻症感染，原则上不使用糖皮质激素进行治疗，其会导致机体免疫力下降，使感染灶扩散。严重感染如中毒性菌痢、暴发性流行性脑膜炎等时应用做辅助治疗，使患者度过危险期。因为它能增加机体对有害物质的耐受性，减少中毒反应，有利于争取时间。而且应同时应用有效、足量的抗生素治疗感染。

腺病毒感染中如果遇到明显呼吸道梗阻、严重中毒症状（热性惊厥、昏迷、休克、40℃以上的持续高热等），建议短期应用激素。并发 ARDS 时，恰当应用糖皮质激素可起到缓解中毒症状，减轻肺渗出、损伤的作用。最初选择静脉注射给药，个案剂量要根据患者年龄、临床症状轻重、肺部病变范围大小、进展的速度、血气分析结果的严重程度、可能的预后判断等因素制订。当病情缓解或胸部影像学显示有所吸收后可尽早逐渐减量，以至停用。

在病毒感染由轻症向危重症转变的过程中，病毒等因素刺激机体产生大量的细胞因子，造成以肺为主的广泛病变和渗出表现，严重影响氧合功能，临床表现为急性肺损伤和 ARDS。糖皮质激素可以通过与炎症细胞内的糖皮质激素受体结合，然后进入细胞核，通过启动基因转录，进而阻断炎症反应链，减轻炎症因子对机体的破坏。

并发感染为糖皮质激素的主要不良反应，以真菌、结核菌、葡萄球菌、铜绿假单胞菌和各种疱疹病毒感染为主。因此，在应用激素治疗时，应无时无刻地提高激素诱发感染的警惕性，及早进行有效防范。

（2）雾化吸入：雾化吸入治疗是将药物或水经吸入装置分散成悬浮于气体中的雾粒或微粒，通过吸入的方式沉积于呼吸道和／或肺部，从而达到呼吸道局部治疗的作用。通过雾化吸入给药，可以达到缓解支气管痉挛、稀化痰液、防治呼吸道感染的作用。在许多呼吸系统疾病，如慢性阻塞性肺疾病、支气管哮喘等中，均可以使用雾化吸入治疗。由于雾化吸入具有药物起效快、用药量少、局部药物浓度高而全身不良反应少等优点，在呼吸系统疾病治疗中，雾化吸入已成为重要的辅助治疗措施。

糖皮质激素雾化吸入具有抑制气道炎症，上调气道平滑肌 β_2 肾上腺素受体数目和功能，降低气道高反应性等作用，也具有局部高效和全身安全的特点，常用药物有：布地奈德药物浓度为 1mg/2ml，每次使用 2ml，每天 2~3 次。经气雾给出的药量中约 10% 沉积在肺部，成人分布容积约 300L，儿童为 3.1~4.8L/kg，显示其具较高的组织亲和力，可发挥强有力的局部抗炎作用,小剂量就能起到治疗作用。雾化吸入布地奈德起效迅速,10~30min 即可发挥气道抗炎作用。应当注意的是,医师要叮嘱患者在雾化吸入后彻底漱口,以防止出现口腔、咽峡部黏膜念珠菌感染。糖皮质激素的注射剂型如地塞米松、氢化可的松等经呼吸道局部雾化吸入时,产生的雾化颗粒较大,达不到 3~5μm 的有效颗粒,因而药物只能沉积在大气道。由于其结构中无亲脂性基团,因而与糖皮质激素受体的亲和力较低,局部抗炎作用弱。其水溶性较大,与气道黏膜组织结合较少,肺内沉积率低,很难产生疗效。

3. 抗生素的应用

合并细菌感染是导致腺病毒感染疾病进展、病死率增加的重要因素之一。腺病毒主要侵犯人类呼吸道,肺部损害重,合并细菌感染风险同样存在。腺病毒相关细菌性肺炎,其病原谱以金黄色葡萄球菌、肺炎链球菌及流感嗜血杆菌常见。另外,重症腺病毒感染患者接受机械通气等侵入性操作治疗,院内获得性感染如呼吸机相关性肺炎(VAP)、导管相关血流感染的机会显著增加,并影响预后。故而,恰当的抗感染治疗在腺病毒感染的救治中是不可或缺的一部分。

按照感染的特点,腺病毒感染合并细菌感染可分成早期和中后期两个阶段。早期主要指感染腺病毒的同时或在起病后2~7 天,因病毒感染肺部或支气管受损后继发的细菌感染,此期病原体多以社区感染病原体为主。而中后期感染是指随着病情进展,部分危重症患者需入住 ICU,给予多种侵入性操作,易继发呼吸机相关性肺炎等医院获得性感染。

早期合并感染的治疗:对于轻症患者,如无合并细菌感染的依据,没有必要常规使用抗生素。但对于考虑存在合并感染的患者,应及时采取经验性抗生素治疗,尤其是年老体弱、有基础疾病的患者,或病情危重、出现感染性休克者,较多合并细菌性肺炎,根据最常见的合并细菌感染类型,起始经验性抗生素治疗应针对常见合并感染的细菌,如金黄色葡萄球菌、肺炎链球菌等。β-内酰胺酶类抗生素联合β-内酰胺酶抑制剂常作为首选,也可选用喹诺酮类或β-内酰胺酶类抗生素联合大环内酯类。对于高度怀疑MRSA感染的患者,尤其是具有坏死性肺炎表现者,起始抗生素治疗还应具有MRSA抗菌活性。同时对重症患者还应及时采取合格的呼吸道标本和血培养进行病原学检查。根据微生物学结果及时将经验性治疗转为目标治疗。而对于缺乏细菌感染临床表现和/或微生物检验证据的腺病毒确诊病例,避免盲目或不恰当使用抗菌药物,因过多的抗生素治疗会增加中后期继发感染的风险,并增加抗生素的耐药性。

中后期继发感染的治疗:中后期继发感染都相对危重,初始抗菌治疗尤其重要。根据病史、症状、体征及实验室检查,得出初步诊断,评估可能的病原体和耐药性,然后进行病情评估后使用抗菌药物为经验性治疗。而目标治疗时感染部位、病原菌及药敏已明确,针对性的使用药物。对怀疑有继发感染的患者应尽早开始经验治疗,因为延迟恰当的抗菌治疗会导致死亡率明显增加。进行经验治疗时,应结合感染时间、感染部位及感染来源,同时参照本地区、本医院的病原谱分布情况和药敏情况进行经验性治疗。在经验性治疗的同时力求从可能的感染源取得阳性标本,尽一切可能将经验治疗转为目标治疗。开始选用能够覆盖可能病原体的药物或者联合治疗,细菌学结果阳性后改为窄谱抗菌药物。除了选用对病原菌敏感的抗菌药物以外,还应考虑给药的正确时机、剂量和给药途径,以确保在感染部位达到有效浓度。对于怀疑器械相关的感染、导管相关血流感染时尽早去除置管也极为重要。

第五节 危重人腺病毒感染肺炎的治疗

一、治疗原则

积极治疗原发病,注意监测,加强呼吸支持,改善肺氧合功能。

二、一般治疗

1. 监测 腺病毒感染患者常规做胸片检查,对于高热、咳嗽剧烈,甚至有胸闷气短症状的患者行胸部 CT 检查,密切观察肺部症状体征,早发现、早治疗,从而降低病死率并改善预后。由于重症患者病情变化快,需定期行床旁胸部 X 线检查以了解肺部病变进展情况,及时发现肺泡外气体,采取有效的措施加以预防和控制。另外需重视床旁超声检查对肺水肿的判断以及对液体负荷管理的指导意义。

2. 补液 在保证血容量、稳定血压前提下,要求出入液量轻度负平衡,-1 000~-500ml/d,保持肺处于适当干的状态。限制性液体管理(利尿和限制补液)组患者第一周的液体平衡为负平衡,氧合指数明显改善,肺损伤评分明显降低。限制性液体管理组的休克和低血压的发生率没有增加。因此,通过积极的液体管理,改善患者的肺水肿具有重要的临床意义。对于基础有肾功能不全或出现急性肾损伤的患者在利尿剂反应不佳时可早期行 CRRT 治疗,以维持机体的水电解质和酸碱平衡。

3. 营养支持 重症肺炎患者处于高代谢状态,应及时补充热量和高蛋白、高脂肪营养物质。应尽早给予强有力的营养支持，提倡全胃肠营养，避免静脉营养易引起的感染和血栓形成，且能够保护胃肠黏膜，防止肠道菌群移位。保证每天总热量摄取 83.7~167.4kJ（20~40kcal/kg）。

4. 对症处理　发热患者以物理降温为主，忌用强烈发汗退热药，中毒症状重者可适当给予激素如甲强龙静滴。

5. 氧疗　一旦出现低氧血症，纠正缺氧刻不容缓，可采用经面罩持续气道正压吸氧，轻者给予高流量鼻导管吸氧或面罩吸氧，但大多需要借助机械通气吸入氧气。

6. 其他　俯卧位通气可以改善患者的氧合，但在目前条件下难以常规开展。

三、药物治疗

1. 镇静　对合并轻中度 ARDS 的患者采用浅镇静，每天唤醒的程序性镇静方案，对重度 ARDS 的患者可考虑较深的镇静镇痛方案，避免每天唤醒以减少氧合的波动，早期可尝试短期肌松剂的使用，以抑制过强的自主呼吸，减少呼吸机相关肺损伤的发生。

2. 气雾剂吸入　可选用吸入用布地奈德、异丙托溴铵等，均有解除支气管痉挛、改善呼吸的作用。

3. 肾上腺皮质激素　激素在重症肺炎中的应用理论上有充分依据，但实践中存在诸多分歧和争议，目前尚无大标本的临床对照试验证据的支持。2007 年美国感染疾病学会 / 美国胸科协会推荐对重症肺炎患者使用全身性糖皮质激素治疗。激素具抗炎和促进肺间质液吸收，缓解支气管痉挛，抑制后期肺纤维化等作用。临床以甲基泼尼松龙最为常用，可用 80~200mg/d，根据病情缓解情况逐渐减量。

4. 防治继发感染　继发感染可促进病情恶化,甚至导致死亡,因此应积极进行预防和治疗,加强无菌操作,选用适当的抗生素进行治疗。

四、机械通气

腺病毒感染的重症病例表现为快速进展的肺炎和ARDS,肺部出现不同范围的片状阴影。少数病例在初次影像学检查时即表现为重症肺炎。不能缓解的呼吸困难和进行性加重的低氧血症是病情严重的标志,也是重症病例死亡的最主要原因。病情进展迅速的重症患者,短期内可发展为肺源性的 ARDS,死亡率极高。近年来,不断发展的体外心肺支持技术为危重症病例的救治提供了新思路,其潜在的积极作用有待进一步的研究加以证实。目前在原发疾病治疗的基础上,合理的氧疗和机械通气技术的应用仍然是呼吸功能支持最主要的手段,也是提高重症患者救治成功率的重要保证。

机械通气的指征:2013 年《人感染 H7N9 禽流感医疗救治专家共识》中指出,当患者经双腔鼻导管或面罩吸氧(氧流量 5L/min)2h,SpO_2 仍低于 92% 或呼吸困难、呼吸窘迫不能改善时,可进行机械通气治疗。早期可尝试使用无创通气,推荐使用口鼻面罩。如果经规范无创通气治疗 2h 后,SpO_2/FiO_2 仍< 150,呼吸困难或窘迫改善不明显,影像学检查显示病变进展迅速等情况,均需及早考虑实施有创通气。

机械通气是一把“双刃剑”,既能帮助患者度过呼吸衰竭的难关,本身又是反生理的过程,会对机体造成附加的伤害。如何趋利避害需要大家的不懈努力。

五、体外膜肺氧合

机械通气的支持效果不佳时,在有条件的医疗单位可考虑实施体外膜肺氧合(extracorporeal membrane oxygenation,ECMO)作为挽救性的呼吸支持手段。部分患者ECMO支持后肺氧合功能尚能恢复,但肺纤维化后的低通气量及高碳酸血症是困扰ECMO脱机的主要原因,需要在今后的临床工作中进一步研究以找到切实可行的解决办法。

(彭梅娟)

参 考 文 献

1. Noda M, Yoshida T, Sakaguchi T. et al. Molecular and epidemiological analyse of human adenovims type 7 strainsisolated from the 1995 nationwide outbreak in Japan. J ClinMiembiol, 2002, 40(1): 140-145.

2. 黄维娟,董婕,舒跃龙,等. 中国流感监测网络发展概况. 疾病监测, 2008, 23(8): 463-469.

3. Yee Mary Miu Waye. Chor wing sing.anti-viral drugs for human adenovirus. Pharmaceuticals, 2010, 3: 3343-3354.

4. Echavarría M. Adenoviruses in immunocompromised hosts. ClinMicrobiol Rev 2008, 21(4): 704-715.

5. Matthes-Martin S, Feuchtinger T, Shaw PJ, et al. Fourth European Conference on Infections in Leukemia. European guidelines for diagnosis and treatment of adenovirus infection in leukemia andstem cell transplantation: summary of ECIL-4(2011). TransplInfect Dis, 2012, 14(6): 555-563.

6. Naesens L, Lenaerts L, Andrei G, et al. Antiadenovirus activities of several classes of nucleoside and nucleotide analogues. Antimicrob Agents Chemother, 2005, 49(3): 1010-1016.

7. Morfin F, Dupuis-Girod S, Mundweiler S, et al. In vitro susceptibility of adenovirus to antiviral drugs is species-dependent. Antivir Ther, 2005, 10 (2): 225-229.

8. Gavin PJ, Katz BZ. Intravenous ribavirin treatment for severe adenovirus disease in immunocompromised children. Pediatrics, 2002, 110(1 Pt 1): e9.

9. Echavarría M. Adenoviruses in immunocompromised hosts. ClinMicrobiol Rev, 2008, 21(4): 704-715.

10. Yusuf U, Hale GA, Carr J, et al. Cidofovir for the treatment ofadenoviral infection in pediatric hematopoietic stem cell transplantpatients. Transplantation, 2006, 81(10): 1398-1404

11. Hoffman JA, Shah AJ, Ross LA, et al. Adenoviral infections and a prospective trial of cidofovir in pediatric hematopoietic stem cell transplantation. Biol Blood Marrow Transplant, 2001, 7(7): 388-394.

12. Bateman CM, Kesson AM, Shaw PJ. Pancreatitis and adenoviralinfection in children after blood and marrow transplantation.Bone Marrow Transplant, 2006, 38(12): 807-811.

13. Nichols WG, Campbell AJ, Boeckh M. R espiratory viruses other than influenza virus: impact and therapeutic advances. Clin Microbiol Rev, 2008, 21(2): 274-290.

14. Bhadri VA, Lee-Horn L, Shaw PJ. Safety and tolerability of cidofovirin high-risk pediatric patients. Transpl Infect Dis, 2009, 11(4): 373-379.

15. Ison MG. Adenovirus infections in transplant recipients. ClinInfect Dis, 2006, 43(3): 331-339.

16. 商蕾, 曲章义, 魏凤香, 等. 中药及其活性成分抗腺病毒研究进展. 中草药, 2012, 43(10): 2071-2076.

17. 李鄂丽, 林建荣. 丙种球蛋白在儿科临床中的应用. 中国医药导报, 2007, 4(24): 4-5.

18. 李兰娟. 人感染 H7N9 禽流感. 北京: 科学出版社, 2015.

19. 李宁. 甲型 H1N1 流感危重症临床诊断与治疗. 北京: 人民卫生出版社, 2011.

20. 潘珏, 何礼贤. 糖皮质激素作为重症肺炎的辅助治疗: 现状和展望. 临床药物治疗杂志, 2012, 10(3): 1-5.

21. Mandell LA, Wunderink RG, Anzueto A, et al. Infectious Diseases Society of America; American Thoracic Society Infectious Diseases Society of America/American Thoracic Society consensus guidelines on the management of community-acquired pneumonia in adults. ClinInfect Dis, 2007, 44(Suppl 2): S27-S72.

第十三章

人腺病毒感染预后及出院标准

第一节 人腺病毒感染预后和后遗症

人腺病毒感染可引起上、下呼吸道感染、胃肠炎和结膜炎等。腺病毒感染者80%为小于4岁的儿童。免疫缺陷的人群容易感染腺病毒。腺病毒也会感染健康儿童，并且会在军营和学校暴发流行，虽然大多数病例为自限性疾病，但无论是儿童、免疫缺陷或是健康人群仍有不少的病例呈全身播散性或重症致死性肺炎。腺病毒肺炎预后不佳者可导致长期的肺部后遗症，较重的包括限制性肺病、阻塞性肺病、支气管扩张、肺纤维化、单侧透明肺和闭塞性细支气管炎等。较轻的包括慢性支气管炎、哮喘和其他肺功能异常和肺部疾病等。成人腺病毒感染病例极少有后遗症，后遗症多出现在婴幼儿病例。

一、预后

在免疫健康人群腺病毒感染后症状多在2周后消失，机体产生特异性的免疫。腺病毒感染的婴幼儿20%多会有肺炎，而健康成人很少见。然而也有健康儿童和成人致死性肺炎的报道。在免疫缺陷人群，腺病毒感染的10%~30%的患者出现全身播散性疾病和呼吸衰竭,严重腺病毒肺炎的患者死亡率超过50%。儿童感染腺病毒后会导致长期的后遗症,如支气管扩张、闭塞性细支气管炎和透明肺。腺病毒感染也常常引起上下呼吸道的潜伏和慢性持续感染。慢性感染容易诱发中性粒细胞气道炎,导致细菌性支气管炎和支气管扩张迁延不愈。5%的非住院和13.6%的住院患儿至少存在一种后遗症。腺病毒的1~5、7、14、21和55型感染与儿童小气道功能障碍和支气管扩张有关,而在成人则与慢性阻塞性肺病有关。腺病毒的1、3、4、7、11、14和55型可引起医院、学校和部队的暴发流行并导致严重的肺炎。腺病毒肺炎的患者影像学常常表现为肺实变、毛玻璃样改变和/或胸水形成,患者肺部炎症吸收较为缓慢,部分患者需长达1~2个月肺部炎症才能完全吸收。无论是健康的成人患者或是免疫缺陷人群,腺病毒肺炎患者可发生较高的成人呼吸窘迫综合征而且死亡率较高。一组腺病毒55型肺炎患者死亡率为26.7%。在造血干细胞移植的患者100天内常常容易被腺病毒所感染,从而导致移植失败或降低移植成活率。如果合并巨细胞病毒、曲霉或细菌感染则导致26%的移植患者死亡,而患者如果患有肺炎或是播散性腺病毒感染则死亡率分别可高达50%和80%。实体脏器移植患者不同器官移植者可表现为不同移植脏器的腺病毒感染,此类患者如果为单一器官移植,仍有机会应用抗病毒药物,用药前病毒载量的高低与患者预后相关,多数腺病毒的感染者并不增加患者的死亡率和移植排斥反应。

二、后遗症

1. 闭塞性细支气管炎(bronchiolitisobliterans,BO)是腺病毒肺炎及腺病毒支气管肺炎后的重要肺部后遗症,主要表现为持续性的咳嗽、喘息、呼吸困难。推测各级支气管黏膜的坏死、脱落、黏液栓堵塞及黏膜增生可能是后期发生闭塞性细支气管炎的病理基础。德国病理学家 Lange 在 1901 年首次报道，发现其主要病理改变为细支气管狭窄、闭塞等小气道损伤，因此而命名为 BO。国外一项五年随访研究发现，47.4%的腺病毒肺炎患儿发展为 BO。由于 BO 是一种病理诊断，以往诊断往往依靠肺活检，而肺活检是一种有创性检查，并且患儿常因呼吸困难难以配合，此外活检如不能取到病变部位也可造成假阴性，故 BO 的诊断非常困难。随着影像学技术的不断发展，高分辨率 CT（high resolution CT，HRCT）对小气道疾病的诊断价值不断得到肯定。近年来报道的文献普遍认为 HRCT 和肺功能可作为临床诊断 BO 的重要依据，在 HRCT 图像上 BO 以片状分布的马赛克征、支气管扩张、细支气管壁增厚、气体潴留等小气道改变为主要特征。马赛克征表现为肺密度减低区与肺密度增高区相互夹杂呈不规则的补丁状或地图状。肺密度减低区为病变区，该区的细支气管腔阻塞导致肺换气不良，肺缺氧后引起反射性小血管收缩及气体潴留，因而该区域肺组织密度减低且肺血管管径细小，血流重新分配后正常区域的肺组织密度反而增高。

2. 单侧透明肺（unilateral hyperlucent lung）又叫 Swyer-James 综合征（SJS）。在 1953 年最早由 Swyer 和 James 报道 1 例 6 岁儿童，胸部 X 线显示单侧透明肺伴有同侧肺动脉细小，故称之为 Swyer-James 综合征。1954 年 Macleod 相继报道 9 例故又称 Swyer-James-Macleod 综合征或 Macleod 综合征，亦称单侧透明肺、单侧半透明肺或单侧获得性肺叶气肿。单侧透明肺是一种少见的肺部疾病，临床上以胸部影像学呈某一肺叶或单侧透明肺伴有呼气相气体潴留，肺血管纹理减少为主要特征。可发现于任何年龄和性别，儿童多见。共同特点是都有儿时反复感冒、呼吸道感染病史。本病的发病机制尚不完全清楚,幼年时受感染及理化因素刺激,先天性肺动脉发育不全等可能是其成因。腺病毒感染是其中一项重要的危险因素,推测腺病毒感染后的肺间质纤维化可使肺脏血流减少,继发肺动脉及其分支发育不全。影像学主要表现为肺气肿,患侧肺血管纹理细小、稀少。CT和肺血管造影检查可见肺动脉主干或叶动脉发育细小,也可以合并支气管扩张和肺囊肿。单侧透明肺可以引起肺动脉高压,并发肺心病。

三、影响腺病毒肺炎预后的预测因素

　　腺病毒感染是否患肺炎与腺病毒型别具有明显的相关性。研究表明B亚群,如7、14、21、55型等较其他群容易引起更为严重的疾病,如致死性肺炎或全身播散性疾病。如果肺炎患者合并胸水形成则预示病情较危重。肺炎合并胸水患者热程更长、有更多难以处理的并发症和肺外表现,如合并肝炎。此外这类患者白细胞较低,CD4和CD8计数低,因此容易合并细菌感染。但相对于无胸水患者,此类患者并发ARDS的概率较低,原因尚不清楚。更进一步研究表明,外周血单核细胞计数以及病毒血症持续的时间与预后相关。腺病毒肺炎患者起始的单核细胞的比例和绝对值较低者则有可能发生呼吸衰竭,预后较差。腺病毒肺炎病程较长者可能与呼吸道病毒的持续存在有关。我们有3例肺炎患者虽然咽拭子病毒检测呈阴性结果,但肺泡灌洗液在病程的1个月后病毒仍然呈阳性。对于发病5~7天的入院患者,死亡者较生存者呼吸道分泌物的病毒载量高两个对数级,而且死亡患者在病程的第12~14天,仍然可以在血中检测到病毒存在,因此呼吸道和血中的高病毒载量以及病毒持续存在的时间与病情轻重以及预后具有相关性。腺病毒肺炎合并 ARDS 患者如果早期给予呼吸支持，包括 ECMO 和 / 或持续性血液滤过进行液体管理，以及早期抗病毒治疗则可以改变患者的预后。

第二节　腺病毒感染出院标准

由于腺病毒呼吸道感染容易在学校、部队等人员密集的地方造成暴发流行，为控制疾病流行，腺病毒感染者应符合出院标准后方可离院，从而避免疾病向社会其他人群的扩散。

一、上呼吸道感染

1. 体温正常超过 3 天，咳嗽、咽痛等临床症状消失。
2. 病程超过 8 天。
3. 血、尿、便常规以及血生化检查正常。
4. 肺部 X 线或 CT 检查无阴影。
5. 间隔 24h 鼻咽拭子两次腺病毒核酸检测阴性。

二、支气管肺炎

1. 体温正常超过 3 天，咳嗽、咳痰（或痰中带血）等临床症状基本消失。
2. 病程超过 2 周。
3. 血、尿、便常规以及血生化检查正常。
4. 肺部 X 线或 CT 检查，病变明显变小、变淡或消失。
5. 间隔 24h 鼻咽拭子两次腺病毒核酸检测阴性。

三、叶段性肺炎

1. 体温正常超过 3 天，咳嗽、咳痰（痰中带血）、气短等临床症状消失。

2. 病程超过 2 周。

3. 血、尿、便常规以及血生化检查正常。

4. 肺部 X 线或 CT 检查，渗出病灶吸收超过 80%、变淡或消失。

5. 间隔 24h 鼻咽拭子两次腺病毒核酸检测阴性。

（连建奇）

参 考 文 献

1. Ison MG, Hayden RT. Adenovirus. Microbiol Spectr, 2016, 4(4): 1-14.

2. Durigon GS, Oliveira DB, Felicio MC, et al. Poor outcome of acute respiratory infection in young children with underlying health condition in Brazil. Int J Infect Dis, 2015, 34: 3-7.

3. Omar H, Yun Z, Lewensohn-Fuchs I, et al. Poor outcome of adenovirus infections in adult hematopoietic stem cell transplant patients with sustained adenovirus viremia. Transpl Infect Dis, 2010, 12(5): 465-469.

4. Yoon H, Jhun BW, Kim H, et al. Characteristics of Adenovirus Pneumonia in Korean Military Personnel, 2012-2016. J Korean Med Sci, 2017, 32(2): 287-295.

5. Cha MJ, Chung MJ, Lee KS, et al. Clinical Features and Radiological Findings of Adenovirus Pneumonia Associated with Progression to Acute Respiratory Distress Syndrome: A Single Center Study in 19 Adult Patients.

Korean J Radiol, 2016, 17(6): 940-949.

6. Liu M, Mallory GB, Schecter MG, et al. Long-term impact of respiratory viral infection after pediatric lung transplantation. Pediatr Transplant, 2010, 14 (3): 431-436.

7. Tan D, Zhu H, Fu Y, et al. Severe Community-Acquired Pneumonia Caused by Human Adenovirus in Immunocompetent Adults: A Multicenter Case Series. PLoS One, 2016, 11(3): e0151199.

8. Gu L, Liu Z, Li X, et al. Severe community-acquired pneumonia caused by adenovirus type 11 in immunocompetent adults in Beijing. J Clin Virol, 2012, 54(4): 295-301.

9. Yoon H, Jhun BW, Kim SJ, et al. Clinical characteristics and factors predicting respiratory failure in adenovirus pneumonia. Respirology, 2016, 21(7): 1243-1250.

10. Yu Z, Zeng Z, Zhang J, et al. Fatal Community-acquired Pneumonia in Children Caused by Re-emergent Human Adenovirus 7d Associated with Higher Severity of Illness and Fatality Rate. Sci Rep, 2016, 6: 37216.

第十四章

人腺病毒感染暴发流行控制和预防

第一节 防控策略和组织

一、疫情防控卫勤组织指挥

腺病毒等急性呼吸道传染病传播速度快、人群危害重、防控难度大,任何一个防控环节出现问题,都极易导致疫情暴发流行,造成严重后果。因此,有力组织疫情防控卫勤指挥,是做好疫情防控的关键环节,必须引起高度重视,周密组织实施。依据国家及军队《传染病防治条例》《处置突发公共卫生事件规定》《处置突发疫情应急防控预案》要求,根据国家处置突发公共卫生事件防控经验,借鉴国际、国家和军队历次处置突发群体性呼吸道疾病发热疫情的做法,本章侧重阐述部队和学校以及不同级别医院防控腺病毒等急性呼吸道传染病疫情卫勤组织指挥的有关要求、程序与内容等。

(一)卫勤组织指挥基本要求

1. 制定预案,快速反应 根据国家及军队《突发公共卫生事件应急处置规定》和《军队处置突发公共卫生事件应急预案》,结合学校及部队驻地以及不同级别医院的经济状况、卫生潜力和疫情情况,区分不同情况,应周密制订急性呼吸道传染病疫情防控预案,明确组织领导、职责分工和应急响应的方法程序与保障措施;疫情发生地的各医疗卫生机构制订相应疫情处置和批量患者救治方案,并依据预案方案,做好防控药材、物资储备,组织必要演练。遇有疫情时,各单位要结合疫情情况,立即修订预案,拟定本次疫情防控组织实施计划,报经所属单位主要领导批准后,立即下发执行,展开防治工作。

2. 科学组织,精确实施　能否有效组织腺病毒等急性呼吸道传染病疫情防治组织指挥,与疾控部门领导和指挥部管理人员的指挥艺术有直接关系,科学精准的组织指挥必将产生有效的防治效果。卫勤组织指挥的有效性、可控性、权威性是卫勤组织指挥的核心要求。主要有:应全面掌握疫情动态,持续了解情况、分析研究问题;对影响疫情的综合因素进行定量定性分析,提高疫情预测的准确性;对加强的医疗防疫力量要科学配置,新老搭配、强弱搭配、精专搭配、医护搭配,提高综合防治效益,增强防治的正能量;科学筹措卫勤人力物力,进行优化组合,减少消耗,提高治疗效率,以较少医疗资源换取较大的保障效果;救治与防疫并重,根据实际情况,适时转换任务,搞好疫情防治工作总结,认真提炼形成更高层次的菜单式、模板式、规范化疫情防控管理模式,能够有力指导军队和学校等范围内疫情防治。

3. 及时跟进,抓好质控　再好的危机管理机制、防治机制措施,关键是要抓好落实,应建立疫情防治督导问责机制,每天实时跟进掌握各项防控措施落实情况,确保疫情防控工作有序有效进行。要注重教育引导,积极发挥各级党委、党支部战斗堡垒作用,采取党委负责,常委包片,分片督促落实方式,严格落实防控管理责任制,督促落实各项防控措施。要加强宣传引导,使防治措施人人皆知,家喻户晓,形成全员参与,群策群力,参与防控的浓厚氛围和强大合力。

（二）卫勤组织指挥程序

快速构建指挥机构,启动危机管理机制。应成立由所属地方疾控中心或部队主要领导任指挥长,上级单位领导任督导组组长,参与防控有关单位相关人员参加的疫情防控指挥部,下设指挥组、专家组、医疗组、流调组、保障组,快速开设办公场所,开通值班电话,架设专用网络,绘制疫情控制指挥网络图(图14-1)、疫情控制卫勤力量图(图14-2)、疫情态势图(图14-3、图14-4),迅速拟制医疗救治、疾病预防、人员管理、后勤保障等防控标准和制度。建立联席会议机制,定时召开联席会议,汇报工作情况,研究解决问题,部署工作任务。

成立由相关医院呼吸科、感染科专家及疾控中心专家组成的防控救治专家组,制订腺病毒等呼吸道疾病诊断标准、治疗方案、治愈标准,对隔离观察天数、不同临床类型包括危重症的具体诊断标准及治疗方案等做出具体规定。成立由相关医院呼吸、神内、消化、传染科、ICU资深护士长组成的护理工作组,汇集精锐护理力量,加强医护质量管理。同时,应积极与上级医院权威专家建立联合会诊渠道,与有关医疗机构建立危重病例紧急后送绿色通道。

疫情控制指挥网络图

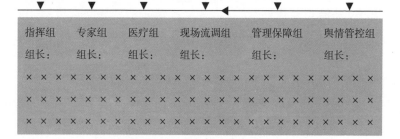

图14-1　疫情控制指挥网络图

医生×人，护士×人，检验×人，防疫×人，药师×人，放射×人

门诊区	隔离治疗区	重症治疗区	医学观察区	防疫力量
负责人：××	负责人：××	负责人：××	负责人：××	负责人：××
医生×人	医生×人	医生×人	医生×人	医生×人
护士×人	护士×人	护士×人	护士×人	护士×人
检验×人	检验×人	检验×人	检验×人	检验×人
卫生员×人	卫生员×人	卫生员×人	卫生员×人	卫生员×人

备注：××单位×人，××单位×人，××单位×人。

图14-2　疫情控制卫勤力量分布图

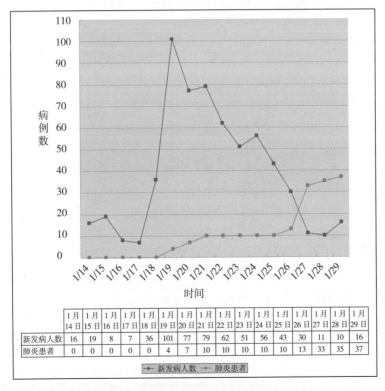

	1月14日	1月15日	1月16日	1月17日	1月18日	1月19日	1月20日	1月21日	1月22日	1月23日	1月24日	1月25日	1月26日	1月27日	1月28日	1月29日
新发病人数	16	19	8	7	36	101	77	79	62	51	56	43	30	11	10	16
肺炎患者	0	0	0	0	0	4	7	10	10	10	10	10	13	33	35	37

＊新发病人数　＊肺炎患者

图14-3　新发病人数和肺炎患者疫情态势图

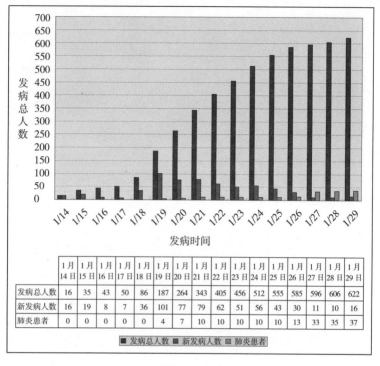

	1月14日	1月15日	1月16日	1月17日	1月18日	1月19日	1月20日	1月21日	1月22日	1月23日	1月24日	1月25日	1月26日	1月27日	1月28日	1月29日
发病总人数	16	35	43	50	86	187	264	343	405	456	512	555	585	596	606	622
新发病人数	16	19	8	7	36	101	77	79	62	51	56	43	30	11	10	16
肺炎患者	0	0	0	0	0	4	7	10	10	10	10	10	13	33	35	37

■ 发病总人数 ■ 新发病人数 ■ 肺炎患者

图 14-4 发病总人数、新发病人数和肺炎患者疫情态势图

（三）卫勤组织指挥主要内容

1. 建立疫情防控标准 将疫情控制作为疫病流行期间首要工作任务，围绕疫情防控迅速建立医疗、疾控、宣传、心理和后勤工作等一系列防控标准和制度，科学采取分批、错时、分散、单向就餐，对消毒通风、个人洗手、工作学习、日常管理、训练等作出科学规定，有序抓好防控。做好病毒检测，携带必要设备，现场规范采样，快速进行检测，快速明确诊断，为疫情防控提供科学依据。

2. 建立规范防控模式 对送诊就诊、体温监测、隔离人员管理、流行病学调查等实施严格规范管理，人手一个体温计，每天最少测量体温 3 次，建立体温监测数据链，建立体温变化预警机制，发现异常先期隔离。建立每天定时碰头会制度，汇总上报当天疫情变化，实时掌握防控动态。

3. 规范设置防治区域　按照传染病医院三区两线设置完善卫生机构治疗区，分轻、中、重阶梯式分级救治。肺炎患者必须做 CT、X 线检查，用药后注意观察肺炎吸收程度。必须规范住院、出院流程，医疗治疗记录要完整。要迅速联系相关医院，快速建立后送绿色通道。规范合理设置隔离区，合理选择隔离区域，科学甄别有显著症状患者，合理区分无症状人员，防止交叉感染，防止贻误病情。

4. 规范患者医疗救治　根据患者临床症状、辅助检查和实验室检测结果，及时明确诊断；根据临床诊断给予抗病毒、抗炎和对症支持治疗，对高热患者作降温处理，视情况给予支持治疗。仔细观察患者生命体征变化，特别注意肺部炎性改变。对急危重症患者和具有特殊并发症的患者，应及时组织专家会诊，必要时申请远程医学会诊。

5. 严格密切接触者管理　组织开展流行病学调查，排查密切接触者。对密切接触者实行集中医学观察，尽量分室居住，指定活动区域，限定活动范围，严禁串班串室，最大限度减少相互接触；与其他人员错时就餐、洗漱、上卫生间，其中就餐时同向就座。组织密切接触者预防服药。出现患者较多的学校、部队、医院可扩大预防服药范围或组织预防接种。密切接触者医学观察期间每天早、中、晚各测量 1 次体温，卫生人员每天进行健康询查，并做好体温等健康状况登记。密切接触者医学观察期一般为自最后接触传染病确诊或疑似患者之日算起该病的一个最长潜伏期；连续一个最长潜伏期内所有人员无发热、无流感样症状，可解除医学观察。医学观察期间，出现发热的，由专车专人在有防护条件下尽快住院治疗，与其密切接触人员自该患者发病之日起再观察一个最长潜伏期。每次送患者后,对车内空间及设备等彻底消毒。

6. 严格进行防护消毒　进入医学观察区、隔离病区时,按要求戴口罩,必要时穿隔离服,做好个人防护。作为医学观察区、病区服务保障人员,应尽量避免进入隔离室、病房内,在递送物品时戴防护性手套。根据疫情防控不同阶段人员心理变化特点,开展心理疏导,对隔离观察时间较长人员适当增加娱乐活动,舒缓压力,增强信心,消除恐慌。发生疫情时,每天用季铵盐类或含氯消毒剂擦拭桌面、门窗、地面、门把手等。每天对宿舍、走廊等室内空间,在密闭条件下,采用5% 过氧化氢喷洒或0.2% 过氧乙酸气溶胶喷雾或4% 过氧乙酸熏蒸,30~60min后开启门窗对流通风。为医学观察区配备必要的消毒设施、消毒剂和个人防护用品;加强房间自然通风,每天消毒不少于2次,每次不得少于30分钟;楼道、厕所等公共区域每天消毒不少于2次;及时对被隔离观察者使用的被服等物品进行消毒,公用餐具、体温计等一用一消毒;废弃物由专人负责,按有关规定及时处理。

7. 严格监督管理责任　各级要做好卫生防病工作协调与督导,落实传染病防控主管负总责、分管领导负主责、部门领导具体负责的疫情防控责任制,各负其责、分工合作、全员参与。地方和部队军政领导,特别是分管领导重视支持卫生防病工作,机关各部门密切协作,及时科学处置呼吸道传染病和聚集性发病疫情,督导落实各项防控措施。发生疫情后,有关大单位及时指导地方和部队做好社会、网络舆情监控,发现相关舆情时,按照规定渠道上报,并及时研究落实对策措施。同时,协调地方网监和安全部门,妥善处置网络和社会舆情。各级及时搞好针对性舆情保密教育,筑牢学生官兵坚定政治信念,强化保密意识。任何单位、个人不得通过任何形式私自传播、发布地方和军队疫情相关信息,不准接受任何媒体采访。对防控工作不力造成严重后果和不良影响的单位和个人,按照《传染病防治法》等有关规定给予处理,直至追究刑事责任。

8. 严格疫情监测报告　发热门诊实行首诊负责制,详细询问就诊患者病史,测量体温,化验血常规,视情况做 X 线胸片检查,有条件时应行胸部 CT 检查,建好门诊病历;对确诊或疑似传染病患者,按照收治范围和转送标准,留院(队)或转送指定医院诊治;对不明原因发热患者进行隔离留观。对确诊传染病个案病例,由接诊医生在 2h 内,通过疫情直报系统向疾控中心报告。卫生机构每天统计分析诊治的发热、咳嗽等症状患者信息,及时发现异常情况。一旦发现 3 例及以上聚集性发热疫情,立即报告本级卫生部门,并通过疫情直报系统向疾控中心报告;本级卫生部门在 2h 内报告本级首长和上级卫生部门。各大单位卫生部门接到报告后,对 30 例以上的聚集性发热疫情,在 2h 内上报国家卫生健康委员会或军队后勤保障部卫生局。医疗机构接诊医生发现疑似聚集性呼吸道传染病疫情时,在 1h 内向本单位领导报告;医疗机构接到报告后,在 2h 内报告上级卫生部门,通过疫情直报系统报告疾控中心,并通报患者所在单位。各级卫生部门(机构)和疾控机构主动了解所属地呼吸道传染病发病情况,如有疫情暴发流行,在 2h 内向上级主管部门报告,并按有关规定积极采取防控措施。

9. 严格日常行政管理　当出现疫情暴发流行时,对部队、学校或医院实施封闭式管理,严格控制人员出入,尽量减少与其他人员接触和集会活动;视情况在学校、医院或部队营区门口设立体温检测点,对所有出入人员进行体温检测。当暴发急性呼吸道传染病疫情时,控制室内大型集会或集体食堂就餐,确需组织时尽量减少人员、缩短时间,人员之间保持社交距离;室外活动时,人员间隔 1m 以上。对发生疫情的学校、医院、部队实施封闭式管理,控制人员流动。围绕疫情防控展开教育,隔离期人员要区分心理反应,一般初期为紧张恐惧(解释),中期为焦虑烦躁(干预),后期为兴奋亢进(放松),搞好针对性心理疏导。

10. 搞好日常后勤保障　保持学校、医院及营区环境和室内外卫生,每天组织清扫,清运垃圾污物。保持宿舍、食堂门窗完好,搞好供暖保障,冬季供暖地区室温不低于16℃。室内每天坚持2次对流通风,每次不少于30min。礼堂等公共场所在使用前后做好通风,必要时进行空气消毒。科学制订食谱,合理营养搭配,按食物定量标准组织好伙食保障。实行分餐制,公用餐具保证每餐消毒。不间断供应开水,冬春季增加姜汤供应。加强疫情预判研判,科学防控疫情,尽最大努力实现三"零"目标(患者零死亡、疫情向社会零扩散、医务人员实现零感染)。

二、现场流行病学调查

疫情发生后,上级卫生行政部门首先应根据已经掌握的情况,尽快组织力量开展现场流行病学调查,分析、查找暴发病因。若流行病学病因(主要是传染来源、易感人群、疫情扩散途径)不明,应以现场流行病学调查为重点,尽快查清事件的原因,同时采取常规性的防控措施。在流行病学病因查清后,应立即实行有针对性的控制措施。若流行病学病因短时间内难以查明,应边调查边采取防控措施。现场流行病学调查应主要开展以下工作:

(一)疫情的核实与判断

1. 疫情核实　在接到腺病毒疫情报告后,现场流调人员应立即前往疫情发生单位,向单位领导和疫情报告人员、疾病诊疗人员了解事件发生发展经过、患者发病情况和诊疗情况,查阅病历记录,核实化验结果,收集相关临床资料,并对患者进行个案调查。

疫情核实内容主要包括：

1）病例的临床特征、诊断、治疗方法和效果。

2）发病经过和特点，包括：发病数、危重病人数、死亡数及三间分布等。

3）标本采集种类、方式、时间及保存、运输方法等。

4）实验室检测方法、仪器、试剂、质控和结果。

5）危及人群的范围和数量。

6）疾病性质的初步判断及其依据。

7）目前采取的措施和效果。

8）目前的防治需求。

必要时现场流调人员还应亲自对现症患者进行病原学采样，送后方实验室进行病原学诊断。

2. 疫情判断 根据核实结果进行综合分析，初步判断暴发疫情是否存在，若确认暴发存在，应对其性质、规模、种类、严重程度、高危人群、发展阶段和趋势进行初步判断，并制订初步的调查方案和控制措施。

暴发判断的依据：

若同一单位在一个潜伏期内出现多例确诊病例，且这些病例有流行病学关联，我们就可认定这是一起暴发。

针对部队营区来说，若一个集体宿舍内或一个日常集体作训单元在 2~14 天内出现 3 例腺病毒疑似或确诊病例，就应当引起部队卫生机构的警觉并采取行动；若一个连队在 2~14 天内出现 10 例以上临床诊断病例和确诊病例，我们就可认定发生了暴发。

通过绘制卫生连／门诊部每天流感样病例就诊人数的时间序列曲线，可以帮助识别可能存在的暴发疫情。图 14-5 为某团营区流感样症状病例的每天新发病例数时间序列曲线，我们初步可断定在 9 月 1 日即出现了暴发。

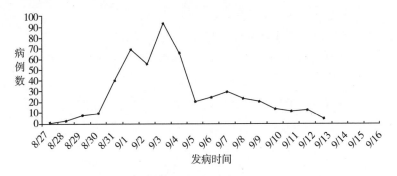

图 14-5　某团营区流感样症状病例发病时间序列曲线

（二）确定本次疫情的病例定义

腺病毒感染病例的症状与其他流感样病例的症状相似，缺乏独特的临床特征，若无实验室检测依据难以确诊。与腺病毒疫情多发季节一样，其他很多流感样疾病也在冬季多发，因此，在学校和营区腺病毒疫情暴发的同时，往往同时混杂着许多普通感冒、流感等其他流感样病例。由于人力物力有限，往往难以做到对所有流感样病例进行腺病毒实验室检测，且腺病毒检测需要一定的时间，若等到病毒检测结果明确后再对患者采取措施，会延误防控措施的实施。因此，在疫情暴发期间，要根据疫情防控形势的需要，由流行病学专家和临床专家共同确定病例定义（不同于日常临床诊断的病例定义），在此基础上对所有可疑病例进行确认。

（三）确定疫点疫区

疫点一般是指范围较小的或单个传染源所构成的疫源地，是患者周围自然接触可及的范围。通常是人为地把病家或病家附近几户作为疫点。针对学校和部队营区腺病毒疫情，可以把患者宿舍及其相邻和相对的宿舍视为疫点，若一栋宿舍楼超过两层均出现病例，则可将该栋楼视为疫点。

　　疫区是传染病在人群中暴发或者流行，其病原体向周围传播时可能波及的地区。通常指较大范围的疫源地或连成片的若干个疫源地，如一个或几个村、社区或街道。针对学校和部队营区腺病毒疫情，可将整个学校和部队营区视为疫区。

（四）个案病例调查

　　设计调查表，开展病例搜索和调查，确认暴发规模。根据病例定义，在校区或营区内主动搜索病例，收集病例的基本情况、发病和就诊经过、临床表现和发病前 2~14 天内的流行病学史等信息。描述、分析暴发疫情的流行病学三间分布特点，确认暴发疫情规模。

　　针对校区或营区腺病毒疫情，要对全校区或营区在确定的首发病例发病日期后所有的发热人员进行排查，将符合病例定义的病例纳入到病例统计中，并排查其密切接触者，对其采取隔离医学观察。

　　个案调查（表 14-1）内容如下：

　　1. 病例基本情况　　包括其人口学基本信息、所在具体单位、居住环境、既往病史、联系方式等。

　　2. 病例的发病和就诊经过　　包括其发病时间、首诊时间、首诊医院、入院时间、转院和转诊情况、采样时间、确诊时间和转归时间等。

　　3. 病例的临床症状、体征、实验室和影像学检查等临床资料。

　　4. 出现症状前 8 天的流行病学史　　①外出史；②疑似腺病毒患者的接触史；③其他流感样病例的接触史。

　　5. 出现症状前 4~8 天至当前的密切接触者名单　　包括单位、住址、接触方式、接触时间、联系方式。

（五）资料的整理与分析

　　在暴发疫情现场往往没有足够的时间和条件进行严格的

设计，也无法进行严格的病例对照分析和／或队列分析，最常使用的是流行病学中的描述性分析。现场收集的数据，必须按照病例定义进行收集，并编制发病人群信息汇总表（可使用统计学软件如 SPSS、SAS 或仅使用 Excel），一般现场暴发疫情的现场流行病学调查，使用 Excel 进行数据的录入和整理已足够，若要进行深入分析和模拟，需要统计学软件和专业数学软件来进行。

现场调查中的描述性分析主要对发病人群进行三间分布（时间、空间和人群）的分析，即患者什么时候发病、住在什么地方、有什么特点等，因此要求收集的信息必须准确，并尽可能的完整，主要是疫情初期的病例一定要准确，疫情暴发后期部分或少量病例的缺如并不会影响疫情的分析效果及控制。

1. 时间分布　用适当的时间间隔（x 轴）表示疾病发生的时间，将所发生的病例数（y 轴）绘制成曲线图（图 14-6），用以表示病例的特征，称"流行曲线"。流行曲线对暴发的规模、可能的传播方式、暴发的持续时间进行了非常深刻的描述，比简单的病例线图表达的内容要丰富得多。通常从一个简单的疾病发病时间图，即流行曲线就可得到大量的信息。如果疾病的潜伏期是已知的，就能相对准确地区别同源暴露、人与人传播或两者混合传播。如果知道了暴露时间，就可以确定潜伏期。如果不知道发生何种疾病，流行曲线就更加重要。另外，可以加深对暴发疾病的认识，根据流行曲线还可以预测可能发生多少病例。

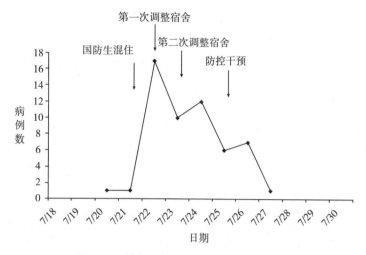

图 14-6　某部甲型 H1N1 流感暴发疫情流行曲线

2. 空间分布　有时疾病在学校和部队营区某个特别的地方发生或被发现,通过仔细观察和考虑,就可能发现病因因子的来源和暴露特性方面大量的线索和证据。优势风向、建筑物中的气流、建筑物中的发病人群的分布情况等,这些因素在腺病毒播散和确定这些因素中哪一个与疾病有关,可能发挥重要作用。如果把病例按地理特征描绘成图,则分布模式可以说明已知的传播来源和可能的暴露途径;另外,有助于确定传播媒介或传播途径。

2009 年 8 月廊坊某学校甲型 H1N1 流感暴发疫情过程中,由于初期对疾病的认识还不够,早期推测甲型 H1N1 流感可能通过气溶胶传播,因此在早期流行病学调查推测开学典礼和入学教育过程中甲型 H1N1 流感患者的飞沫在空气中形成了气溶胶,并通过空调排风系统导致病毒扩散,是疫情传播的一个主要因素,通过绘制入学教育人员中的病例分布图后发现,病例的分布与空调的气流方向不一致,病例的分布仅局限于相邻座位或局限于所在学员队(图 14-7),因此,我们判断该起甲型 H1N1 流感暴发疫情主要还是近距离密切接触,通过飞沫传播的可能性大。

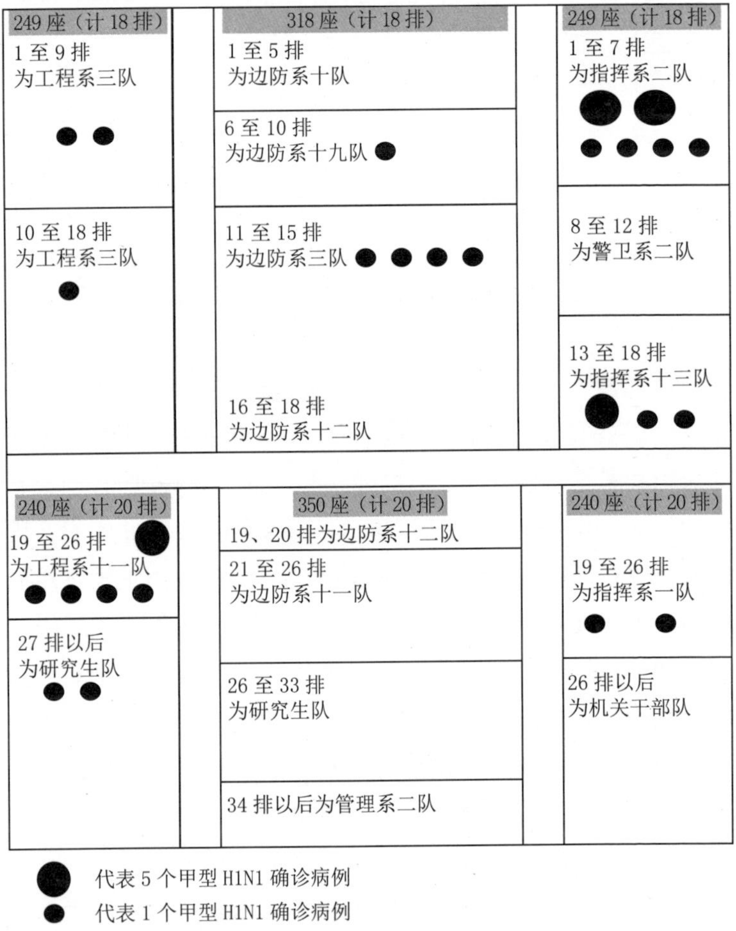

249 座(计 18 排)	318 座(计 18 排)	249 座(计 18 排)
1 至 9 排 为工程系三队	1 至 5 排 为边防系十队	1 至 7 排 为指挥系二队
10 至 18 排 为工程系三队	6 至 10 排 为边防系十九队	8 至 12 排 为警卫系二队
	11 至 15 排 为边防系三队	13 至 18 排 为指挥系十三队
	16 至 18 排 为边防系十二队	
240 座(计 20 排)	350 座(计 20 排)	240 座(计 20 排)
19 至 26 排 为工程系十一队	19、20 排为边防系十二队	19 至 26 排 为指挥系一队
	21 至 26 排 为边防系十一队	
27 排以后 为研究生队	26 至 33 排 为研究生队	26 排以后 为机关干部队
	34 排以后为管理系二队	

● 代表 5 个甲型 H1N1 确诊病例

● 代表 1 个甲型 H1N1 确诊病例

图 14-7　某校甲型 H1N1 流感暴发疫情病例分布(8 月 31 日礼堂开学典礼示意图)

3. 人群分布　分析患者自身的特征，即病例的属性变化，如年龄、性别、种族、职业或其他任何有用的、描述病例群体属性的特征。如果发现独特的属性，通常会对查找危险人群提供线索（如新生、新兵、老兵、医务人员等），甚至找出一个特异的暴露因素（如新生或新兵入伍带入病毒或细菌，老兵外出被感染后引入军营等）。疾病的发病因素，即人类可能的危险因素和暴露因素清单，是无穷无尽的。然而，想要对疾病传播问题（传染源、传播途径、易感人群）了解得更多，应该寻求更多特异和恰当的信息，从而确定这些危险因素或暴露因素是否导致疾病。

（六）排查密切接触者

对密切接触者要立即实施分散隔离措施，进行医学观察，以防止其作为传染源引发续发病例。

1. 密切接触者判定标准

（1）腺病毒感染（疑似）病例的密切接触者：未采取有效防护措施的情况下，与腺病毒感染病例（包括疑似病例）存在流行病学关联，包括与其共同生活、居住或诊治过病例等；与病例在室内空间近距离交谈者；暴露于病例的分泌物或生活用品；或暴露于其分泌物污染的环境。

（2）现场流行病调查人员根据调查情况确定的其他密切接触者。

2. 密切接触者的管理

（1）对密切接触者进行调查并填写登记表（表14-2）。

（2）密切接触者的医学观察，由其所在部队的卫生部门组织实施。

（3）可居家医学观察或集中医学观察的措施：

1）观察期限为8天（自最后接触疑似或确诊感染腺病毒的病例之日计算起）。医学观察开始前，根据确定的观察期限判断实际观察时间。

2）医学观察开始前，卫生部门指定的负责医学观察的医疗或防疫人员必须通过口头或以告知书的方式，告知被观察对象以下内容：①腺病毒感染病例的临床特点、传播途径等相关防治知识；②负责医学观察的医疗机构联系人、联系方式，以便出现相关症状后进行报告。

3）在医学观察期间建议医学观察对象尽量减少外出活动。

4）医学观察期间，由防疫人员指导老师或连队干部对密切接触者每天至少测量2次体温和健康询问，填写《腺病毒感染（疑似）病例密切接触者医学观察记录表》（表14-3），由其每天按《腺病毒感染（疑似）病例密切接触者医学观察每天统计汇总表》（表14-4）进行汇总。

5）医学观察期间，被观察对象出现发热等异常临床表现的，在有防护的条件下，转至指定的医院或部队医疗卫生机构隔离观察治疗，并采集标本进行相关检测。

（七）重点病例的调查

重点病例包括对追索疫情暴发原因有指导意义的指示病例、首发/原发病例和在临床治疗过程中需要重点关注的危重病例。

1. 调查首发/原发病例和指示病例　确定暴发疫情中的首发病例和指示病例，并对其进行详细流行病学调查。调查、分析首发病例、指示病例与续发病例间的流行病学关联。

（1）有关定义

1）指示病例：指在一起暴发疫情中符合确诊病例定义，最早发现和报告的病例。指示病例是暴发调查中最重要指标之一，为追踪疫情传播链、分析疫情暴发原因和提出控制措施等提供最直接和最关键的线索和提示。

2）首发病例：指在一起暴发疫情中符合病例定义，最早发病的病例，它是本次疫情能追踪到的起点，但不一定就是本次疫情的最早的传染源，因为暴发调查受到环境、人员和社会等因素的影响和制约，传染源往往很难找到，即便是首发病例，在有的情况下也很难最终确定。

3）原发病例：对一个营区或校区来说，如果暴发疫情由多个人员在同一时期由营区或校区外感染引入营区或校区导致，且他们之间没有相互传播关系，这几个病例称为本次疫情的原发病例。原发病例包括首发病例。

（2）营区或校区内首发病例的流行病学推理：若指示病例不是首发病例，则需要根据疫情进展过程的特点、腺病毒感染的潜伏期、传播途径、营区或校区内各集体单位之间的传播关系、人员接触史等方面进行综合分析，排查首发病例，从而确定疫情进入营区或校区的原因。通常首发病例需同时满足以下条件：

1）在本次疫情暴发开始前推1~2个潜伏期，通常不超过3个最长潜伏期，期间出现腺病毒感染症状，如发热、咽痛。

2）在本次疫情暴发开始之前1~2个潜伏期，通常不超过3个潜伏期，期间有外出营区或校区史，尤其是外出地有腺病毒流行存在，或者是此期间刚入营的新兵或新入校的学生，尤其是来自腺病毒感染流行地区的新兵或新生。

3）其发病后一个最短最长潜伏期之间，其密切接触者中出现续发病例，且其中有确诊病例。

4）其在之后的暴发疫情期间未再次发病。

5）其所在单位通常比营区内的其他单位先出现发病高峰。

6）实验室检测结果，病原检测阳性或急性期抗体阳性或恢复期抗体水平4倍以上升高。

2. 调查重点病例　对暴发疫情中的住院病例、重症或死亡病例进行重点调查，详细收集临床资料，分析其重症临床表现或死亡的原因。

（八）暴发原因分析

包括疫情进入营区或校区的过程分析以及疫情在营区或校区内传播扩散的原因分析。

流调人员要通过营区或校区所在地方卫生部门收集的类似疫情信息，了解地方上是否有相同的疫情发生，是否有腺病毒感染流行，从而为明确疫情是否由当地传入营区提供依据。

调查营区或校区所在地域在疫情暴发前的气象变化数据、地方人员与部队人员或外来人员与校区人员来往情况、营区或校区人员外出通行方式等。

调查营区或校区的基本情况，包括营区部队建制或校区班级情况、实力、宿舍分布、疫情发生前后的作训安排及强度、开展过的集体活动及参与单位和地点、营区或校区内家属人员和近期来营人员发病情况等信息。

统计病例的发病数、死亡数、罹患率、病死率、病程等指标，描述病例的三间分布及特征，推断本次疫情的最短、最长及平均潜伏期，进行关联性分析。重点对病例间的接触方式、频度和相互暴露、发病的时间序列进行分析。

根据以上调查结果进行综合分析，提出疫情暴发以及在营区或校区内扩散的原因假设。

（九）疫情形势判断和预测

动态分析暴发疫情的流行病学三间分布特点，以及病例（尤其是重症或死亡病例）的发病、就诊、病情进展和转归等，结合已采取的控制措施，综合评估暴发疫情的影响，评价处理措施的效果，分析疫情发展趋势，从而有针对性地制订并完善调查策略和控制措施。

（十）撰写现场流行病学调查报告

暴发疫情过程中及结束后,流调人员均应及时撰写调查报告,疫情前期的流调报告主要对疫情的性质、传播方式、高危人群进行说明,对疫情趋势进行判断,并提出疫情防控措施。在疫情结束后,要撰写完整的流行病学调查报告,对此次疫情的暴发原因、扩散方式、影响范围、病例的三间分布进行详细描述,并对今后的防疫措施提出建议,存档并上报上级卫生行政部门以及疫情单位。

表14-1 腺病毒暴发疫情个案调查表

编号:

姓名: 性别: 男 女

出生日期: 年 月 日 入伍地: 省 市 县

所在单位: 团 营 连 排 班

发病时间: 年 月 日 首发症状: 体温: ℃

临床症状:

发热:是 否 体温: ℃ 最高体温: ℃

体温恢复正常时间: 年 月 日

咽痛:	是 否	咳嗽:	是 否	头痛:	是 否	
肌痛:	是 否	咽部充血:	是 否	扁桃体肿大:	是 否	度
眼结膜充血:	是 否	恶心:	是 否	呕吐:	是 否	
腹痛:	是 否	腹泻:	是 否	心律不齐	是 否	
胸闷:	是 否	呼吸困难:	是 否	肺部阴影	是 否	
其他						

续表

临床检测

白细胞	是 否	中性粒细胞	是 否	腺病毒检测	是 否
第一次特异性血清检查	是 否	第一次特异性血清检查时间	月 日	第一次特异性血清检查结果	
第二次特异性血清检查	是 否	第二次特异性血清检查时间	月 日	第二次特异性血清检查结果	

流行病学接触史

同班感染人员		姓名		同班感染人员发病时间	月 日
同排感染人员		姓名		同队感染人员发病时间	月 日
同连感染人员		姓名		同队感染人员发病时间	月 日
聚集性活动时间	月 日	聚集性活动地点		聚集性活动次数	
隔离时间	月 日	隔离方式		预防服药	
发病前两周内外出					

转归：病重　是　否；恢复　是　否；痊愈　是　否　调查时间：

表 14-2　腺病毒感染（疑似）病例的密切接触者流行病学调查一览表　　　第　　页

调查单位　　　　　调查人员　　　　　调查日期　　年　月　日

姓名	性别	年龄	职业	详细住址	接触病例类型	最早接触时间	最后接触时间	接触频度	接触地点	接触方式	备注

注：1. 接触病例类型：①疑似病例，②确诊病例。2. 接触地点：包括①宿舍；②卫生队；③食堂；④其他　　　　　。3. 接触频率：分为①每天；②数次（写明日期或日期范围）；③仅一次。4. 接触方式（多选）：①近距离（间隔小于 2m）相处，但没有说话；②近距离（间隔小于 2m）相处，面对面说话；③直接接触（有身体皮肤的接触）；④分泌物、排泄物等；⑤共用生活用品；⑥共餐；⑦诊治、护理；⑧陪护；⑨探视；⑩其他接触。

表 14-3　腺病毒感染（疑似）病例密切接触者医学观察记录表

姓名	性别	年龄	住址	最后暴露时间	医学观察地点	医学观察开始日期	医学观察记录														医学观察解除日期
							月日		月日		月日		月日		月日		月日		月日		
							体温	症状	体温	症状	体温	症状	体温	症状	体温	症状	体温	症状	体温	症状	

暴露类型：①接触患者；②接触患者分泌物；③接触患者症状：指咳嗽或咽痛。

医学观察地点：包括①宿舍；②卫生队；③食堂；④其他。

医学观察实施责任人：

表 14-4　　腺病毒感染(疑似)病例密切接触者医学观察每天统计汇总表

疫情事件名称	疫情发现日期	医学观察开始日期	密切接触者						出现体温≥38℃伴咳嗽或咽痛等症状		最后一名接触者解除医学观察日期
			累计观察总人数	当日观察		解除观察					
				新增人数	正在观察总人数	新增人数	累计人数	新增人数	累计人数		
合计											

填表单位：　　　　　　　　　　填表人：

三、接触者及患者分区隔离

为应对可能出现的呼吸道传染病暴发疫情,各单位应结合自身条件,按照呼吸道传染病隔离、治疗要求,预设改建隔离治疗区。该区域应相对独立,选点依次推荐为:独立小型营院,独立或相对独立的建筑物,同一建筑物中的独立单元,同一建筑物中独立楼层。隔离治疗区能够按要求划定污染区、半污染区和清洁区,并做出明显标识,为其提供、配备必要的生活用品和条件,最好能够做到两人一间且有独立卫生间;医护人员值班室应安装固定电话和传真,保证24h通信畅通。根据工作需要可配备电脑。平时该区域可发挥其原有功能,一旦疫情暴发,立即启动平转战机制,作为隔离治疗区收治患者和医学观察人员,并在门口设置标示牌,设值勤人员,非医务人员一律不能进入。

(一)隔离区域设置

1. 健康区(A区)接收未与患者直接接触、未被腺病毒感染的健康人员和已完全康复人员。

2. 医学观察区(B区)接收与疑似或确诊的患者接触的人员进行医学观察。

3. 门诊区(C区)设置于地方或部队卫生机构,检查筛查感染患者。

4. 隔离治疗区(D区)接收体温监测超过37.2℃或呼吸道症状较重的人员进行治疗。

5. 重症治疗区(E区)接收重症肺炎等急重症患者的地方医院或部队体系医院。

(二)发热门诊的建立与运行

发热门诊设置标准:要独立设区,与其他门诊、急诊相隔离,通风良好,有明显标识;医务人员通道与患者通道分隔。凡设置发热门诊的医疗机构需具备筛查诊室、发热诊室、化验室、X光照相室、留观室、治疗室、药房、收费处等。发热门诊近距离内要设有隔离卫生间。

门诊患者较集中的三级医院和有条件的二级医院,实行24h值班制,并设有咨询电话。发热门诊医护人员上岗前必须经过严格的专业培训,并配备相应专业的技术骨干。发热门诊要制订和落实严格的隔离消毒制度,医护人员上岗时必须做好严密的防护措施，穿隔离衣、鞋套、戴防护眼镜等，严格执行疫情报告制度和发热患者登记制度。

（三）发热患者及接触者的管理

1. 发热患者的管理　对于腺病毒疑似的和确诊的发热或呼吸道症状较重的患者应隔离到相应的病房进行救治。对于疑似的患者实行每位患者单间隔离，对于确诊患者可多位隔离在同一房间。

2. 密切接触者管理　密切接触者由专业医务人员进行判定。在判定密切接触者时，要综合考虑与病例接触时，病例是否处于传染期、病例的临床表现、与病例的接触方式、接触时所采取的防护措施，以及暴露于病例污染的环境和物体的程度等因素。

疫情暴发后，各单位根据本单位呼吸道传染病防控形势、医疗卫生资源现状及采取措施的可行性，研究制订适合本单位的密切接触者管理方案。

对密切接触者本着就地医学观察，尽量分散的原则实施管理。对于密切接触者可居家观察或在营地进行观察。如无法居家隔离或不宜居家隔离者，可根据各单位情况在原宿舍、集中到同楼层或同一单元或在单独建筑物中实施医学观察。如需要调整房间，应以宿舍为单位整体移动，不能随意合并宿舍。可利用单位或部队招待所、士官公寓、空置宿舍或临时搭建帐篷作为临时隔离医学观察点。楼层多个房间出现发热病例时，可实施以宿舍为单位的分楼层或全楼隔离。隔离医学观察点严格落实隔离措施，具体措施包括：

（1）宿舍门口设立警示标识，楼层、单元或楼门设哨兵警卫。

（2）宿舍定时开窗通风，每天2次物体表面消毒。

（3）控制被观察人员外出，不允许串门；与其他宿舍学生或官兵错开作息时间，如厕或去公共场所时戴口罩。

（4）尽量给被观察宿舍人员送餐；如条件所限，也可采用与其他人员错开就餐时间，为其单独开辟就餐区域，并做好餐后消毒。

（5）由卫生人员进行早晚巡诊，监督落实各班排体温监测。

（6）医学观察人员可服用专家组推荐的中药或抗病毒药预防；卫生员应做好预防服药不良反应随访登记。

（7）每天可有组织分时段安排运动量较小的户外活动。

（8）在医学观察期间如出现新发病例，将病例送隔离治疗区就医后，顺延观察期，医学观察期限依不同传染病而定，一般是该病的最长潜伏期。

四、分级收治

为应对可能出现的呼吸道传染病暴发疫情，各单位应结合自身条件，按照呼吸道传染病隔离、治疗要求，预设改建隔离治疗区，如条件允许，可设医学观察区，隔离治疗区和恢复区，危重患者送往距离较近医院或指定医院。隔离治疗区可收治症状相对较轻，发热低于 38.3℃，肺部影像学正常的患者。该区域应相对独立，区域内应设清洁区、缓冲区核污染区，各区之间界线清楚，标识明显；病室内应有良好的通风设施；各区应安装适量的非手触式开关的流动水洗手池；疑似患者应单独安置；受条件限制的单位，同种疾病患者可安置于一室，两病床之间距离不少于 1.1m。严格服务流程和三区的管理。

五、物资保障

各级卫勤保障机构应当做好呼吸道传染病防控技术保障的医疗床位、卫生物资、运输工具、通信装备、疫苗和防疫用品等应急物资准备。参与疫情处置的其他有关部门要做好相关物资的储备。在确定应急物资储备额度时，应根据单位人员比例，既保证应急工作能够正常进行，又要使物资储备达到合理水平，实行动态管理。专项储备呼吸道传染病防控物资，包括：退热药、清热解毒类中成药、奥司他韦等治疗用药，温度计、医用防护服、口罩、防护眼镜、乳胶手套、消毒药械、各类标示牌及防寒保暖用品等。

六、健康教育与心理促进

（一）暴发疫情时健康教育及心理疏导工作要点

1. 健康教育及心理疏导在疫情暴发时必须反应迅速。

2. 宣传资料的内容必须兼顾政策与知识。

3. 健康教育必须形式多样，反复深入。

（二）暴发疫情时健康教育形式（以军营为例）

1. 互动式健康教育　通过面对面问答、访谈等形式开展互动式健康教育。了解疫区人员的健康需求，从而有针对性地采用他们喜欢的健康教育形式、根据他们的健康需求开展工作。

2. 广播　录制防控知识，每天分时段循环播放。

3. 响应书　发动官兵撰写类似于《从我做起、配合管理、战胜疾病》的响应书，促使他们自觉服从管理，落实自我防控措施。

4. 互相结成对子,发起"我要积极应对疾病"的挑战和应战活动,可以有《挑战书》《应战书》等多种自发组织的室内活动形式。

5. 为了丰富官兵的生活,舒缓、释放他们的情绪,开展命题为"怎样战胜疾病"的有奖征文大赛。

6. 同伴教育 请已康复的官兵现身说法。

7. 给医学观察区和隔离区的官兵发放"呼吸道传染病防病知识"专业光盘和书籍。

(三)健康教育重点内容

1. 宣传有关法律、法规以及疫情动态的权威信息,既提高学生或官兵的防范意识,又避免过多过杂的信息造成恐慌。

2. 根据单位疫区分区,针对性施教。

(1)医学观察区:即学校各班级或部队单位各营、连队中暂未发病也无密切接触史的人员居住区。各班级或营、连就餐时间间隔应拉开;避免集会;列队左右间距1m以上;观察各班级或营、连队日常生活制度;明确密切接触人员定义;宣传体温监测的重要性;强调发病早期症状以及早发现、早隔离、早治疗;确保治愈归队学生或战友无传染性;宣讲洗手的正确步骤以及口罩的佩戴方法。

正确洗手方法和步骤:①用流动的自来水冲洗双手;②滴入洗手液用手擦出泡沫;③揉擦手掌、手背、指隙、指背、拇指、指尖及手腕最少15s,揉擦时切勿冲水;④用清水将双手彻底冲洗干净;⑤用干净毛巾或擦手纸彻底擦干双手;⑥切勿与别人共用擦手毛巾或纸巾;⑦双手洗干净后,不要再直接触摸水龙头,尤其是在公共场合,可先用擦手纸包裹水龙头,把水龙头关上;⑧个人用擦手毛巾应放置妥当,并应每天至少彻底清洗一次。

佩戴口罩:①佩戴口罩前,以及脱下口罩前后都必须洗手;②要让口罩紧贴面部;③口罩应完全覆盖口鼻和下巴;④建议戴医用外科口罩,并保持口罩清洁。

(2)隔离观察区:即密切接触人员居住区。隔离期为该传染病最长潜伏期,期满未发病的人员可解除隔离;隔离期内发病人员及时采取有效隔离和治疗措施,强调呼吸道传染病是可控可治的,消除焦虑、恐慌心理。

(3)隔离治疗区:反复强调及时采取有效隔离和治疗措施,呼吸道传染病是可以治愈的,消除焦虑、恐慌心理。

(4)留观区:即治愈后集中留观的区域。注意饮食、睡眠,平衡心态,适当体育锻炼,增强抵抗力。

(四)心理疏导

1. 根据疫区分区,将疫区人员分为医疗区人员、隔离区人员、医学观察区人员、解除隔离人员、治疗后康复人员、医护工作者、后勤保障人员,根据观察、访谈和问卷调查,掌握不同人员心理状况及特点,有针对性地实施心理干预措施。

2. 通过科学抽样、下发标准化心理测量问卷进行摸底调查。通过调查,了解学生或官兵的心理状态,筛查出重点对象,进行必要的心理疏导。归纳出疫情不同阶段官兵的心理特点,并根据不同阶段的心理特点和防疫措施,有针对性地为学生或官兵制订心理干预方案。

3. 利用广播宣传必要的心理自助方法。讲解必要的心理自助方法,心理反应规律,帮助学生或官兵建立对心理反应的正常化认识;鼓励学生或官兵讲述对疾病的感受,释放自己的情绪和感受;学习呼吸法、想象法和自我暗示法进行放松减压训练等。

4. 结合学生或官兵心理特点和周围环境,在操场组织学生或官兵分批进行室外安全距离的"大风吹""变形金刚"等团体心理活动,活跃气氛,愉悦心情。由于学生或官兵大部分时间都在宿舍,开展一些室内的心理团体活动,增加学生或官兵之间的依恋感,增强相互之间的心理支持。

5. 将浅度催眠减压法用于心理健康教育授课中,缓解紧张、焦虑的情绪。比如马丁催眠疗法等。

6. 录制《心理疏导》光盘和磁带,通过广播定时播放,使各班级或营、连队能够自行组织一些放松的团体心理活动。

7. 增强教师和学生、领导和战友对还在治疗和隔离官兵的支持和关怀。

8. 加强个体咨询。

七、腺病毒呼吸道感染病例的监测及暴发疫情的预警

腺病毒呼吸道感染尚未列入法定传染病管理,国家和军队均未建立监测体系,考虑到目前腺病毒呼吸道感染归类于流感样病例,所以参考流感样病例的监测原则展开监测工作。

(一)监测目的

1. 及时发现、诊断和报告腺病毒呼吸道感染病例及疫情,以便及时开展病例的流行病学调查、隔离治疗,以及对密切接触者追踪和医学观察,及时采取防控措施,防止疫情传播和蔓延。

2. 严密监控腺病毒呼吸道感染病例的临床、流行病学和病毒学特征变化,为评价疾病的严重性、识别高危人群、指导药物的使用、预测疾病的流行趋势、评估防控策略和措施的科学性提供依据。

（二）哨点监测

为了解学校或军队人群腺病毒呼吸道感染病例发病情况、腺病毒呼吸道感染对学校或部队的危害，研究腺病毒呼吸道感染病原谱及其变异情况，各疾控中心可考虑在省（自治区、直辖市）、地区或部队疾病控制中心所管辖的各战区选择一些医院设立腺病毒呼吸道感染监测哨点，进行血清学和病原学监测。

（三）应急监测

在下列情况下启动应急监测：

1. 当地发生腺病毒呼吸道感染疫情，学校或军队发生腺病毒呼吸道感染病例，驻疫区医疗卫生机构启动应急监测。

2. 出现疫情或出现病例时，疾控中心应设立监测点展开应急监测。

3. 发生腺病毒呼吸道感染暴发疫情的单位应立即启动应急监测。

（四）监测内容和方法

1. 病例监测和报告　以疫情发生所在地的医疗卫生机构作为监测单位，负责腺病毒呼吸道感染病例的监测，并采样送检。

应急监测期间，监测点应对前来就诊的监测范围内的疑似病例进行登记，应注意询问患者的流行病学史及其周围是否有聚集性发病现象，并汇总上报疾控中心，疾控中心每天上午 10 时前将前一天监测病例个案汇总上报上级疾病预防控制中心。

医疗卫生机构发现符合腺病毒呼吸道感染病例定义的临床诊断病例或确诊病例时，应在规定时限内以最快的通信方式（电话、传真）向所属上级单位疾控中心报告。有条件的医疗卫生机构可开展腺病毒呼吸道感染病例的实验室检测，一旦确诊，应立即上报区疾控中心，并同时上送检测标本。

2. 疾控中心主动监测 疾控中心在应急监测期间可选择一些医疗卫生机构作为监测点，要求每周送检 5~10 份咽拭子标本（发病 3 天内且没有服用过抗病毒药物），并填写"腺病毒呼吸道感染监测病例采样登记表"，送疾控中心进行腺病毒核酸检测，若检测阳性应立即将原始标本及扩增产物送省级、国家疾病预防控制中心或全军疾病预防控制中心进一步复核和分型。标本采集量应均衡分布，避免集中、突击采样。

3. 暴发疫情监测和报告 医疗卫生机构或疾控中心在监测工作中发现下列情况，可视为已发生腺病毒呼吸道感染暴发疫情：一周内，一个班级或营区出现 3 例及以上具有流行病学联系（流行病学联系是指发病前曾在同一间教室、办公室或住所等环境内共同学习、生活或工作，以及其他疾病控制专业人员认为可能的密切接触史）的腺病毒呼吸道感染病例。发现腺病毒呼吸道感染暴发疫情，应在 2h 内报告当地区或军区疾控中心，同时上报上级卫生行政部门。市级或军区疾控中心在接到报告后应在 2h 内填写《突发公共卫生事件信息报告卡》上报省级或全军疾病监测中心。

4. 疫情发生单位的应急监测 疫情发生后，疫情发生单位除采取隔离治疗患者、密切观察接触者、严格管控学校或部队等措施外，要立即启动体温监测和病例搜索，以及早发现疑似病例，送上级卫生机构确认治疗。

（1）体温监测：发热是腺病毒感染的首发症状，所以疫情发生后应立即建立以学校班级或部队班排为单位的体温监测体系，严格落实全员体温监测制度，由班长或指定的体温监

测员进行体温监测；每天早、晚两次测量体温，登记每次监测
数据，由班、排、连长逐级签字审核后上报至疫情指挥组，每
天由流调组负责汇总分析体温监测情况，以便尽早发现疑似
病例。

（2）病例搜索：不同型别的腺病毒呼吸道感染病例临床
症状略有不同，但共同特征是发热伴咽干或咽痛、干咳少痰
等。在疫情暴发期间，应设立发热门诊，接诊发热及有呼吸
道症状的患者，接诊区域与其他患者尽可能相对独立。卫生
人员应通过查阅体温监测记录、医务室或医疗机构就诊记
录、缺勤记录，以及逐个部门或班排调查等方式主动搜索疑
似病例。

（五）监测预警

在呼吸道传染病流行季节，学校或部队应做好学生和官兵
的健康监测，落实学生或官兵体温监测登记，学校或部队医疗
卫生机构每天登记流感样病例、不明原因发热、不明原因肺炎
病例发生情况，发现聚集性发病时及时发出监测预警，向所属
上级单位疾控中心报告，同时上报上级卫生行政部门。

腺病毒呼吸道感染病例及暴发疫情监测过程中，有关标本
的采集、运送、保藏和检测等各项活动均应当遵守国家相关生
物安全管理规定。

八、训练或体育课时的防控措施

如果学校或军队营区暴发腺病毒感染，要科学制订训
练或体育课程安排计划，合理安排训练或体育课内容、时间
和强度。冬季室外训练要注意保暖，寒冷天气锻炼出汗后
及时组织更换衣服，避免着凉感冒。体温超过37.2℃，或患
有呼吸道感染疾病的人员，凭医生诊断证明，及时安排治疗

休息。卫生人员现场开展军事训练或体育课程医学监督和防护指导。

九、信息收集和处理

腺病毒感染暴发流行信息收集和处理十分重要。信息的收集和处理能够为决策部门提供疫情防控的依据,以便根据情况变化随时调整防控策略。

(一)信息的收集

信息的收集应由专人负责,将收集的信息及时汇总,制成图表,以便管理人员和感染控制专家及时了解疫情的动态,调整防控的策略。信息的收集包括发病的总人数、每天发病的人数、每天发热的人数、发生肺炎的人数、每天重危的患者和每天康复的人数。所需的信息由各小组负责的组长每天在固定的时间汇报给信息收集负责人,由其负责汇总进行信息处理。

(二)信息的处理

将所收集的信息进行汇总分析,制成图表,在每天例行的工作讨论会时分发给决策者,包括领导者和专家成员,以便确定下一步的工作。所有的信息应该严格保密,防止信息外泄至网上,引起社会上不必要的恐慌。

十、疫情处置终止与评估

(一)疫情处置终止条件

宣布疫情的终止需符合以下条件:所有确诊病例治愈出院,最后一例确诊病例发生后经过一个最长潜伏期无新的病例出现。若确诊病例为1~29人,由卫生行政部门组织医疗及疾控专家分析论证后,提出终止应急反应的建议,报单位疫情处置领导小组批准后实施;若发生确诊病例在 30~99 人,应报省级疾控部门或军区级卫生应急办公室批准;若确诊病例人数在 100 人以上,由省级或国家卫生计生委或全军卫生应急办公室批准。

(二)总结评估

疫情处置工作结束后,卫生行政部门应组织人员对本次疫情处理情况进行评估。评估内容包括事件经过、疫情的危害和影响、现场调查处理情况、疫苗和药物使用情况、患者救治情况、所采取的措施效果评价、应急处理过程中存在的问题和取得的经验及改进建议。评估结果上报本单位疫情处置领导小组和上一级卫生行政部门。

第二节　一般防控措施

腺病毒主要通过空气飞沫传播,如患者打喷嚏或咳嗽传染给健康人。多数型别的腺病毒可通过消化道途径传播。密切接触也是很重要的传播方式,包括与患者共同生活或探视患者。直接接触患者或感染者的排泄物、分泌物及其他被污染的物品,病毒由手经口、鼻、眼黏膜侵入机体实现传播。

一、呼吸道和消化道防护

1. 腺病毒患者应安置在单人间;无条件时,腺病毒患者可同住一室,床间距应不小于 1.2m;疑似腺病毒患者应安置在单人隔离间;单人间优先安置咳嗽剧烈及痰多的患者。原则上不设陪人。

2. 病房门上设置相关标识,隔离病房的门始终保持关闭。病室内设置卫生间。

3. 加强通风,换气次数≥ 12 次 /h。

4. 除必要的医学目的外,限制患者的活动范围,减少转运。

5. 执行呼吸道卫生病情允许时,应指导患者佩戴外科口罩和遵守咳嗽礼仪即:当咳嗽和打喷嚏时,使用纸巾遮盖口、鼻部;没有纸巾时,应用肘部内侧衣袖遮盖口、鼻部;咳嗽或打喷嚏时若用双手遮盖口、鼻后,应立即实施手卫生,并与他人保持1m 以上的距离。

6. 接触患者的呕吐物、排泄物时,应穿隔离衣戴手套。在接触不同患者时,均需要更换隔离衣和做手卫生。戴手套不能取代手卫生。

7. 如果出现腺病毒暴发时,病区应相对独立,遵循远离感染高风险患者(如免疫功能不全、长期住院患者),布局合理,分为清洁区、潜在污染区和污染区,三区之间应设置缓冲间,缓冲间两侧的门不应同时开启,无逆流,医务人员通道和患者通道不交叉;使用临时便携式的解决方案(例如排气扇、抽空气装置)创建一个负压环境;直接将空气排向室外,排风口应远离人群和空气的进风口,或直接通过高效空气过滤后排放。

二、接触防护

1. 严格执行《医务人员手卫生规范》,使用皂液加流动水、含氯型手消毒剂或其他抗病毒成分的免洗手消毒剂。

(1)原则:当手部有血液或其他体液等肉眼可见的污染时,应用皂液和流动水洗手。当手部没有肉眼可见污染时,宜使用速干手消毒剂消毒双手代替洗手。

(2)指征:世界卫生组织(WHO)根据循证医学证据,对洗手或手卫生消毒的高度概括，极大简化了医务人员对洗手或手卫生消毒指征的判断，可归纳为接触患者前后，从同一患者身体的污染部位移动到清洁部位时；接触患者黏膜、破损皮肤或伤口前后，接触患者的血液、体液、分泌物、排泄物、伤口敷料等之后；穿脱隔离衣前后；进行无菌操作、接触清洁、无菌物品前；接触患者周围环境及物品后；处理药品或配餐前。

（3）方法：七步洗手法。在流动水下，水质应符合《GB5749生活饮用水卫生标准》的规定，即微生物指标要求未检出总大肠菌群、耐热大肠菌群、大肠埃希菌，菌落数 < 100CFU/ml。取不少于 3ml 或可打湿双手所有表面的足量洗手液，均匀涂抹至整个手掌、手背、手指、指缝和手腕，内：掌心相对，手指并拢，相互揉搓；外：手心对手背沿指缝相互揉搓，交换进行；夹掌心相对，双手交叉指缝相互揉搓；弓：弯曲手指使关节在另一手掌心旋转揉搓，交换进行；大：右手握住左手拇指旋转揉搓，交换进行；立：将五个手指尖并拢放在另一手掌心旋转揉搓，交换进行；腕：两手互握互揉腕部，认真揉搓至少 15s 后，在流动水下彻底冲净双手。或取不少于 3ml 或可打湿双手所有表面的足量含抗病毒成分的免洗手消毒剂，采用七步洗手法揉搓双手，直至彻底干燥。

（4）设施：洗手池应专用，设置在方便医务人员进行手卫生的区域内，可悬挂"五个重要时刻"和"七步洗手法"流程图，指导医务人员正确进行手卫生。水龙头应采用非手触式，如脚踏式、膝碰式、肘式或感应式。配备干手设施或物品，避免二次污染，纸巾是首选干手方法，应由医院指定的部门统一采购，宜轻拍而不要擦拭，以免损伤皮肤。速干手消毒剂应放置在医务人员对患者进行诊疗操作且伸手可及的地方，如床旁、病室门口处以及治疗车等处。

2. 指导患者勤洗手,避免用手接触口、眼或鼻。

3. 医务人员为患者进行能产生气溶胶的操作,如气管插管及相关操作、心肺复苏、支气管镜检、吸痰、咽拭子采样、尸检以及采用高速设备(如钻、锯、离心机等),应使用护目镜及防护面屏。

三、消毒和卫生

1. 空气消毒

(1)开窗通风,加强空气流通,并根据气候条件适时调节。必要时安装通风设备,加强通风。

(2)有人状态下可采用空气消毒机进行持续空气消毒,无人状态下可采用紫外线灯照射 ≥ 30min,不必常规采用喷洒消毒剂的方法对室内空气进行消毒。

2. 医疗器械、物体表面、地面、污染用品等的清洁和消毒

(1)医疗器械及器具:听诊器、温度计、血压计等医疗器具和物品实行专人专用。可重复使用的医疗器械及器具按照《医疗机构消毒技术规范》要求处理,必须达到高水平消毒或灭菌。

(2)物体表面:发热门(急)诊、隔离留观室及隔离病房内桌椅、床头柜及手经常接触的物体表面(如病历夹、门把手、水龙头、门窗、洗手池、卫生间、便池等)应采用湿式清洁,每天消毒 ≥ 2 次,遇明显污染随时去污与消毒。消毒采用 2 000mg/L 有效氯的含氯消毒剂擦拭,作用 30min。

(3)地面:地面无明显污染时,采用湿式清洁,每天消毒 ≥ 2 次,采用 2 000mg/L 有效氯的含氯消毒剂擦拭,作用 30min。当地面受到患者血液、体液等明显污染时,先用吸湿材料去除可见的污染物,再清洁和消毒。

（4）墙面：通常不需要进行常规消毒。当受到腺病毒污染时，可采用 1 000mg/L 含氯消毒剂喷雾或擦洗，每次作用 30min，高度为 2.0~2.5m。

（5）织物：直接接触患者的床上用品如床单、被套、枕套等感染性织物应在患者床边就地采用专用水溶性包装袋密闭收集，转运至洗涤场所，采用专机、首选热洗涤方法，在密闭状态下进行洗涤与消毒。在预洗环节可使用 500mg/L 含氯消毒剂或相当剂量的其他消毒剂，洗涤 30min。

间接接触患者的被芯、枕芯、褥子、床垫等可采用床单位臭氧消毒器进行消毒，消毒器使用方法与注意事项等应遵循产品的使用说明。

（6）患者生活卫生用品：如毛巾、面盆、痰盂（杯）、餐饮具等，保持清洁，个人专用，定期消毒；消毒方法可采用 500mg/L 含氯消毒剂浸泡 30min。便器可采用全自动便器冲洗消毒器处理，或采用 2 000mg/L 含氯消毒剂浸泡 30min。

3. 患者排泄物和体液

（1）医疗机构有符合标准的污水处理系统的，腺病毒感染患者排泄物、呕吐物和血液、体液等可直接倾倒于下水道。

（2）若无污水处理系统，则患者的粪便加 2 倍量 10%~20% 漂白粉乳液；呕吐物、血液、体液等加 1/5 量干漂白粉，搅匀后加盖作用 2h，再倒入厕所。

4. 救护车等转运工具

（1）转运腺病毒患者后的救护车厢内地面、内表面及仪器、担架等物体表面无明显污染时，采用 2 000mg/L 含氯消毒液擦拭，作用 30min。

（2）受到患者血液、体液等明显污染时，先用吸湿材料去除可见的污染物，然后再清洁及消毒。

（3）同时开窗、开门通风 ≥ 15min。

5. 终末消毒患者出院、转院或死亡后按照《医疗机构消毒技术规范》的要求对病房或转运车辆进行终末消毒清洁。可采用的方法有：

（1）使用电动超低容量喷雾器，使用 5 000mg/L 过氧乙酸溶液或 3%（30g/L）过氧化氢溶液，按照 20~30ml/m³ 的用量进行喷雾消毒，作用 60min。

（2）使用过氧化氢干雾灭菌系统进行空间及物体表面消毒灭菌，使用方法及注意事项参照设备使用说明书。

四、医护人员防护

1. 应在标准预防的基础上，采取额外防护。个人防护用品（PPE）包括手套、口罩、帽子、护目镜、面屏、隔离衣、防水围裙等。

2. 防护用品的选择应按照分级防护的原则，进入确诊或疑似腺病毒感染患者的病房进行一般诊疗操作时，应佩戴医用防护口罩、帽子、手套，穿隔离衣；进行产生气溶胶操作时，应改穿防护服加戴护目镜及防护面屏。若使用的防护服不防水时，则应在防护服外面套一件防水围裙。

3. 在进入隔离病房之前准备好所有必要的防护用品，进行手卫生，检查个人防护用品的完好性，按以下步骤穿戴个人防护用品；帽子 - 防护口罩 - 隔离衣 - 护目镜 - 面屏 - 手套（套住隔离衣的袖口）。

4. 离开隔离病房后，按以下步骤脱个人防护用品：手套（如果隔离衣是一次性的，手套可以在脱去隔离衣时一起脱掉）- 手卫生 - 隔离衣 - 面屏 - 护目镜 - 防护口罩，进行手卫生。医用防护口罩在安全区域最后脱卸。

5. 外科口罩、医用防护口罩、护目镜或防护面屏、隔离衣、防护服等个人防护用品被血液、体液、分泌物等污染时应当及时更换。

6. 使用后的一次性个人防护用品应遵循医疗废物分类收集原则，放置在有警示标志的黄色专用带盖废物桶内。

五、其他防护措施

1. 设立预检分诊处，重点询问患者有无发热、呼吸道症状、流行病学史等情况，必要时应对疑似腺病毒患者测量体温，发放医用外科口罩，并指导患者正确佩戴，指导患者适时正确实施手卫生。正确引导患者到指定的感染性疾病科门诊就诊。

2. 患者需外出进行影像学检查时，应提前预约，选择检查人数相对较少的时间，检查前疏散其他患者，设立安全警戒线，患者由护士按照指定的路线引导到放射科专用的检查室，固定检查技师，要求正确穿戴防护用品，检查完毕由科室专职人员对诊室进行终末消毒。

3. 如果出现腺病毒暴发时，为了防止疫情扩大，应在疫情所在地，对所有人员进行咽拭子采样，根据检验结果进行分区隔离观察，咽拭子阳性与阴性者、密切接触者与非密切接触者分开居住，禁止集中聚会，每天对阳性者进行医学观察，如有发热、咳嗽等症状及时由指定车辆送往医院就诊。转运车辆应通风良好，转运完成后应该对车辆进行终末消毒。

（连建奇　范珊红　王　勇　肖伟宏　杨春梅
　　陈　勇　徐元勇　袁　建　黄清臻　温　亮）

参 考 文 献

1. 中华人民共和国卫生部.《全国流感监测方案(2010年版)》.

2. 中华人民共和国卫生部.《全国不明原因肺炎病例监测实施方案》(2004年版).

3. 总后勤部卫生部.《军队甲型H1N1流感预防控制技术指南(试行)》(2009年).

4. Michael B. Greeg. Field Epidemiology. 3th ed. New York: Oxford University Press, 2008.

5. 李承毅.现场流行病学要义.北京:军事医学科学出版社, 2010.

6. 李森林, 邓兵, 杨会锁. 55型腺病毒疫情暴发原因分析及防控对策.解放军预防医学杂志, 2015, 33(2): 214.

7. 邓洁, 钱渊, 赵林清, 等. 2003—2012年北京儿童急性呼吸道感染中腺病毒监测及流行型别分析.病毒学报, 2013, 29(6): 615-619.

8. 谢立, 杨旭辉, 陈恩富.腺病毒感染研究进展.浙江预防医学, 2015, 27(3): 262-265.

9. 邹晓丰, 李卫鹏, 卢丙楠.一起跨营区传播的7型腺病毒感染暴发疫情调查与处置.解放军预防医学杂志, 2016, 34(6): 913-914.

10. 全军传染病专业委员会, 新突发传染病中西医临床救治课题组.腺病毒感染诊疗指南.解放军医学杂志, 2013, 38(7): 529-534.

11. 中华人民共和国卫生部.医院隔离技术规范(WS/T 311-2009).

12. 中华人民共和国国家卫生和计划生育委员会.医疗机构环境表面清洁与消毒管理规范(WS/T 512-2016).

13. 中华人民共和国国家卫生和计划生育委员会.经空气传播疾病医院感染预防与控制规范(WS/T 511-2016).

14. 冯晓妍, 吴敏.人腺病毒感染流行病学研究进展.医学动物防制, 2016, 32(5): 518-520.

15. 中华人民共和国国家卫生和计划生育委员会.《人感染 H7N9 禽流感医院感染预防与控制技术指南(2013 年版)》.

16. 中华人民共和国国家卫生和计划生育委员会.《甲型 H1N1 流感医院感染控制技术指南(试行)》.

第十五章

人腺病毒感染疫苗研发

第一节　人用腺病毒疫苗的研发和应用

一、研发背景

军营的环境相对封闭,呼吸道传染性疾病的流行会严重影响新兵训练,甚至导致新兵死亡。1918年流感大流行之后,美国军方开展了多项相关疾病流行病学调查研究;特别是受第二次世界大战的影响,如何保护军人不受呼吸道传染性疾病的威胁成为美国军医的重要课题。经过多年努力,美国军方基本明确了急性呼吸道传染病的病因,开始研发并生产疫苗,逐步给新兵接种,以降低这些疾病带来的威胁。

美军研究显示,腺病毒(特别是4型和7型,偶尔会是3型、11型、14型和21型)感染会影响大约80%的受训新兵。虽然这些感染在地方民众的呼吸道疾病只占很小的比例,但在军营中可引起类似感冒的疾病流行,包括支气管炎和肺炎,而重症病例需要住院治疗,这种情况通常会引发新训营中腺病毒感染暴发流行,导致新兵因病缺席训练。时任美国陆军Walter Reed陆军研究所病毒所主任、著名微生物学及免疫学家Maurice

Hilleman 于 1958 年发表综述指出，腺病毒是美军新训营中急性呼吸道传染病的主要病因，而由于急性呼吸道传染病需要住院的新兵中腺病毒感染的病例最多可达 90%。大型训练营地发生腺病毒感染流行后，会出现大批病员需要住院治疗，军队医院不堪重负，而新兵训练因此中断，这些将使军队的医疗费用超支，并带来巨大的经济损失和时间成本。

二、研发及应用

1. 疫苗的研发过程　腺病毒是美军现役军人尤其是基层受训官兵重症呼吸道疾病的主要病原体，其中 4 型和 7 型腺病毒是主要的感染血清型。鉴于此，美国变态反应与传染病研究所与 Walter Read 陆军研究所联合开发了腺病毒疫苗，并于 20 世纪 60 年代进行了临床试验。

在研发早期，为控制新兵的腺病毒感染，采用了灭活腺病毒疫苗，一开始为二价（4 型和 7 型），后来为三价（增加了 3 型），前期的试验表明疫苗效果尚可，然而，疫苗抗原性的变异带来了明显的影响，这些疫苗只能使总体发病率降低 40%，难以达到预期效果；再加上 1963 年发现这些疫苗被致癌病毒 SV-40 污染，因此，很快就被停止使用。

由于腺病毒可以感染呼吸道和胃肠道，但对成人几乎不会引起胃肠道疾病，NIAID 的研究人员依据这一发现，利用活病毒作为疫苗，将腺病毒用肠溶胶囊包装，通过口服给药，引起肠道无症状感染而不引起受试者发病，并且没有传染性，2~3 周后产生的特异性抗体可以保护受试者免于腺病毒呼吸道感染。1964 年，在美国海军 Parris 岛新训基地的试验表明，4 型腺病毒疫苗可以在流行季节有效降低腺病毒感染及相关住院率。其后在陆军的试验也证实疫苗高度有效，新兵接种后，即使暴露于腺病毒环境也不会发生腺病毒感染。

然而，单价腺病毒疫苗接种存在严重的问题。1966年，在美军迪克斯堡的2个新兵旅进行试验，其中试验组的新兵给予4型腺病毒疫苗，与对照组相比，接种后前六周该组的发病率明显降低，而其后由于7型腺病毒感染，导致试验组发病率明显上升，与对照组水平相当。因此，尽管4型腺病毒疫苗改变了感染的病毒，然而总体的腺病毒感染率却没有变化。显然，单价疫苗不能控制新兵腺病毒感染的流行，其后大量的研究也证实同时使用4型和7型腺病毒疫苗的必要性。

然而，在腺病毒疫苗研发早期，研究人员发现一些类型的腺病毒对于新生仓鼠有致癌作用，其中包括3型、7型和21型。通过肿瘤患者标本等一系列研究发现，没有证据表明腺病毒与人类肿瘤直接相关，最终美国国家癌症研究院将腺病毒从人致癌微生物列表中除去。临床研究也表明7型腺病毒疫苗与4型腺病毒疫苗类似，具有安全性，没有传染性及致癌性。

2. 疫苗的应用 1971年，美国食品药品监督管理局（Food and Drug Administration，FDA）批准4型和7型腺病毒减毒活疫苗的应用，由惠氏公司生产。最初仅限于美国国防部为军队男性新训人员在呼吸道疾病高发季节接种，并不推荐给其他人群使用；到1980年，FDA批准将该疫苗应用范围扩大至所有军人（女性新训人员需在孕检阴性后方可接种）。

该疫苗为减毒口服肠溶片，有白色和黄色两种，白色为4型，黄色为7型。这两种片剂可以同时服用，但不得咀嚼，只能直接吞服。与其他多种疫苗一起，新兵入伍后8天内进行常规接种。接种后，新兵将会产生型特异性中和抗体，以避免发生腺病毒感染。

应用腺病毒疫苗预防接种以后，这一策略发挥了极其出色的控制效果。刚开始，疫苗仅在高风险的冬季接种，春季的流行促使美军对这一接种程序很快做出调整，改为全年接种，新训人员的呼吸道发病率降到极低的水平。在疫苗应用的1971到1999年期间，除去最初因肠衣生产过程中溶剂污染导致的病毒滴度下降引起疫苗稳定性问题外，多年的接种结果证实该疫苗是非常安全有效的，显著降低了腺病毒的致病和死亡人数。这是一项极具成本效益的免疫接种项目，为美军节约了巨额的经费，堪称疫苗应用的经典案例。

美军腺病毒感染导致的病例几乎绝迹，然而，正是由于腺病毒疫苗极其出色的预防效果，因此，在1994年，当唯一一家腺病毒疫苗的生产商惠氏公司宣布即将停止腺病毒疫苗的生产供应时，美国国防部官员并未立即对这一问题做出反应。对于几十年前腺病毒感染肆虐的情形，继任的官员并无直观感受；也有观点认为，美军现代化的供暖、排风和空调系统，可以显著降低敏感人群腺病毒的传播。停止疫苗的使用是否会导致疾病的卷土重来，仍存在很多争议。1997年疫苗停产，库存的疫苗也于1999年用尽。

随着腺病毒疫苗接种计划的终止，腺病毒感染发生率在美军所有军种中都升高了，腺病毒造成的死亡人数又重新回升，出现了多次腺病毒感染的暴发流行，2001年2名新兵因腺病毒感染导致的重症肺炎死亡。鉴于此，美国国防部与卫生部门重新启动了腺病毒疫苗接种项目，经过10年的努力，花费1亿美元的经费，2011年10月腺病毒疫苗重新开始在新训单位使用，腺病毒感染发病率随之大幅下降，并一直保持在极低的水平。可见，"一种疫苗越是成功，那么它越容易被忘记"。

三、我国的腺病毒疫苗研发

在我国的流行病学调研中，腺病毒在人群尤其是少年儿童中引发的感染主要为急性呼吸道感染疾病和肺炎，我国流

行的腺病毒肺炎多数由 3 型及 7 型病毒引起,并且临床上
7 型重于 3 型。近年来,周荣研究团队对 3 型和 7 型腺病毒疫
苗的构建做了一系列尝试。首先,他们构建了 E1 区缺失的复
制缺陷型 3 型腺病毒,又构建了可以表达 E1 蛋白的 HEp2 细
胞系 HEp-2/E1,将 E1 缺陷的 3 型腺病毒转染到 HEp-2/E1 中,
出现了典型的病毒感染导致的细胞病变效应(CPE),并观察到
了报告基因绿色荧光蛋白的表达。然后,他们运用细菌的同
源重组机制,将全长 3 型腺病毒构建在质粒上,使其可以在大
肠杆菌中稳定存在,并可以在体外通过同源重组或传统的基
因克隆方法方便地实现对 3 型腺病毒基因组的改造,通过这样
的方法将 GFP 基因插入腺病毒的 E3 区,证明 GFP 可以表达,
将这种重组 3 型腺病毒通过肌内注射、灌胃和鼻饲三种途径
免疫小鼠,均可以在小鼠体内引发针对 eGFP 的特异抗体。这
2 项研究证明了 3 型腺病毒作为减毒疫苗和外源抗原呈现载
体的可能性。为了研制 3 型和 7 型双价腺病毒疫苗,周荣等通
过生物信息学方法预测了 3 型和 7 型腺病毒位于六邻体高变
区(HVR)的各 4 个中和表位,并构建了 8 种嵌合型腺病毒载
体,为双价疫苗的研制奠定了基础,表明 3 型腺病毒的六邻体
高变区是病原体表位呈现的良好靶点。随后研究者将手足口
病毒 EV71 衣壳蛋白上的 15 个氨基酸的表位 SP70 整合到 3 型
腺病毒的六邻体的高变区上,动物实验表明 SP70 重组腺病毒
可以引发高滴度的 IgG 抗体,并使动物对 EV71 病毒具有保护
作用。以上研究结果表明,我国在 3 型和 7 型腺病毒疫苗的
研究上已有一定深度,并在积极拓展其在抗原呈递载体中的
作用。

第二节 腺病毒作为疫苗载体的 研究及应用

腺病毒也可作为外源基因递送载体，即病毒载体疫苗，这是指可以将保护性抗原基因重组到病毒基因组中，使其能表达保护性抗原的重组病毒制成的疫苗。

20世纪60年代，病毒学家发现腺病毒重组基因组中有猴空泡病毒40(SV40)基因组成成分，说明腺病毒可以承载外源基因。此后腺病毒逐步发展成为一种重要的基因表达载体系统。根据其能否复制，将腺病毒载体分为复制缺陷型和复制型两种。最早的腺病毒载体是复制型的，将外源性基因插入E3缺失区，或者插入腺病毒基因组的左右两端，由于保留了腺病毒E1区，因而病毒能够复制。复制缺陷型腺病毒载体更为常用，一般是通过缺失 *E1* 基因来实现的，*E1* 基因是最早启动的基因，缺失 *E1* 的腺病毒载体将不能有效复制和产生各种病毒蛋白，从而不能完成病毒的生活周期，这种复制缺陷型腺病毒载体的传代和制备，必须在能够提供 *E1* 基因的细胞株进行，与复制型腺病毒载体相比，其安全性更好、载体自身的免疫原性更低。

腺病毒作为基因递送载体的优势包括：①宿主范围广，对人致病性低，不整合到染色体中；②对增殖和非增殖细胞都可以感染；③腺病毒重组载体的构建和在悬浮细胞中的大规模培养已有较成熟的技术路线，而且成本低廉，病毒滴度高；④在不同的剂型配方下，腺病毒载体疫苗可在4℃液体缓冲液中保存，或以冻干粉形式保存1年以上；⑤腺病毒自身具有免疫佐剂的功能，可以激发机体天然免疫反应，因此更加易于操作并能够降低生产成本；⑥腺病毒载体疫苗可以有多种给药途径，并可

253

以感染不同类型的细胞和组织。

腺病毒不仅能诱导特异性体液免疫反应，还能诱导特异性细胞免疫反应，作为疫苗载体，携带各种抗原的腺病毒载体能刺激机体产生很强的体液免疫或细胞免疫。此外，由于腺病毒载体能感染呼吸道和肠道细胞，可以方便地通过黏膜进行免疫，并能诱导机体产生免疫应答。经过几十年发展，腺病毒载体成为目前最有应用前景的疫苗载体之一，被广泛应用于各种预防性或治疗性疫苗的研发，并取得可喜的进展。

目前，已有数十个关于腺病毒载体疫苗的临床研究，这些疫苗主要有两种，一种是预防性疫苗，多针对 HIV 病毒，同时还有多种针对近年引起较大危害的埃博拉病毒、流感病毒等的疫苗研究；另一种为治疗性疫苗，重点针对多种恶性肿瘤。然而，目前尚无腺病毒疫苗获得批准上市的报道。就预防性疫苗而言，基于腺病毒载体的多个 HIV 候选疫苗在临床试验中已经失败，但并不表明腺病毒载体无效。腺病毒载体依然是研制 HIV 疫苗的首选载体，研究者需要筛选更有效的腺病毒载体或与其他载体联合使用，并且需要鉴定更有效的免疫原及作用靶位，激发更广谱的免疫反应以应对 HIV 感染。HIV 疫苗的研发任重道远，以腺病毒载体或其他形式的疫苗诱导广谱的 HIV 特异性中和抗体是目前 HIV 疫苗研究的重点。此外，腺病毒载体作为治疗性疫苗的研究也显示了良好的应用前景。

腺病毒用于疫苗构建时面临的最大问题就是预存免疫（pre-existing immunity）的存在，即由于 5 型腺病毒在环境中很常见，人群中容易产生抗腺病毒的免疫反应，而这将会极大地降低腺病毒载体疫苗在人体中的效价。人们想出了很多策略来克服预存免疫的问题，这些策略包括两大类：一类是化学法，即用聚乙二醇（PEG）等化学试剂包裹腺病毒，屏蔽其抗原表位，从而逃逸宿主的免疫作用，但此类方法难以获得高滴度的病毒,在实际应用时有较大难度;另一类就是采用基因工程的方法对腺病毒进行修饰,这些方法主要包括构建嵌合体修饰的5型腺病毒衣壳、构建嵌合型的腺病毒、将基于5型腺病毒的疫苗完全替换为其他稀有的(来自人类或非人类的)腺病毒血清型。为了应对人体已有的免疫原性,出现了一批5型腺病毒载体的替代品,包括基于稀有血清型人腺病毒如Ad11、Ad26、Ad35、Ad48、Ad49、Ad50等,非人类腺病毒载体如大猩猩Ads、牛Ad3、狗Ad2、猪Ad3等。但有数据表明,不管是来源于稀有人血清型的腺病毒载体还是大猩猩的腺病毒载体,其所带的外源基因引发的特异性抗体反应强度均显著低于由5型腺病毒载体携带所激发的免疫反应。并且,由于已感染5型腺病毒而存在的特异的$CD4^+$和$CD8^+$ T细胞对于大猩猩重组腺病毒疫苗效价的发挥仍有不利的影响。

腺病毒载体疫苗在多种疾病包括传染性疾病、心血管疾病、肿瘤在内的多种疾病的预防或治疗中都展现出良好的效果,尽管在个别临床试验中腺病毒载体疫苗失败了,我们不能因此而否定腺病毒载体在疫苗研发领域的潜在价值。随着研究的不断深入,腺病毒载体疫苗在基础研究和临床应用中都将会有更加广阔的前景。

(魏 欣)

参 考 文 献

1. Top FH Jr. Control of adenovirus acute respiratory disease in U.S. Army trainees. Yale J Biol Med, 1975, 48(3): 185-195.

2. Kitchen LW, Vaughn DW. Role of U.S. military research programs in the development of U.S.-licensed vaccines for naturally occurring infectious

diseases. Vaccine, 2007, 25（41）: 7017-7030.

3. Hilleman MR. Efficacy of and indications for use of adenovirus vaccine. Am J Public Health Nations Health, 1958, 48（2）: 153-158.

4. 谢立, 刘社兰, 丁华, 等. 腺病毒感染. 北京: 科学出版社, 2013.

5. 王芃, 周建光. 腺病毒疫苗研究进展. 生物技术通讯, 2014, 25（2）: 263-267.

第十六章

人腺病毒感染患者的护理

一、隔离与防护

详见第十四章一般防控措施相关内容。

二、一般护理

（一）卧床休息

卧床休息为主，给予床头抬高 30°~45° 半卧位，有利于膈肌下降、减轻心肺负担，减轻喘憋症状。

（二）饮食护理

给予高蛋白、高热量、高维生素，易消化饮食。不能进食者或高热者可遵医嘱行静脉补液，维持水、电解质平衡。

（三）基础护理

1. 卧床期间，按时翻身，每天温水擦浴，保持皮肤清洁、干燥，使用气垫床，防止皮肤受损破溃、增加感染机会。

2. 口腔护理每天 3 次，协助清醒患者刷牙；昏迷或生活不能自理的患者可用活性银离子抗菌液（银尔通）对其口腔进行清洁，预防口腔感染。

3. 留置尿管，尽可能使用硅胶尿管，每天用活性银离子抗菌液（银尔洁）擦拭尿道口 2 次，每周更换一次性尿液引流袋；严格遵守无菌技术操作原则，谨防医源性感染。

三、病情监测

1. 轻症患者按流行性感冒护理,监测体温、心率、呼吸、咳嗽及喘憋等情况。

2. 重症患者及时预防和处理各种并发症,备好一切抢救药品及抢救器材,如心电监护、吸氧装置、简易呼吸器、气管插管、负压吸引器、呼吸机等。

四、对症护理

(一)高热的护理

1. 物理降温减少衣被,温水擦浴、酒精擦浴,使用冰袋、控温毯、降温贴等用具。

应用控温毯时,应严格按照标准进行操作。应严密监测患者体温、心率、呼吸、血压变化,每半小时监测一次。定时翻身擦背,每小时翻身 1 次,避免低温下皮肤受压,血液循环速度减慢,局部循环不良,产生冻伤。

2. 用药护理体温大于 38.5℃,物理降温效果不佳,遵医嘱使用解热镇痛药,观察其不良反应。

(二)咳嗽、咳痰的护理

动态评估咳嗽、咳痰症状及痰液量并记录。遵医嘱指导患者服用镇咳药、支气管舒张剂、抗炎药物、祛痰剂缓解症状。亦可给予面罩吸氧或戴口罩以使气道保温保湿,保持病室内温度维持在 22~24℃、湿度维持在 50%~60%。使用活性银离子抗菌液及无菌生理盐水进行口腔护理,3 次/d,4min/次,以保持口腔清洁。不能自主咳痰的患者,遵医嘱进行雾化吸入,每 4h 用排痰仪为患者进行振动排痰。人工对肺部的拍打可使肺泡和支气管内的分泌物松脱，有利于痰液咳出。同时注意及时清除口鼻分泌物。

（三）氧疗护理

根据缺氧情况，可采取鼻导管、面罩等给氧方式。维持患者的指脉氧饱和度（SPO_2）在 90% 以上。安静状态下呼吸频率大于 25 次/min、吸氧 2~3L/min 时，$PaO_2 < 90mmHg$、心率增快至 90 次/min 以上、血压下降大于 20% 基础值，均提示心肺功能出现明显损害。需每天定时检查患者安静状态下及活动状态下的血气分析，观察患者口唇及甲床颜色与指脉氧饱和度，根据情况及时调整给氧方式及对症处理。

1. 轻度缺氧，给予鼻导管吸氧 2~4L/min，也可面罩吸氧< 4L/min。

2. 中度缺氧，无 $PaCO_2$ 升高，给予面罩吸氧 4~10L/min。

3. 中度缺氧并 $PaCO_2$ 升高，采用持续低流量的方式吸氧。必要时采用间歇正压给氧和适当的辅助通气治疗。

4. 严重缺氧，使用机械通气，保证重症腺病毒患者的氧供。

五、药物护理

（一）糖皮质激素

糖皮质激素治疗可改善患者的中毒症状，减少肺组织的早期损伤、渗出和后期的肺纤维化。但应注意观察不良反应，尤其是大剂量、长时间使用，可出现鼻出血、消化道出血、高血糖和高血压等不良反应。治疗过程中，医护人员应严密观察、做好相关问题的护理。

1. 患者每天用药剂量根据医嘱随时调整，严格掌握用药剂量及时间。

2. 密切观察患者的不良反应,监测患者血糖改变,每天6次(晨起空腹、3次餐后2h、22:00、凌晨3:00),每周检测一次静脉血糖;为避免夜间和晨起发生低血糖,备50%葡萄糖注射液必要时口服。

3. 在激素减量过程中要注意观察撤药综合征,如患者有无发热、心动过速、食欲减退或者症状加重等,可酌情予以处理。

4. 观察是否出现电解质紊乱的表现;准确记录患者24小时出入量,量出为入,避免脱水;注意观察患者有无腹胀、腹泻、便秘以及大便的颜色、性状,评估其有无消化道出血的症状。

5. 患者用药后出现食欲亢进、代谢紊乱,需指导患者控制食物摄入,避免加重激素治疗相关不良反应。

(二)抗菌药物

1. 患者每天用药剂量根据医嘱随时调整,严格掌握用药剂量及时间。

2. 应密切观察患者用药过程中的反应,包括药物副作用,注意用药后疾病症状、体征、分泌物、排泄物的改善情况等。

3. 对于长期使用抗菌药的患者,应做好口腔护理,同时观察患者口腔黏膜有无白斑、充血、水肿等情况发生。对于过敏反应的临床症状及抢救措施应熟练掌握。

六、并发症护理

(一)呼吸衰竭应用呼吸机辅助呼吸的护理

1. 人工气道的管理　首先应注意清洁口腔,保证气道通畅。应用新型的气管导管(声门下吸引),在背侧增加 1 条单行腔道直通气囊上缘,可直接吸出该处的分泌物,减少肺炎的发生。及时清除气道分泌物,鼓励患者深呼吸和咳嗽。有效湿化以维持呼吸道的正常生理功能,减少和弥补水分丢失。气管内滴药(碳酸氢钠、盐酸氨溴索或遵医嘱用药),每隔 30~60min/次,每次 3~5 滴。

2. 防脱管的护理　为减少上机患者人机对抗,在机械通气早期对患者进行适度镇静十分必要。对于意识清醒的患者,向其说明人工气道的必要性,争取得到患者的信任与配合;妥善固定管道,防止在翻身时牵拉使管道脱落。

3. 吸痰护理实施　按需吸痰,并严格遵循感控要求。每次吸痰时间不超过 15s,连续时间不超过 3min。整个操作做到稳、轻、快、准,尽量避免重复插管,以免造成患者气道黏膜受损。尽量一次性将痰液吸干净。可采用密闭式吸痰管实施吸痰操作,密闭式吸痰管每 24h 更换 1 次。

4. 呼吸管路的管理　呼吸管路是细菌寄居的重要部位。频繁更换呼吸管道会使呼吸机相关肺炎发生率增加 3 倍,所以 7 天更换一次为宜。管路的冷凝液是高污染物,其细菌主要来自患者的口咽部。集水瓶应放在呼吸环路的最低位,避免倒流入肺,定期排空集水瓶,集中处理,可倒入装有 0.2% 含氯消毒液的容器中。处理冷凝液后要及时洗手,以防由于医务人员带来的交叉感染。

5. 气囊护理　气囊无需放气,每 4~6h 进行一次气囊压力监测并进行压力的调整,将气囊压力控制在合理范围,尽量避免严重漏气。高容低压气囊压力在 25~30cmH_2O 时即可。

6. 拔管护理　医护每天共同评估,尽早撤机。

拔管指征:

(1)神志清楚,咳嗽有力。

(2)诱发呼吸衰竭的病因控制或显著改善,生命体征平稳,并发症基本控制或明显改善。

(3)停机、吸氧条件下,自主呼吸时口唇及肢端黏膜无发绀,呼吸频率不超过 30 次/min。

(4)低流量吸氧条件下,自主呼吸 2h,动脉血 pH > 7.30,$PaO_2 \geqslant 60mmHg$。

7. 拔管后护理

(1)严密监测生命体征。

(2)30min 后复查血气。

(3)鼓励自行咳嗽,慎用抑制呼吸咳嗽反射的药物,1 次/2h 翻身拍背,3 次/d 机械排痰。

(4)协助功能锻炼,早日下床活动。

8. 防止交叉感染　严格执行手卫生,做好"七步"洗手法,其他防护措施遵照第十二章一般防控措施相关内容,起到双向防护作用。切忌手套重复使用,同一手套护理多个患者,脱手套洗手,操作前手卫生。在患者床旁和洗手池旁贴醒目标识,随时提醒工作人员在接触患者和操作前后要严格进行手卫生;无菌操作,戴口罩,对所有医疗器械和物品定期消毒;保持室内良好通风,定时进行紫外线消毒。

(二)动脉采血

血气分析是用于监测呼吸功能及酸碱平衡的重要指标之一,尤其对呼吸衰竭、酸碱平衡失调的监护,以及机械通气参数调节、疗效分析和预后判断具有重要的指导意义。

动脉采血方式:

1. 桡动脉采血法　将动脉采血器设定至预定采血量(1ml)

的位置,患者取平卧位或半坐卧位,上臂伸直略外展,掌心向上,腕部用小枕垫高10cm,于手腕第一横纹肌上1~2cm处穿刺。常规消毒采血处皮肤及操作者左手示指、中指,用消毒的左手示指、中指指尖于手掌横纹上1~2cm处扪及桡动脉搏动最明显处,确定其位置、走向后稍加压固定,右手持注射器与动脉走向呈45°~90°快速刺入桡动脉采血。

2. 股动脉采血法　将血气采血器设定至预定采血量(1ml)的位置,患者取平卧位,下肢伸直略外展,必要时臀下垫小枕。穿刺定位点:髂前上棘和耻骨联合的中点,动脉搏动最明显处。常规消毒穿刺部位及术者左手示指、中指后,以示指、中指触及股动脉搏动最明显处并固定,右手持注射器,在两指之间与皮肤成90°进针,见有鲜红色血液涌入BD血气采血器内,达到采血量后迅速拔出针头,直接刺于备好的针塞中,套上安全针座帽,摇匀送检。穿刺部位压迫10~15min。

(三)营养支持

由于大部分重症腺病毒患者存在营养不良,因此早期应鼓励进食易消化的食物。当病情恶化不能正常进食时,应及时给予临床营养支持。在此常采用肠内营养。早期肠内营养可以提供肠黏膜局部营养物质,刺激肠黏膜细胞生长,促进胃肠激素分泌,从而保持肠结构和功能的完整性。

1. 肠内营养输注方式　①持续性输注;②间歇输注;③大剂量定时推注。采取持续性输注方式,通过重力或肠内营养泵匀速滴注。开始时滴注速度缓慢。第一天为30~40ml/h,如患者无不适,以后可以逐天增加输注量,增加速度为每天20ml/h,最大输入速度为100~125ml/h。营养液最好连续输入18~20h后,停4~6h。冲洗和测胃内残留:每4~6h抽胃内残留量并冲洗,如胃残留量＞100ml，停止喂养2~8h。

2. 使用输液恒温器输液　恒温器采用电子控温，自动限温、自动恒温，使营养液温度恒定37℃左右，避免因低温刺激引起的胃肠不适，可有效减少恶心、呕吐、反流、腹痛、腹胀、腹泻等胃肠道并发症，有利于营养液的吸收，促进胃肠功能恢复，充分发挥肠内营养的疗效。

（四）电解质紊乱的护理

1. 补钠护理　补钠的总原则是：输注速度应先快后慢，总输入量应分次完成。

（1）准确记录患者体重。

（2）详细记录出入量并能进行认真分析。

（3）及时准确测量血清钠以判断治疗进展情况。

（4）对于症状明显的低钠血症患者需要紧急处理。

（5）合理调节饮食，多食含钠类食物，控制水的入量。

2. 补钾护理

（1）补钾时必须稀释到一定浓度才能经静脉输入，不能推入。

（2）见尿补钾，尿量≤20ml/h持续2h，立即停止使用钾盐。

（3）当出现高血钾时，可立即停止输入钾盐并报告医生，必要时30min后复查，以保证结果准确性。

（4）如果高血钾症患者出现心电图变化，则不论血钾水平如何，均应进行紧急处理，尤其血钾超过6.5mmol/L者，建议持续心电图监测。

（5）高血钾时可使用葡萄糖酸钙或氯化钙对抗，以稳定细胞膜并降低细胞的兴奋性。

（6）采取紧急措施以使细胞外钾离子向细胞内转移，以恢复细胞的极化状态。措施包括静脉输注碳酸氢钠＋胰岛素＋葡萄糖。

（7）降低总体钾的措施包括应用利尿剂，如呋塞米等。

（五）镇静镇痛

镇静镇痛治疗能帮助患者减轻痛苦及躯体不适感，减少不良刺激及交感神经过度兴奋；降低代谢和氧耗，减轻病因所造成的损伤。

1. 保持病室安静，减少对患者不良刺激。为尽量减少患者之间相互的影响，尽可能安排患者在单间病房；通仓式病房中，病床之间距离大于 1m；床位之间用帘布隔开，将医疗器械各种音量调至最低，做到"四轻"，减少医源性刺激引起的躁动。

2. 合理使用镇痛镇静药物。分析其躁动的原因，正确评估患者病情，及时采取有效的镇静、镇痛药物。

3. 配合治疗原发病，改善缺氧、低血糖及低血压症状，保持水、电解质酸碱平衡，减轻患者脑水肿。

4. 确保患者安全，加强巡视，密切观察生命体征。无论患者是否烦躁，均使用床档。使用微量泵泵入镇静药物，根据患者情况及时调整药物剂量和速度，确保用药安全性；使用约束带时密切观测患者四肢及局部皮肤血运情况；密切观察患者生命体征；对镇静治疗的患者要加强监护，避免发生意外事故，不要在患者周围放置剪刀等危险物品。

5. 压疮的预防及处理对重症腺病毒感染者采用 Braden 评分法进行压疮风险评估。

（1）压疮的预防

1）每天用清水为患者冲洗臀部、骶尾部、会阴部等部位皮肤 2 次，5min/次。

2）每次冲洗完后,用液体敷料涂抹臀部、骶尾部、肛周等部位皮肤,保持皮肤的湿润。骶尾及两侧髋部可用泡沫敷料等对其进行减压保护治疗。必要时使用气垫床。

3）在臀部及骶尾部为患者铺透气性较好的舒适垫,定时更换,有污染或潮湿及时更换。

（2）压疮的处理方法:压疮一般分为 1 期、2 期、3 期、4 期和不可分期阶段。1 期压疮:用生理盐水冲洗。用液体辅料涂抹或泡沫敷料贴在其部位上,一般 5~7 天进行更换。2 期压疮:减轻压力,促进表皮生长控制过多渗液,先用碘伏消毒,之后用注射器在水疱边缘将其内液体抽出;然后用无菌纱布或棉签将水疱内的液体挤压干净,贴泡沫敷料,根据渗液情况更换泡沫敷料。3 期、4 期压疮:彻底清创、去除坏死组织,控制感染、选择合适的伤口敷料促进伤口愈合。不可分期阶段:评估患者状况选择合适的清创方法。必要时外科清创。

（六）深静脉血栓预防及护理

重症腺病毒患者应警惕发生 DVT。

（1）下肢静脉血栓的预防

1）入院后评估:高龄、吸烟、糖尿病、心功能不全及既往有下肢静脉血栓形成史及严重外伤史患者术后易发生下肢静脉血栓。详细询问病史,进行血常规、出凝血时间、凝血酶原时间、血脂、血糖等测定。

2）机械压迫:使用弹力绷带进行间断分级加压包扎,压迫静脉。应用足底静脉泵对足底部产生压力,使其静脉受压,增加血流速度,降低 DVT 的发生。

3）密切观察患肢血运情况:观察下肢皮肤色泽改变、水肿情况,浅静脉是否怒张等。

4）药物预防:低分子量肝素是预防创伤者 DVT 最简单和

有效的方法之一,是目前临床的最常规用药。

（2）下肢静脉血栓形成的护理

1）做好健康宣教,告知其下肢静脉血栓的治疗方法、注意事项,以取得其配合。

2）卧床休息。抬高患肢 20°~30°,避免剧烈运动;禁止按摩、热敷,防止栓子脱落。每天测量肿胀肢体的腿围,并与健侧进行比较。

3）严密观察下肢的皮温、皮色、水肿、足背动脉搏动情况。

4）严密观察病情变化,如出现胸痛、气短、呼吸困难、心率增快,可能发生肺栓塞,做好立即抢救的准备。

5）遵医嘱给予低分子肝素、华法林等抗凝药物治疗。严密观察有无皮下瘀斑等情况。穿刺治疗后,延长按压时间,防止出血。

七、心理护理

1. 加强沟通和交流,有针对性地应用恰当的语言对患者进行劝导和鼓励,取得患者的理解和信任,帮助患者建立起战胜疾病的信心。

2. 主动向其告知此病的临床表现、病程、预后、各项检查及预防措施,促使他们以良好的心理状态配合治疗和护理。

3. 指导患者劳逸结合、避免剧烈运动和负重,适度锻炼;协助恢复期患者循序渐进的完成助力运动→主动运动→抗阻运动训练和耐力训练等肌肉训练。

4. 康复期可根据患者兴趣合理安排读书看报、听音乐等休闲娱乐。

八、出院指导

1. 保持良好的个人卫生习惯，注意饮食卫生，勤洗手。

2. 保持乐观稳定的心态，充分休息，加强锻炼，增强机体免疫力。

3. 均衡饮食，多饮水。

4. 定期随访；自我监测：若出现发热、咳嗽、呼吸急促等症状应及时诊治。

（李　沛　党　肖）

参 考 文 献

1. 董洁, 童小清, 徐永银. 6 例成人腺病毒肺炎的护理. 东南国防医药, 2016, 18（2）: 203-205.

2. 闻芳, 徐宏, 林玲. 小儿腺病毒肺炎的临床特点及护理对策. 解放军护理杂志, 2010, 27（22）: 1723-1724.

3. 孙祥丽. 重症监护患者压疮的预防及护理. 中国医药指南, 2012, 10（18）: 320-321.

4. 石在红, 杨秀萍. 呼吸机相关性肺炎的护理. 现代临床护理, 2008, 7（10）: 33-35.

5. 兰艳梅, 韦美英, 韦资宇. 危重患者三个不同部位动脉采血效果观察. 现代护理, 2014,（4）: 95-96.

6. 宋志芳. 实用呼吸机治疗学. 北京: 科学技术文献出版社, 2009.

7. 朱蕾, 钮善福. 机械通气. 3 版. 上海: 上海科学技术出版社, 2015.

8. 刘大为. 实用重症医学. 2 版. 北京: 人民卫生出版社, 2017.

9. 丁淑贞, 张素. ICU 护理学. 北京: 中国协和医科大学出版社, 2015.

第十七章

人腺病毒感染防控思考

　　腺病毒目前虽然没有被我国列入法定传染病,但近几年学校和部队新兵训练营不断暴发腺病毒感染,由于缺乏有效的医学干预措施,加之哨点监测、公共卫生能力发展不平衡,一旦腺病毒暴发流行,就会造成学校停课、部队训练终止,甚至社会恐慌。随着我国社会经济的快速发展,我国的传染病防控能力建设取得了显著成绩,特别是经历了2003年的非典防控,我国完善了法律、法规;强化了指挥与管理体系,投入大量经费支持科技研究与条件建设,取得了抗击非典、H1N1大流感、禽流感以及援非抗埃等重大疫情的胜利,标志着我国处置突发公共卫生实践能力的极大提高,然而由于各个地方经济以及认识的差异,公共卫生能力发展并不平衡,遇到突发疫情时,仍然缺乏疫情处理的能力,缺乏专业处置疫情能力的人才,同时各部门之间不能很好的联动,做到联防联控,导致处理疫情不力。因此进一步强化传染病防控体系能力建设是今后努力的方向。

一、腺病毒等急性呼吸道传染病疫情特点

　　急性呼吸道感染在临床上是一种常见疾病,也是婴幼儿死亡的最主要原因,分为上呼吸道感染和下呼吸道感染。急性上

呼吸道感染包括以急性鼻咽炎为主的普通感冒、急性鼻窦炎、中耳炎、扁桃体咽炎、喉炎、会厌炎等;急性下呼吸道感染包括急性气管支气管炎、细支气管炎、肺炎,及成人的慢性阻塞性肺疾病急性加重和支气管扩张急性加重等。急性呼吸道感染除引起发热和呼吸系统疾病外,也可伴随或引起全身和其他系统疾病的临床表现,症状轻重与患者年龄、病原体、感染部位及感染程度有关。

(一)疫情突然发生,防控准备不足

腺病毒等急性呼吸道传染病疫情具有突发性的特点,经常猝不及防,突然发生,短时间出现大量发热患者,极易造成恐慌局面。疫情初期,学校和部队往往极易误判形势,忽视疫情进程,加之平时防控准备不足,重视程度不够,容易出现混乱局面。

(二)工作内容很多,防控任务繁重

疫情发生后,由于相关防治技术要求高,专业化程度高,存在着想防不会防,不能科学防等问题。待专业医疗、防疫力量介入,具体任务明确后,工作千头万绪,短时间内即要求快速落实到位,部队压力大,规范化、流程化落实防控任务难。

(三)机构增多,组织实施困难

疫情发生后,短时间内需抽调多支医疗、防疫、检修等卫勤力量,各支力量来自不同方向,隶属不同单位,甚至需要多家卫生力量参与,人员相互不熟悉,平时对呼吸道疾病防治标准掌握不一,加之专家们对学术研究各有造诣,组织实施卫勤指挥,需要在短时间内完成磨合,投入防治工作,提高防治效益,对卫勤组织指挥要求高。

(四)耗费物资繁多,筹措供应困难

腺病毒等急性呼吸道传染病疫情发生后,对防控物资需求

种类多,需要大批量 N95 口罩、隔离防护服、连花清瘟胶囊等防治卫生物资,需要快速开设隔离防治场所、医学观察区域,短时间内物资筹措非常困难。加之,多数单位建制卫生机构自身保障能力弱,不具备快速病毒检测、CT 检查、紧急救治能力,甚至血常规、X 线检查项目都不能做,给疫情防控带来很大困难。

(五)学校教师、学生或官兵认知有限,个人防护不够

近年来,因气候环境不断变化和国际旅行快速发展,加速了传染病病原变异,禽流感、甲型 H1N1 流感、新型冠状病毒、腺病毒等新发呼吸道传染病不断出现,对社会民众和部队官兵健康带来严重威胁。有些疾病防治尚处摸索阶段,学生和部队官兵对此认知十分有限,不能科学有效地组织好个人防护,甚至对如何正确佩戴口罩、洗手消毒、预防服药等知之甚少,认识模糊,不能正确进行个人防护,甚至容易产生恐慌心理,给学校和部队安全稳定工作带来极大压力。

二、进一步完善监测体系建设

我们国家对于呼吸道疾病缺乏系统、完整的监测体系,疾病监测预警能力不足,监测哨点少,缺乏硬件和软件建设,联防联控不到位,风险沟通不畅。尤其腺病毒感染,未列入法定传染病,因此进一步完善哨点监测,做好预警预测,以期为腺病毒暴发流行等呼吸道疾病的防控工作提供科学依据。

(一)监测的目的

急性呼吸道感染病例哨点监测,目的是监测呼吸道疾病每年的流行趋势,发现突变病原体、耐药病原体以及新的病原体,建立并完善多哨点和有层次的哨点监测,有利于进一步了解呼吸道疾病流行以及发展演变规律，提高监测质量和工作水平，为呼吸道疾病的防控工作提供科学依据。

（二）平台监测的内容

包括流感、禽流感病毒和其他常见呼吸道病原体（如肺炎链球菌、呼吸道合胞病毒、腺病毒、副流感病毒和鼻病毒等）。监测网络将根据工作需要，依据分批扩大的原则，选择流感监测工作基础好、具有较强临床微生物实验室检测能力、参与监测工作积极性高的国家级流感监测哨点医院及对应的网络实验室，经中国疾病预防控制中心评估合格后纳入。

（三）组织管理及职责分工

国家卫生健康委员会负责严重急性呼吸道感染病例监测工作的组织管理，并适时对该项工作进行督导检查。地方各级卫生行政部门负责本辖区各医院门诊和住院的严重急性呼吸道感染病例的监测工作，以及网络实验室与哨点医院的协调。疾病预防控制中心负责制定和完善项目相关技术方案和培训材料，为门诊和住院严重急性呼吸道感染病例监测网络提供技术支持和指导。协调、组织关键检测试剂的制备、分发工作。开展住院严重急性呼吸道感染病例分离毒株抗原性、基因特性分析及毒株耐药性的监测工作。

（四）网络实验室

根据监测方案要求，负责本辖区住院的严重急性呼吸道感染病例监测工作的具体组织实施和管理，为对应的哨点医院提供培训师资和技术指导。同时负责开展门诊和住院急性呼吸道感染病例标本的病毒核酸检测、病毒分离鉴定，将标本接收、检测等信息录入到"急性呼吸道感染病例监测数据库"，并及时报告、反馈检测结果。按要求妥善保存标本和毒株。按照相应的时限和要求将标本送至省级疾病预防控制中心和国家疾病预防控制中心，并提供标本送检、保存管理等信息。

（五）哨点医院

指定专人负责急性呼吸道感染病例监测工作，按照监测方案的要求，完成急性呼吸道感染病例和入院患者数的登记报告、标本采集、保存和运送工作。根据中国疾病预防控制中心提供的培训材料，组织、开展对本院急性呼吸道感染病例监测工作人员的培训。根据调查表收集住院严重急性呼吸道感染病例的相关信息，及时录入到"急性呼吸道感染病例哨点监测数据库"。定期与对应的网络实验室进行沟通、协调，及时发现、解决监测工作中存在的问题。根据中国疾病预防控制中心和省级疾病预防控制中心的考核、评估结果，针对存在的问题进行整改。

三、进一步强化防控和救治体系能力建设

传染病的暴发流性是一个复杂的、受多因素影响的过程，通过单一措施难以防控传染病的流行。因此明确传播要素和防控措施间的关系，构建完整有效的防控体系才能有效控制传染病的传播与流行。防控体系框架包括以下六个方面：

（一）加强对腺病毒的基础研究，提高快速诊断能力和加快疫苗的研发

到目前为止共鉴定了 90 个腺病毒基因亚型，不同的亚型可引起膀胱炎、结膜炎、肺炎、腹泻、肝炎、心肌炎和脑炎。临床表现可呈现为轻症、自限性表现，也可出现严重的播散性和致死性。虽然大多数病例临床表现较轻，但也有受训新兵致死病例的报道。从 1999—2010 年共有 8 例受训新兵感染腺病毒导致死亡。腺病毒感染导致的呼吸道疾病流行曾在欧美军营中广泛报道，但腺病毒 4 型和 7 型疫苗的应用减少了腺病毒感染的暴发流行。然而新的重组病毒的出现，导致现有的疫苗无法

起到预防作用。更加令人关注的是我国尚无用于腺病毒暴发流行的疫苗，因此深入开展腺病毒的基础研究，提高病原体快速诊断能力，加快疫苗和特异性抗病毒药物研发，将是今后努力的方向。

（二）针对重症患者，寻找有效的救治方法

腺病毒感染者中的 20%~40% 可发展为肺炎患者，其中少数患者发展为重症肺炎，尤其是免疫缺陷人群，除肺炎症状以外，还出现持续高热、呼吸困难、胸闷、心率增加等，危重患者可出现休克、呼吸衰竭、弥散性血管内凝血等。由于目前缺乏有效的抗病毒药物，因此寻找有效的对症支持治疗方法、减少并发症和死亡率十分必要。这些方法包括循证基础上的、有效的、规范化的激素治疗，合理的抗菌药物应用，免疫增强剂的使用，中医中药治疗以及器官功能障碍的支持治疗等。更为重要的是，目前缺乏特异性的抗病毒药物，现有的抗病毒药物生物利用度较差，且大规模的临床研究显示布林西多夫韦疗效差，而利巴韦林和更昔洛韦仅有个案报道，因此研发新的特异性的抗病毒药物成为当务之急。

（三）腺病毒防控的技术、装备和能力建设

腺病毒的传染性较强，可迅速传播，虽然多数患者症状较轻，但由于传播快，亦会导致公共卫生事件的发生，因此如何有效地甄别传染源、隔离患者、保护易感者就显得十分重要。目前随着各地经济发展，实时快速的 PCR 检测技术得以用于快速诊断。然而由于腺病毒基因型较多，加之新的重组病毒，因此建立快速的实时的诊断技术，能够及时鉴别传染源，从而进行隔离，以保护易感者和卫生工作人员。同时需关注的是口罩、防护服等防护设备以及保护易感者的疫苗，更为重要的是加强腺病毒防控能力的人才培养。

（四）高风险群体管控

腺病毒多在部队和学校暴发流行，何时关闭学校、停止集会，部队何时停止训练，管控营区等，这些防控措施应有启动机制。腺病毒暴发流行时群体管控实施的强度、作用范围和实施时间都要有预案。最为关键是管理者应有丰富的经验，具有强有力的领导力。同时应注意管控网络，防止谣言向社会播散，造成不必要的恐慌。此外，学校学生、部队官兵居住的环境应随着经济的发展而改善，避免因拥挤的环境造成流行群体扩大。

（五）公众风险沟通和教育

腺病毒等呼吸道病毒暴发流行，公众的知晓率低。疾病流行时，公众容易恐慌。因此平时，尤其在呼吸道疾病容易流行的冬春季应让学生和官兵知道预防呼吸道传染病的相关知识，做到有效预防。疾病流行时，应该让他们学会如何有效预防从而避免感染，同时应引导他们消除恐慌心理，学会如何洗手、戴口罩、打喷嚏等，做到科学防护。建立相应预案，在疾病暴发时，按预案进行疾病的风险沟通、应急教育和行为引导，做到科学有序防护。

（六）落实好国家公共卫生应急政策

经过防控非典的历练，我国加强了应急能力储备，如法律法规和应急预案的制定、卫生医疗系统应对传染病的能力建设以及战略资源储备等；同时提高了传染病监测技术；应急处置能力进一步增强，如应急动员、应急决策、指挥协调等。今后各地卫生部门应根据国家相应政策，完善并执行好应对公共卫生事件的政策，当腺病毒暴发流行时，按照传染病相应的法律法规和政策，做好防控工作。

四、腺病毒疫苗的应用现状和研发

（一）腺病毒疫苗应用的现状

20 世纪 70 年代应用活的、口服疫苗预防腺病毒 4 型和 7 型的感染，可使呼吸道腺病毒感染的发生率降低 5.5 倍。然而 1996 年疫苗停产，到 1999 年储存疫苗用完后，导致 1999 年到 2004 年，腺病毒呼吸道感染的发生率增加了 3 倍。到 2010 年共有 8 名美军士兵死于腺病毒感染。我国尚未有预防腺病毒感染的疫苗。近几年，我国部分省市的学校和新兵训练营也不断有腺病毒感染暴发的报道，并出现了死亡病例。2011 年美军重新应用新的预防 4 型和 7 型的口服活腺病毒疫苗，在开始的两年内腺病毒感染的发生率降低了 100 倍。由 2000—2011 年的每千人 / 周的 5.8 例降低到 2012—2013 年每千人 / 周的 0.02 例，大大降低了腺病毒感染暴发流行的概率。

（二）疫苗的研发

随着新的腺病毒亚型的暴发流行，原有的疫苗可能会起到部分保护作用，然而不能够完全预防新亚型的流行。事实上，近年来腺病毒 11、14 以及 55 等新亚型不断在部队新兵训练营暴发流行，因此需要更加有效且有成本效益的疫苗预防腺病毒的暴发流行。随着分子生物学的发展，腺病毒基因组测序变得简单易行，然而如何研发针对不同型别、低毒性、活的口服疫苗或针对不同血清型别的疫苗仍需很长的路要走。

（连建奇）

参 考 文 献

1. 中华人民共和国卫生部. 突发急性传染病预防控制战略(2007年). 中华人民共和国卫生部公报, 2007, (10): 48-52.

2. 陈利民, 张夏虹, 左素俊, 等. 突发急性传染病防控策略探讨. 实用预防医学, 2017, 24(2): 255-257.

3. 祖正虎, 郑涛. 西非埃博拉疫情对我国传染病防控体系能力建设的启示. 生物技术通讯, 2015, 26(1): 1-4.

4. Choudhry A, Mathena J, Albano JD, et al. Safety evaluation of adenovirus type 4 and type 7 vaccine live, oral in military recruits. Vaccine, 2016, 34 (38): 4558-4564.

5. Lynch JP 3rd, Kajon AE. Adenovirus: Epidemiology, Global Spread of Novel Serotypes, and Advances in Treatment and Prevention. Semin Respir Crit Care Med, 2016, 37(4): 586-602.

病　例

病历摘要

患者杨×，男，21岁，汉族，未婚，出生于陕西省，中国武装警察某部某支队战士。主因"发热伴咳嗽、咳痰10天"，于2016-10-23入院。患者于2016-10-14受凉后突然出现畏寒、发热，测体温波动在38.5~39.8℃，无明显规律；伴咳嗽、咳白痰，无痰中带血，无盗汗、消瘦，无胸闷、胸痛，在当地医院予以"克林霉素、左氧氟沙星"抗感染，"地塞米松、柴胡、安痛定"退热等治疗3天，患者症状无明显缓解，且咳嗽、咳痰加重。患者于2016-10-18就诊于西安市某医院，行胸部CT示：左肺舌叶、下叶及右肺中叶可见斑片状、点状、片絮状渗出、实变影；边界模糊，以左肺下叶为著。心包少量积液。查血常规：白细胞 $6.47×10^9$/L，红细胞 $4.61×10^{12}$/L，血红蛋白139g/L，血小板 $118×10^9$/L，中性粒细胞比率71.7%。尿常规：酮体3+、尿蛋白3+。肝功：白蛋白34.7g/L，谷草转氨酶162U/L，谷丙转氨酶54U/L，PCT0.74。诊断为"肺炎"，并予以"派拉西林他唑巴坦钠4.5g，每天3次，联合左氧氟沙星0.4g，每天1次，治疗（4天），患者症状进行性加重，伴气短、呼吸困难，体温无明显下降。于2016-10-22予以无创呼吸机辅助呼吸，更换抗生素为"头孢哌酮钠舒巴坦钠 3g，每天 4 次，联合盐酸莫西沙星 0.4g/d（2 天）"并联合"更昔洛韦"抗病毒治疗，患者气短无缓解，无创呼吸机100% 氧浓度，氧合不能维持；呼吸困难进行性加重，顽固性低氧。复查胸片示：双肺多叶浸润。遂给予气管插管有创呼吸机辅助呼吸，症状缓解仍不明显。为求进一步诊治，急诊以"重症肺炎 I 型呼吸衰竭 ARDS"由救护车转运至危重症监护治疗病房。自发病以来，食欲差，精神状态差，体重无明显变化，大便正常，小便正常。既往史：既往体健，否认高血压、冠心病、糖尿病史，否认肝炎、结核、传染病史。否认食物、药物过敏史，否认手术、外伤史，否认输血史。按当地防疫部门要求预防接种。个人史：生于陕西省，久居本地，无疫区、疫情、疫水接触史，无吸烟、饮酒史，未婚。家族史：父母健在，兄弟姐妹健在，否认家族性遗传病史。

入院体格检查：体温 38.3℃，脉搏 160 次/min，呼吸 40 次/min，血压 130/70mmHg。发育正常，营养良好，镇静状态，平车推入病房，转运呼吸机维持呼吸，被动体位，无贫血貌，全身皮肤未见异常，无蜘蛛痣，全身浅表淋巴结未及肿大。头颅无畸形，颜面无水肿，眼球活动自如无震颤，睑结膜无充血、水肿、苍白，球结膜无充血、水肿，巩膜无黄染。双侧瞳孔等大等圆，对光反射灵敏。耳廓无畸形，外耳道未见脓性分泌物，乳突区无压痛。外鼻无畸形，咽部无充血，双侧扁桃体无肿大，无脓性分泌物。颈软无抵抗，颈静脉无怒张，甲状腺无肿大，气管居中。左侧胸廓略塌陷，胸骨无压痛，双侧呼吸动度不一，左侧减弱，语颤增强，左肺叩诊呈实音，呼吸音粗糙，可闻及吸气相哮鸣音。心前区无隆起，心界无扩大，心率 160 次/min，律齐，心音未见异常，各瓣膜听诊区未闻及病理性杂音。腹平软，未见腹壁静脉曲张，未见胃肠型及蠕动波，全腹无压痛，无肌紧张及反跳痛，腹部无包块,肝脾肋下未触及,肝肾区无叩击痛,移动性浊音阴性,肠鸣音未见异常。肛门及外生殖器未查,脊柱、四肢、关节无畸形,活动自如,无杵状指(趾),双下肢无水肿。生理反射存在,病理反射未引出。

辅助检查:

血常规:(2016-10-23)白细胞计数 5.52×10^9/L,中性粒细胞百分率 82.2%,单核细胞百分率 3.8%,血红蛋白 119g/L,血小板计数 170×10^9/L;(2016-10-24)白细胞计数 9.54×10^9/L,中性粒细胞百分率 81.1%,淋巴细胞百分率 13.3%,嗜酸性粒细胞绝对值 0.00×10^9/L,血红蛋白 135g/L,血小板计数 301×10^9/L。

血凝:(2016-10-23)活化部分凝血活酶时间 52.30s,D-二聚体 8.99mg/L FEU,纤维蛋白原降解产物(血浆)48.08μg/mL,纤维蛋白原含量 2.79g/L,凝血酶时间 22.10s;(2016-10-24)活化部分凝血活酶时间 56.10s,D-二聚体 2 550.00μg/LFEU,纤维蛋白原降解产物(血浆)4.06μg/mL,纤维蛋白原含量 3.42g/L,凝血酶原时间 13.10s,凝血酶时间 24.10s。

PCT:(2016-10-24)0.51ng/L;G 试验、GM 试验、内毒素定量均正常;痰涂片标本质量合格,偶见 G$^-$杆菌。

病毒系列:(2016-10-22)抗呼吸道合胞病毒、腺病毒、肺炎支原体、流感病毒抗体 IgM 均(+)。

生化:(2016-10-23)白蛋白 28.1g/L,碱性磷酸酶 64IU/L,丙氨酸氨基转移酶(ALT)44IU/L,天门冬氨酸转氨酶(AST)145IU/L;(2016-10-24)白蛋白 32.5g/L,碱性磷酸酶 69IU/L,丙氨酸氨基转移酶(ALT)70IU/L,天门冬氨酸转氨酶(AST)229IU/L,AST/ALT 3.3。

尿常规:(2016-10-24)尿红细胞定性 3+,尿红细胞定量

19.40/μl,尿蛋白定性(－),尿酮体定性(－);尿军团菌抗原检测(LP试验)阴性;快速血沉试验19mm/h。

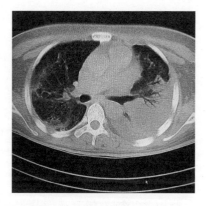

附图1-1

2016-10-22影像学CT检查提示:双肺多叶浸润,见散在大片状高密度影,其内见空气支气管征,可见多处磨玻璃样改变,如附图1-1所示。

血气(转运呼吸机2016-10-23):pH7.381,$PO_2$41.5mmHg,$PCO_2$36.1mmHg,HCO_3^-20.9mmol/L,$SO_2$79.3%。

疾控中心咽拭子:腺病毒核酸检测(＋)。

入院初步诊断:1.重症社区获得性肺炎Ⅰ型呼吸衰竭;2.急性呼吸窘迫综合征;3.心肌损害;4.肝功能异常;5.肾功能异常;6.低蛋白血症。

最后诊断:1.重症肺炎(腺病毒肺炎)Ⅰ型呼吸衰竭;2.急性呼吸窘迫综合征;3.低蛋白血症;4.纵隔气肿;5.皮下气肿;6.失血性休克消化道出血;7.脓毒血症感染性休克;8.多系统功能衰竭急性肾损伤急性肝功能衰竭急性左心衰缺血缺氧性脑病;9.弥漫性血管内凝血;10.呼吸机相关性肺炎(鲍曼不动杆菌);11.贫血(重度)。

治疗经过:患者系新兵入营,发病咳出的痰为稀薄痰,其心肌损伤、肝功能标志物均明显上升,但炎症指标如IL-6、PCT升高不明显,结合实验室检查,修正诊断考虑病毒性肺炎、重症肺炎。上报感染部门,做好隔离措施,给予利巴韦林抗病毒、激素抗炎、降阶梯抗生素治疗,继续予以呼吸支持、肺复张,同时予以保肝、抑酸预防应激性溃疡、营养心肌、抗凝治疗、营养支持、提高免疫等治疗,必要时予以 CRRT 等治疗。经上述治疗后,患者炎症指标下降、PO_2 上升明显,但仍持续高热。患者 2016-10-29 病情急剧进展,血压最低 40/20mmHg,气管插管,呼吸机辅助呼吸,停镇静剂肌松药后无自主触发,解鲜红色血便约 1 000ml,出现急性肾损伤。调整治疗方案:①呼吸上调整呼吸机模式,减低潮气量,减少气压伤,同时增加呼吸频率,减少 CO_2 潴留,监测血气分析,根据病情变化调整参数及模式;②患者出现循环衰竭,休克,血压最低约 40/20mmHg,给予大剂量去甲肾上腺素持续微量泵入,继续输注红细胞悬液、新鲜冰冻血浆,并给予补液、扩容等治疗;③患者出现 DIC,消化道出血,鲜血样便 2 次,出血约 1 000ml,给予微量泵入泮托拉唑及生长抑素保护胃黏膜及止血,同时给予输注新鲜冰冻血浆补充凝血因子;④痰液培养可见鲍曼不动杆菌及真菌孢子及菌丝,考虑头孢哌酮钠舒巴坦钠有加重消化道出血的风险,给予替加环素联合美罗培南抗细菌感染,同时给予伏立康唑抗真菌感染;⑤患者无尿,肌酐及尿素氮持续升高,同时出现高钾血症及高钠血症,给予床旁CRRT,监测离子变化,同时观察血流动力学,如无再出血风险,可给予肝素钠抗凝,纠正 DIC;⑥继续平喘、抗炎等治疗;⑦患者为腺病毒感染患者,目前下呼吸道病毒载量仍高,仍有传染性,应做好隔离,包括患者、病房以及医疗垃圾处理,同时医护人员应严密防护。

经上述治疗后,患者最终意识恢复,体温下降,各项实验室指标恢复正常,脏器功能逐渐恢复,后由重症监护室转入康复理疗科,转入康复理疗科行胸部 CT 检查提示:两肺多发浸润明显吸收,如附图 1-2 所示。在理疗科康复治疗 1 个月余,顺利出院。

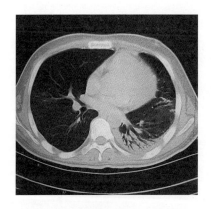

附图1-2

讨论:腺病毒属DNA病毒,具有耐热、耐酸、耐脂溶剂的能力,可在咽、淋巴组织、结合膜、肠道等多处繁殖。腺病毒肺炎多见于儿童和免疫功能损害者,免疫功能正常的成年人中,腺病毒肺炎发病率占社区获得性肺炎的1%~7%。军营、学校和医院等是呼吸道腺病毒感染的好发场所,近年有发病增多的趋势。

腺病毒肺炎冬、春发病率较高,尤以北方各省多见,病情严重者较南方为多。腺病毒肺炎主要通过呼吸道飞沫和直接接触传播,也可通过粪-口传播。近几年该病发病率有所回升,甚至出现变异株。目前已知腺病毒的51个血清型。3型和7型腺病毒为腺病毒肺炎的主要病原,而重症及死亡病例多为3型,7型者相对较少。一般腺病毒肺炎潜伏期为3~8天,多急性起病,初为中、低热,1~2天后呈高热>39℃,第3~4天时多呈稽留或不规则高热。多数患者最高体温>40℃,多伴咳嗽(频咳或轻度阵咳),同时可见咽部充血,但鼻卡他症状多不明显。呼吸困难和缺氧表现多开始于第3~6天,并逐渐加重,重症可出现鼻翼扇动、三凹征、喘憋及口唇青紫。肺部叩诊呈浊音,浊音部位伴呼吸音减低,有时可闻及管样呼吸音。影像学与病情、病期密切相关。肺纹理增粗、模糊为腺病毒肺炎的早期表现。肺部实变多在发病第3~5天时出现,可有呈大小不等的片状病灶或融合性病灶,以两肺下野及右上肺多见。发病后第6~11天,病灶密度随病情发展而增强,病灶也增多,分布较广,互相融合。部分重症腺病毒肺炎度过急性期后，可逐渐出现闭塞性细支气管炎、单侧透明肺或支气管扩张等后遗症。尽管有使用更昔洛韦治腺病毒的病例报道，但是迄今为止，尚无对腺病毒肺炎的特效治疗办法。目前对该病最常用的方法为支持治疗，加强护理。

（张 伟 王九萍）

人腺病毒暴发防控机构组成和处置流程图

疫情防控督导组
上级单位领导任组长，相关职能部门参加 ←→ 疫情防控联席会议

疫情防控指挥部
当地疾控部门或部队主要领导任指挥长，相关部门负责人参加

综合研判疫情形势，研究制定防控方案。全面组织防控工作，做出重要防控决策。统一领导防控力量，协调解决各类资源。督促落实防控措施。集中向上级汇报及向社会发布信息

指挥组

全面掌握疫情动态，科学配置防控力量，督促落实防控方案，定期上报防控情况，协调解决各类资源，集中发布防控信息

医疗组

由呼吸、神内、消化、传染科、ICU、心理等学科专家和医护人员组成，负责日常临床医疗护理工作，包括收治患者、隔离密切接触者、进行健康教育和心理疏导等，并向防控指挥部提供医疗专业的意见建议

流调组

开展流行病学调查，明确疾病时间、空间、人间分布，识别疫情暴发，确定疫区疫点，调查重点个案，分析暴发原因，判断疫情形势，整理分析数据

保障组

负责防控所需场地、药材、物资等各方面保障。协调设置隔离病区，配备生活条件，畅通通信联络，安排哨兵警卫，保障药品及物资供应和储备

信息收集组

由疫情发生单位、上级主管单位和防控负责单位人员共同组成，先期进驻疫情地域，收集疫情信息和所在地自然、社会、人文等各方面信息，为防控力量展开提供信息保障

舆情管控组

负责掌握社会舆论情况，编辑整理疫情信息，宣传报道先进事迹，编辑撰写相关材料，做好信息保密工作

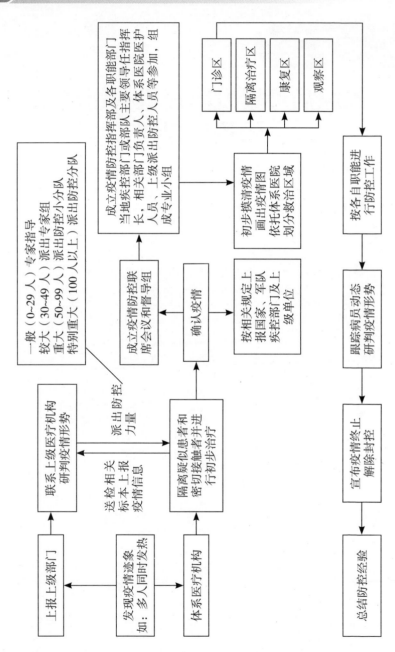

286

学生和部队新兵腺病毒疫情应急心理防护与干预方案

冬春季节,腺病毒感染等急性呼吸道传染病容易暴发。其特点是传染性强,主要通过空气飞沫传播,密集居住、封闭环境中的人群极易感染,且疫情蔓延迅速。部队新兵初入军营训练及院校学员集中学习,因环境不适应、精神紧张、以及集中居住、训练疲劳等因素导致腺病毒传染病在这一群体中更容易发生。

该群体特点是普遍年龄偏小,心理承受力差,刚入军营集训和学习期间本就处于适应期应激阶段,加之在腺病毒传播期间,为控制疫情,部队营区和校区必须实行封闭管理和隔离措施,使得生活方式和管理模式突然改变。同时一旦被感染发病,又需要立即隔离进行治疗。这一系列的变化,极易引起心理应激反应,出现紧张、恐惧、焦虑、抑郁等不良情绪以及睡眠障碍等生理改变,严重者甚至可发生心理障碍。我们应密切关注这一群体在疫情流行期间的心理状态变化,快速稳定新兵及学员情绪,防止出现群体性恐慌。对出现严重心理应激反应的人员,采取心理疏导与心理危机干预,防止心理减员发生。

腺病毒疫情应急心理防护与干预工作的重点是住院患者及隔离观察人员,尤其是通过查房及日常观察发现情绪不稳定、顾虑大、心理反应重的病员。工作的总体思路是"点面"结合,团体和个体兼顾。工作主要抓住三个环节：及时发现，即尽早发现有心理问题的人员；及时干预，运用不同的方法手段，有针对性地开展咨询辅导；持续跟进，即对重点关注的人员进行持续的干预，防止发生严重心理障碍。心理专业工作者和疫情部队的领导都应该高度重视此间的心理卫生工作，为疫情及时处置和部队安全稳定提供强有力的心理支撑。具体防护与干预方案如下：

一、个体、团体心理防护与干预目标

针对呼吸道传染病传播特点，结合营（校）区医学观察和隔离治疗等不同人群心理特点，有针对性地开展评估，制订干预措施。并在各级领导、机关统筹协调下，有计划、有步骤地实施个体和团体心理干预。

（一）个体心理防护与干预目标

1. 有效缓解焦虑、紧张、恐惧、烦躁等不良情绪反应。
2. 积极调动个体自身心理复原能力，避免引发严重心理障碍。

（二）团体心理防护与干预目标

1. 增加团体凝聚力，提高战胜疫情的信心。
2. 建立医学观察人员的安全感，防止产生恐慌心理。
3. 提高隔离人员的心理复原力，促进心理健康。

二、个体干预措施

根据巡诊访谈掌握的情况，结合基层心理医生、教员和班排骨干提供的信息，配合临床心理测评量表筛查，对心理问题严重或者罹患应激反应障碍的人员进行心理干预。

1. 干预时间可选择在营（校）区进行疫情监督指导期间进行。

2. 干预地点应尽量安排在病房、宿舍等单独无干扰的房间进行。

3. 具体干预措施包括

（1）进行心理辅导，教授心理应激知识，诱导负性情绪宣泄，缓解个体不良情绪反应。

（2）开展认知行为治疗和心理训练。矫正不良认知、培育乐观情绪和积极情感反应。

（3）对隔离治疗区人员，创造条件，增进彼此沟通，减少心理孤独感，建立良好支持关系。

（4）对入院人员，积极开展心理护理，消除担忧、焦虑情绪，增强病患对医学治疗的依从性。

（5）对有明显抑郁、焦虑、失眠等症状的应激反应患者，要及时进行心理危机干预，必要时给予药物治疗。

三、团体干预措施

团体干预措施与方法主要针对医学观察人员。医学观察人员多为患者的密切接触者，也是极易感染呼吸道传染病的人群，需根据观察区域的环境、人数制订有效的干预方案。

1. 干预时间可安排在每天室内消毒时间进行。

2. 干预地点可选择在训练场、运动场等室外空旷场地，并保持安全隔离距离。

3. 具体干预措施包括

（1）教会大家掌握正确的呼吸道传染病防控知识，以消除因对疾病误解导致的恐慌心理，并引导大家以科学态度正确认知疫情。

（2）开展团体活动及放松训练。通过组织团队心理训练缓解压抑情绪，增强团队凝聚力和战胜疫情的信心，或适度运动，如打军体拳、太极拳或呐喊等形式宣泄不良情绪，也可通过呼吸调整、想象等进行放松训练。

（3）各级组织要给予医学观察人员积极关注和鼓励，使大家感受希望，增加战胜疫情的信心；也可在心理医师、教员和班排骨干的组织下，与家人取得联系，减轻因与家人失去联系而引起的不安情绪；或者以同寝室、同班排人员为小组，相互表达自己的感受，释放和宣泄负性情绪，建立起有效的社会支持系统。

（4）有关部门要努力营造公开透明的外部环境，及时传播积极正面信息，减少疫情暴发给人们带来的猜疑、恐慌心理和不安全感。

腺病毒疫情发生后，应立即启动应急心理干预方案，实施心理危机干预。面对复杂疫情，高效的心理工作能够为疫情的防控提供重要的保证。

（刘　军　戚　菲）

后 记

　　本书尚在修改排版之际，COVID-19即新型冠状病毒炎突然暴发，并迅速传播，肆虐全球。此间参与本书撰写的所有作者，均义无反顾地以不同的方式投入到抗击这场重大疫病的战斗中，其中不少人曾奔赴武汉或留在当地参加患者的救治。

　　虽然COVID-19在病原体、病毒感染细胞的路径或者病毒受体、实验室诊断方面与人腺病毒感染明显不同，但是同为以呼吸道感染传播为主的病毒性传染病，两种疾病在流行方式、主要发病机制、临床类型和特点、诊断和治疗方法及防控措施等方面有诸多相同或相似之处。两种疾病都是以呼吸道飞沫或气溶胶传播为主，隐性感染病例众多，但是COVID-19的传播力更强，流行周期也更长，并且传染发病不限于军营、学校等集体生活的年轻人，以至于截止到2021年3月底，全球已报告发病患者近1.3亿人，病死近280万人。两种疾病均是由病毒感染作为启动因素，继发炎症风暴并波及以呼吸系统为主的全身性病理改变。两种疾病在临床表现方面也颇为相似，均以上呼吸道感染和肺炎为主，特别是重症肺炎导致的呼吸衰竭或多脏器功能障碍，是患者致死的重要原因；但COVID-19肺炎重症病例的占比明显更高，病情更为复杂，病死率也更高。在治疗方面，两种疾病目前均以对症、支持治疗为主，但是由于针对COVID-19的科研投入更大，短期内具有治疗前景的特异性或非特异性治疗药物和手段更多。在防控方面，戴口罩、减少人群交往和接触、及时发现和隔离密切接触者并实行严格的检疫、立即隔离患者等是基本的预防措施，但是作为全球范围暴发流行的传染病，针对 COVID-19 的传播特点，迫不得已采取了前所未有的从社区封闭、所有接触者的全员追踪到封城、封市、封省等一系列更加严格的防控管控措施，而且医护和疾控工作人员的防护也堪比烈性传染病埃博拉等，甚至有过之而无不及；此外，在不到 1 年的时间里，针对 COVID-19 的多款疫苗已完成研制和临床试验，开始大规模生产和人群接种。

　　毫无疑问，COVID-19 的传染性更强，传播范围更大，被感染人数更多，对人民生活、生命健康和经济发展的影响和危害也更大。用于 COVID-19 的诊治经验和防控措施，大多数同样适用于人腺病毒的感染，或者有重要的借鉴作用。相信经历或参与过 COVID-19 的防控或多次聆听过媒体的宣介，无论是医务人员，还是非专业人士，对于本书内容会有似曾相识之感，阅读和理解起来也会驾轻就熟。我们也希望，随着 COVID-19 诊治经验的积累和防控成果的推广，对于人腺病毒科研投入的增加，我国新入伍的新兵和入学的新生等重点人群，能够尽早接种上国产的人腺病毒疫苗，使人腺病毒的传播得到有效控制，使我国人民和我军官兵的生命健康得到更好的保障。

白雪帆

2021 年 4 月 2 日

08

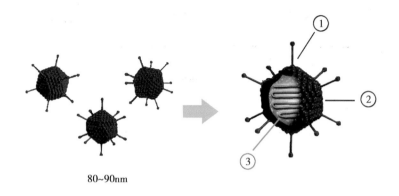

图 2-1 人腺病毒结构模式图
①五邻体；②六邻体：非顶角壳粒；③病毒基因组

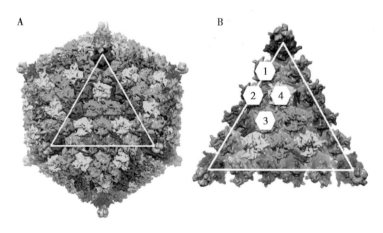

图 2-2 人腺病毒晶体衍射图
1. 六邻体三聚体（青色） 2. 六邻体三聚体（红色）
3. 六邻体三聚体（绿色） 4. 六邻体三聚体（黄色）

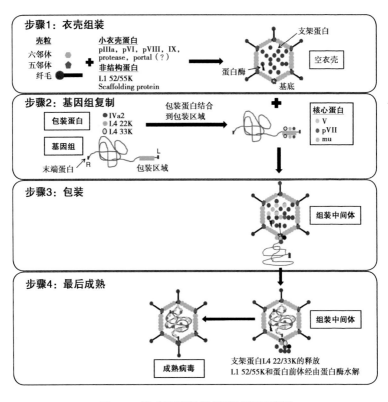

图 2-5　腺病毒颗粒的组装过程示意图

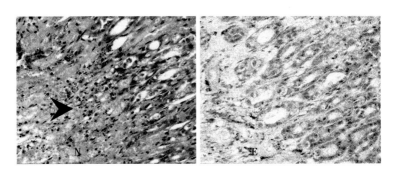

图 5-4　腺病毒感染小肠上皮细胞

呈黑棕色胞质染色,箭头指示为坏死灶。E 为内皮细胞;N 为中性粒细胞

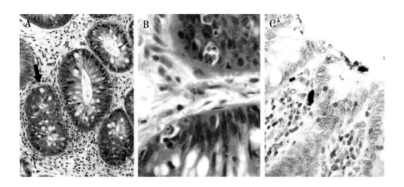

图 5-6　造血干细胞移植患者腺病毒感染结肠

A. 隐窝炎；B. 隐窝基底细胞凋亡；C. 免疫组化染色感染细胞

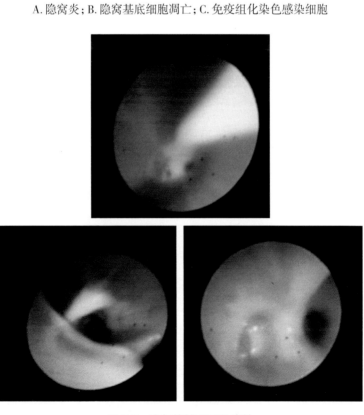

图 7-2　支气管镜下可见痰栓

3

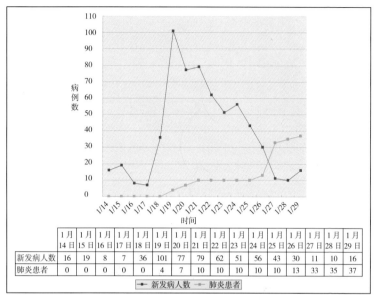

	1月14日	1月15日	1月16日	1月17日	1月18日	1月19日	1月20日	1月21日	1月22日	1月23日	1月24日	1月25日	1月26日	1月27日	1月28日	1月29日
新发病人数	16	19	8	7	36	101	77	79	62	51	56	43	30	11	10	16
肺炎患者	0	0	0	0	0	4	7	10	10	10	10	10	13	33	35	37

图 14-3　新发病人数和肺炎患者疫情态势图

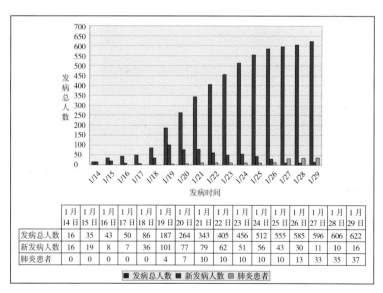

	1月14日	1月15日	1月16日	1月17日	1月18日	1月19日	1月20日	1月21日	1月22日	1月23日	1月24日	1月25日	1月26日	1月27日	1月28日	1月29日
发病总人数	16	35	43	50	86	187	264	343	405	456	512	555	585	596	606	622
新发病人数	16	19	8	7	36	101	77	79	62	51	56	43	30	11	10	16
肺炎患者	0	0	0	0	0	4	7	10	10	10	10	10	13	33	35	37

图 14-4　发病总人数、新发病人数和肺炎患者疫情态势图